AF344235

GUIDE PRATIQUE

DU

VÉTÉRINAIRE

ET DU

PARFAIT BOUVIER

VERSAILLES. — Imprimerie Cerf.

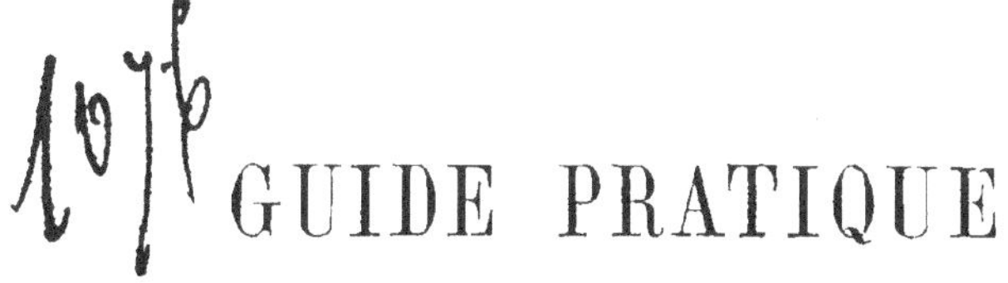

GUIDE PRATIQUE

DU

VÉTÉRINAIRE

ET DU

PARFAIT BOUVIER

CONTENANT TOUT CE QUI A RAPPORT :

1° Aux espèces bovine, chevaline, ovine, porcine ; — croisements, castration, maladies et remèdes ;

2° Aux petits quadrupèdes domestiques : lapin, léporide, cochon d'Inde, furet, chien, chat ;

3° Aux animaux de basse-cour et de volière : poules, coqs, dindes, oies, canards, pigeons, cygnes, etc. ; — à la conservation des œufs ;

4° A la Maréchalerie.

PAR

UNE SOCIÉTÉ DE VÉTÉRINAIRES ET D'ÉLEVEURS

sous la direction de

M. RIVIÈRE

VÉTÉRINAIRE

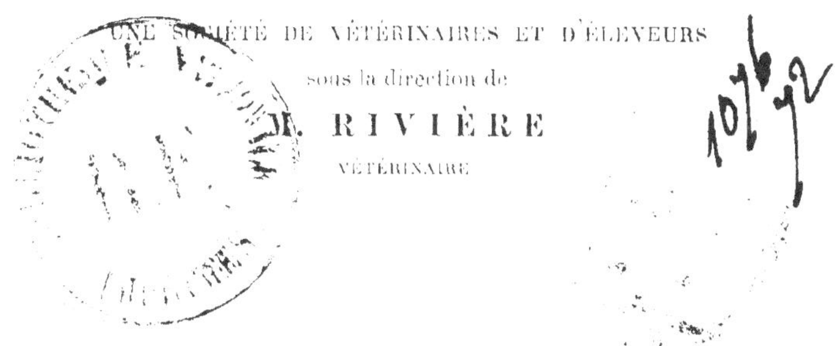

PARIS

LAPLACE, SANCHEZ et Cⁱᵉ, ÉDITEURS

3, RUE SÉGUIER, 3

AVERTISSEMENT

Répandre, jusqu'au fond des campagnes, jusque dans les moindres fermes, la meilleure méthode de nourrir et de soigner les animaux domestiques, de les acclimater, de les croiser, d'en tirer beaucoup de profit et d'agrément, tel est notre but.

Nous avons cherché à éviter trois défauts reprochés justement aux ouvrages du même genre que le nôtre : la routine, les préjugés, les termes trop scientifiques ou obscurs.

Certains *Guides-Vétérinaires* ne s'appliquent qu'à une province : le Normand, par exemple, y trouve d'utiles renseignements pour l'éducation de ses vaches et de ses chevaux, mais le Berrichon y chercherait en vain des indications sur l'espèce ovine, etc., etc. Notre Guide est destiné non-seulement à toute la France dont il s'occupe, pour ainsi dire, département par département, mais à tous les pays soumis aux mêmes conditions de culture et de climat, car nous n'avons pas craint d'entrer dans les détails les plus minutieux, les plus complets sur les races et sous-races diverses, depuis les bêtes à cornes, les bêtes à laine, le chien, le chat, etc., etc., jusqu'aux oiseaux de basse-cour, et même jusqu'aux oiseaux de volière. Qu'on jette un rapide coup d'œil sur la *table* et l'on s'assurera qu'il serait impossible de traiter cette matière d'une façon plus large et plus consciencieuse. Cependant ce volume, si compacte, reste dans des conditions de bon marché qui défient bien des concurrences. Point de formules pharmaceutiques compliquées, pas de *remèdes* de *bonne femme*, mais des médicaments sûrs, efficaces et d'une préparation si peu coûteuse, d'une administration si facile, qu'un simple garçon de ferme pourra partout se les procurer et les faire prendre à ses chevaux, à ses moutons, etc. Il deviendra vite un vétérinaire très-suffisamment expérimenté, dans la plupart des cas.

Non pas qu'il faille dédaigner les secours de l'homme de l'art toujours utiles, souvent même indispensables, quand il s'agit de maladies compliquées, d'opérations chirurgicales difficiles, etc. Nous n'avons jamais cessé d'avoir en vue les vétérinaires de profession : notre Guide-Pratique sera pour eux un conseiller, un vrai mémento, leur précisant, en peu de mots, les symptômes des maladies et le traitement convenable.

RIVIÈRE.

PREMIÈRE PARTIE

LE BŒUF, LE TAUREAU, LA VACHE

ET

LE VEAU

DU BŒUF DOMESTIQUE

CHAPITRE PREMIER

§ Ier. — NOTIONS GÉNÉRALES SUR LE BŒUF.

Le bœuf appartient au genre des quadrupèdes ruminants, à pieds fourchus et à cornes creuses, qui se distinguent des autres genres de cette famille, tels que
chèvres, moutons et antilopes, par un corps trapu, par
des membres courts et robustes, par un cou garni en
dessous d'une peau lâche qu'on appelle *fanon*, par des
cornes qui se courbent d'abord en bas et en dehors, et
dont l'axe osseux est creux intérieurement et communique avec le front.

Ce genre comprend un grand nombre d'espèces dont
les principales, après le *bœuf domestique* dont nous devons
particulièrement nous occuper, sont: le buffle, le bison,
l'aurochs, le yack et le zèbre.

Quoique la connaissance de l'âge du bœuf par l'inspec-
tion de sa mâchoire importe moins que la connaissance
de l'âge du cheval, par l'examen de cette même partie,
nous croyons utile de donner quelques détails sur la dentition des ruminants (1).

(1) Voir à la table au mot: *Dents du cheval*, pour bien comprendre
la signification des mots, pinces, coins, mitoyens, etc., et se rendre
compte de la place occupée par chaque dent dans la mâchoire.
Voir aussi les figures explicatives insérées dans le texte.

Le veau montre souvent, dès sa naissance, les pinces et les premières mitoyennes, ou bien, ces dents poussent dans la première huitaine. Vers le vingtième jour, apparaissent les secondes mitoyennes; à un mois, les coins.

Les pinces de lait tombent du dix-huitième au vingtième mois; les pinces de remplacement ont toute leur hauteur à deux ans. De deux ans et demi à trois ans, se fait le remplacement des premières mitoyennes; de trois ans et demi à quatre ans, le remplacement des secondes mitoyennes; de quatre ans et demi à cinq ans, le remplacement des coins.

De cinq à six ans l'arcade est au *rond*.

De sept à huit ans les pinces se nivellent; de huit à neuf ans, les mitoyennes se nivellent.

A dix ans s'opère le nivellement des coins.

A onze ans les dents continuent à se raccourcir et paraissent s'écarter les unes des autres.

A douze ans l'écartement déjà signalé s'accuse de plus en plus; l'étoile dentaire dessine une bordure blanche sur les dents et la forme carrée se distingue nettement.

A partir de douze ans, l'écartement des incisives est de plus en plus sensible; l'étoile dentaire est ronde, la palette de la dent est tout à fait détruite; on voit des chicots jaunes, plus ou moins arrondis, formés par la racine, et, non plus de vraies dents.

Le bœuf a quatre estomacs. — Le premier se nomme *rumen*, *panse*, *herbier* ou *la double*; une membrane brune et mince le tapisse intérieurement. — Le second estomac appelé *réseau* ou *bonnet* continue le précédent et doit son premier nom aux cloisons minces et cannelées qui le recouvrent en se croisant en tous sens, comme les *mailles d'un réseau*; il est garni de la membrane qui recouvre la panse : une sorte de gouttière s'étend du second estomac jusqu'à l'ouverture du troisième. — Le troisième estomac s'appelle *feuillet, mellier, psautier*; il doit son premier nom à deux lames de longueur et de largeur diverses, comparées au feuillet d'un livre et qui le divisent dans son étendue plus grande que celle du réseau. — Le quatrième estomac, *caillette* ou *franche mulle*, offre aussi des lamelles ou replis moins saillants que les lamelles et les replis du feuillet; une membrane douce et toujours humectée d'un liquide onctueux le revêt intérieurement et en entier.

Les intestins sont très-amples ; le canal intestinal est fort long; le colon est très-grand; le foie est composé de trois lobes dont un, plus petit, est de couleur noire ; la vésicule contient le fiel, liquide d'un jaune foncé. Le poumon droit a trois lobes, le poumon gauche n'en a que deux ; la rate est divisée, à son extrémité, en deux bouts également arrondis. Le taureau présente quatre mamelons qui correspondent aux mamelles de la vache; les testicules sont de forme ovoïde (en forme d'œuf). La matrice de la vache, peu large à l'orifice, est large au col. Quelquefois on remarque cinq et même six mamelons à la mamelle, mais, dans ce cas, plusieurs ne donnent pas de lait.

Le bœuf et la vache ont besoin d'être tranquilles pour ruminer : la crainte, l'inquiétude nuisent beaucoup à l'accomplissement de leurs fonctions nutritives.

L'espèce du bœuf domestique est aujourd'hui répandue en Europe, en Asie, en Afrique et même en Amérique ; elle présente beaucoup de variétés.

On rapporte généralement son origine à l'aurochs.

Le mâle s'appelle *taureau* quand il est entier; *bœuf* proprement dit, quand il a subi la castration ; la femelle s'appelle *vache* ; le *veau* est un jeune taureau; la *génisse*, une jeune vache.

Le bœuf est un animal naturellement doux, patient,

capable d'attachement ; si on l'irrite, il devient furieux et redoutable ; le danger ne le fait jamais reculer ; il résiste à tout ennemi. Son cri est un mugissement à la fois grave, sonore et prolongé. Son pelage est ordinairement rougeâtre, noir, blanc, ou mélangé de ces trois couleurs. Sa taille moyenne est de 1^m 30 ; sa longueur de 2^m 20 ; son poids de 5 à 700 kilog. et plus ; la race, le climat, la qualité et la quantité de la nourriture font d'ailleurs varier ses proportions. Il vit communément de 14 à 15 ans ; vers 3 ans, on le dresse à labourer et à porter les harnais ; de 5 à 10 ans, il est dans sa plus grande force ; à 12 ans, il laisse la charrue pour passer à l'engraissement. Sa chair donne à l'homme le plus substantiel des aliments ; avec sa peau, on fabrique chaussures, harnais, etc. ; de sa graisse, on fait suif, pommade, huile ; de sa bourre, on garnit selles, bâts, etc. ; de ses cornes, on fabrique peignes, boutons, tabatières, etc. ; de ses os, gélatine, noir animal, ouvrages au tour, etc. ; de ses tendons et de ses nerfs, cannes, cravaches, etc. ; de ses intestins, baudruche, enveloppes pour saucissons, etc. ; avec son sang, on raffine le sucre, on fabrique le bleu de Prusse ; avec son fiel, on dégraisse ; avec ses issues, on compose la colle de peau. Ainsi, dans ce précieux animal, tout nous est utile, après sa mort.

En général, le meilleur bœuf de travail doit avoir : une large poitrine, un poitrail bien ouvert et le garrot épais ; les flancs larges et soutenus ; la croupe forte et longue ; les épaules et les cuisses solidement musclées ; les quatre membres fermes, d'aplomb et souples.

La meilleure vache laitière doit avoir la poitrine ample, la croupe très-large, les mamelles garnies de grosses veines bien pleines.

Le bœuf de boucherie aura les qualités extérieures du bœuf de labour comme ampleur de formes, mais le squelette sera moins fort, la viande devant dominer de beaucoup sur les os. Nous n'attachons, pour notre part, aucune importance au plus ou moins de finesse de la peau et du poil.

§ II.— PRINCIPALES RACES FRANÇAISES ; DÉTAILS SUR CHACUNE D'ELLES, MOYENS PROPRES A LES PERFECTIONNER.

Les races de bœufs ont été rangées en plusieurs divisions : *races de rente, races laitières, races de boucherie,* d'après leurs produits respectifs ; *races de plaines* et *de montagnes,* d'après leurs pays d'origine ou d'habitation ; races de *travail,* d'après les services qu'elles rendent ; enfin, *races de haut crû* et *races de nature.* A vrai dire, ces divisions ne sont guère rigoureuses ; nous respecterons les dernières, car elles ont une importance réelle.

Les bœufs dits de *haut crû* ont la taille haute, le fanon très-ample, les membres forts, les os gros et solides, la peau en général épaisse ; ils donnent beaucoup de chair, mais pas de suif : auvergnats ou bourrets, angoumois, limousins, saintongeois, marchois, berrichons, gascons, charolais, bœufs du Morvan ou du Nivernais, bourguignons et bourbonnais.

Les bœufs *de nature* ont souvent plus de beauté que de force, les cornes plus blanches et mieux faites, la tête plus gracieuse, le regard plus doux, et les oreilles et le muffle plus fins, le poil plus moelleux ; ils sont naturellement plus gras ou s'engraissent avec plus de facilité que les bœufs de haut crû ; parmi les bœufs de nature nous citerons : les comtois, les bœufs du Cotentin, les manceaux, les angevins, les cholets, les nantais, les bretons, les flamands et les flamands-hollandais.

La race de *Salers* ou du *Cantal* est une des plus belles de France; elle mérite encore les éloges que de Brieude faisait d'elle, il y a un siècle : poitrail large, poitrine ample, garrot épais, dos bien soutenu, cuisses solides, épaules charnues, membres trapus et courts, surtout les antérieurs; race très-sobre, très-rustique, très-dure au travail; elle fournit une bonne viande et beaucoup de suif. Les habitants du Cantal soignent, en particulier, la production des génisses et des taureaux qu'ils vendent à de bons prix dans les foires d'Auvergne.

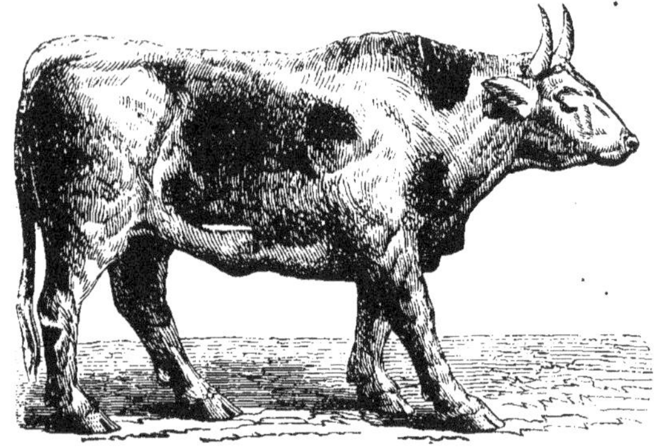

Bœuf de Salers.

Si les bœufs de Salers laissent encore à désirer sous quelques rapports, cela tient aux mauvais procédés de castration et à une nourriture insuffisante en hiver; on rendrait les vaches de Salers meilleures laitières, si l'on opérait des croisements avec la race de Normandie et de Flandre; des essais tentés par nous, avec le secours de la race fribourgeoise, n'ont guère réussi.

La race du Puy-de-Dôme a la taille élevée, le corps massif et lourd; la tête courte et forte, les cornes énormes, la croupe peu large, les cuisses peu garnies, la peau épaisse, le poil rouge ou blanc; elle n'est pas aussi travailleuse que la race de Salers; les vaches donnent beaucoup de lait; les croisements étrangers avec la race du Puy-de-Dôme, ne réussissent qu'en altérant les qualités primitives de ces animaux : ils fournissent plus de viande, mais moins de lait. La race d'Aubrac ou de Laguiole (Aveyron) est voisine des deux précédentes, par ses principales qualités. Elle est de taille moyenne et même petite; elle a le corps trapu, bas sur jambes, la tête forte, les cornes noires à leur extrémité supérieure, le poil fauve, jaunâtre, avec plaques noirâtres à la tête, aux membres et à la queue; un cercle blanc entoure assez souvent les yeux et le muffle. Elle se mêle facilement avec les races de la Garonne, des Pyrénées et du Rouergue. Beaucoup de sobriété, de douceur et de force; croissance lente; préférer pour les croisements les jeunes taureaux de Marvejols, de Saint-Flour et de Murat; les taureaux de Schwytz (Suisse) ont été essayés avec succès. Les vaches d'Aubrac donneraient plus de lait, si elles étaient mieux nourries. La race du Rouergue peut être mise à la suite de la race d'Aubrac dont elle sort. Elle se fait remarquer par sa sobriété et sa rusticité; membres peu garnis, petite taille, mais assez de force; robe rouge ou noire; les vaches sont bonnes laitières; il faut nourrir les taureaux un peu mieux qu'on ne le fait et l'on aura de meilleurs produits.

La race du Forez est petite, sobre et fort rustique; robe rouge, et quelquefois noire; les vaches donnent beaucoup de lait et s'engraissent facilement; préférer les étalons du pays pour le croisement.

La race de la Montagne-Noire ressemble à la race d'Aubrac; elle est petite, rustique, sobre, forte, un peu tardive; préférer l'engraissement des veaux à l'élevage prolongé;

1.

les vaches donnent peu de lait, parce qu'elles sont très-mal nourries. On châtre trop tard (par le bistournage), les taureaux du Tarn et de l'Aude. Les étalons mieux nourris, mieux traités, suffiraient à l'amélioration de la race.

La race du Mezenc dérive de la race forézienne et de la race d'Aubrac. Elle a les épaules un peu étroites, la croupe trop saillante, le fanon trop ample; robe rouge ou jaune clair avec taches brunes sur la tête; elle est rustique et assez travailleuse; on ne réussit à l'engraisser qu'avec de très-bons aliments; les vaches donnent beaucoup de lait, si elles sont nourries d'une façon suffisante. Nous conseillons les croisements avec les taureaux d'Aubrac à large poitrine, à longue croupe, à train postérieur bien développé.

Nous grouperons ensemble les trois races de l'Angoumois, du Limousin et de la Saintonge : elles diffèrent peu entre elles.

Le bœuf angoumois a le corps grand, mais souvent trop aplati; robe jaune; yeux grands et doux, entourés d'une auréole presque blanche; garrot élevé; train postérieur quelquefois un peu faible; cornes blanchâtres dans toute leur longueur, un peu brunes au sommet, grosses, très-souvent aplaties à la base, dirigées en avant et souvent en bas, rarement bien contournées.

Le limousin ressemble beaucoup à l'angoumois; il est moins grand.

Le marchois est plus petit que les deux précédents; robe jaune foncé, et quelquefois d'un rouge clair; encolure grosse, tête forte, cornes bien contournées; beaucoup de force et d'agilité, très-rustique et bon travailleur, facile à engraisser.

Le saintongeois tient des trois précédents. Il a pour proches parents le bœuf du Périgord à robe jaune pâle ou rouge, au cou gros et court, à la tête épaisse, et le bœuf du Quercy, sobre, travailleur, de taille moyenne, à membres forts et nerveux, à épaisse encolure et à tête forte. On reproche avec raison, au saintongeois et au bœuf du Quercy, d'avoir la poitrine un peu étroite et le train postérieur trop mince; les vaches ne sont pas bonnes laitières. Nous conseillons les croisements avec la race de Salers et les Durham. Le berrichon ressemble au marchois : taille moyenne, membres petits, cornes grosses, longues, verdâtres, toujours relevées en pointe, poil long, d'un blond pâle et comme sali; race sobre et travailleuse; mieux soigner les taureaux étalons que l'on prendra, de préférence, dans la race charolaise. Les berrichons sont peu recherchés par les engraisseurs; leur cuir est bon.

Les bœufs gascons fournissent des sujets qui pèsent jusqu'à 900 et même jusqu'à 1,000 kilog.; mais leurs formes sont généralement défectueuses; les vaches donnent peu de lait. La côte est plate, le garrot trop mince, le dos tranchant, la tête lourde et épaisse; les cornes sont rondes, brunâtres ou noires à la pointe; peau dure; poil d'abord noir, puis fauve sur le corps, mais restant noir à la tête et aux membres; race rustique, forte et travailleuse.

Amélioration à faire par les croisements avec les taureaux agenais, avec la race indigène de Lourdes et de Saint-Girons.

Les vaches du Bordelais, d'origine bretonne ou hollandaise, donnent beaucoup de lait; elles sont remarquables par leur grande taille, leur corps trapu, leur train de derrière assez fort, leur tête fine, armée de jolies petites cornes noires; robe noire, blanche ou pie; mamelles bien pleines; beaucoup de fécondité.

Les bœufs charolais ont le corps large, massif et court,

le ventre très-gros, la tête bien faite et armée de cornes verdâtres; la robe d'un blanc de lait avec quelques taches rouges; remarquables par leur chair excellente, leur suif et leur cuir; ils s'engraissent facilement; ils pèsent de 300 à 400 kilogrammes; bon croisement avec les bêtes du Nivernais; ils se rapprochent beaucoup des *bœufs de nature* par la douceur de leurs mœurs.

Les bœufs du Morvan ou du Nivernais sont forts et bien proportionnés; ils ont le dos bien soutenu et presque en ligne droite horizontale, la croupe épaisse, les cuisses saillantes, nerveuses et musclées; l'encolure forte, le fanon peu ample; la tête large et armée de grosses cornes verdâtres et noires à leur extrémité; la robe blanche ou jaunâtre, lisse ou frisée, soyeuse ou terne. On leur reproche, avec raison, de la mollesse au travail; les vaches donnent peu de lait. Les bœufs du Nivernais s'engraissent facilement et fournissent une excellente viande de boucherie.

Amélioration par le taureau durham, qui a déjà parfaitement réussi dans toute cette province. Nous conseillons aussi l'importation des vaches laitières de la Bresse.

On peut réunir, dans un même groupe, les bœufs bourguignons, les bœufs de la Champagne et de la Lorraine: ce sont des animaux tantôt petits, tantôt assez gros; de toutes couleurs, mais plus ordinairement noirs ou jaunes; à cuir épais, à tête forte, à grosse encolure, à cuisses charnues; conformation généralement médiocre; peu de viande et peu de graisse; les vaches donnent beaucoup de lait.

Amélioration par des croisements avec les races suisses du Simmenthal et de Schwytz, avec les races flamande et hollandaise.

La race bourbonnaise ressemble beaucoup à la race

du Morvan; taille moyenne, corps allongé, tête assez fine, armée de cornes bien contournées, poil blanc ou rouge, jaune clair ou pie; les vaches sont d'assez mauvaises laitières, excepté sur les bords de l'Allier. Amélioration par croisement avec les charolais.

NATURE.

Les bœufs comtois ont le corps trapu et épais; les membres solides et courts; l'encolure forte; la tête grosse; large, armée de cornes généralement dirigées d'abord en arrière et en bas, puis s'écartant l'une de l'autre en se relevant un peu; fanon ample; peau rude; poil blanc; rouge, jaune, etc.; avant-train très-développé; sobres, rustiques, propres au travail; pas très-estimés comme viande de boucherie; ils s'engraissent avec facilité. Les vaches ne sont pas très-bonnes laitières.

Amélioration par croisements avec des bêtes de la race fémeline; s'appliquer, par le choix de la nourriture, à rendre les os plus légers, au profit des muscles. La race comtoise, appelée *fémeline* pour la finesse de ses formes, est plus élancée que les bœufs comtois proprement dits, ou bœufs *touraches*; elle a l'encolure mince; la tête bien faite, armée de jolies cornes rejetées en dehors; les cuisses peu garnies; la robe d'un jaune plus ou moins foncé; les vaches fémelines sont bonnes laitières. Nous conseillons les croisements avec les touraches.

Les bœufs cotentins ou normands sont généralement de très-grande taille; tête longue et lourde, armée de cornes lisses, blanches comme l'ivoire, souvent courtes et contournées en avant; robe rouge, brune, pie, avec bandes brunes plus ou moins irrégulières. Nous n'avons jamais remarqué de différences bien caractéristiques entre la race cotentine et la race augeronne; toutes deux donnent une viande excellente, une graisse fine, beaucoup de suif; toutes deux sont, par conséquent, recherchées par les bouchers. Les vaches sont très-bonnes laitières.

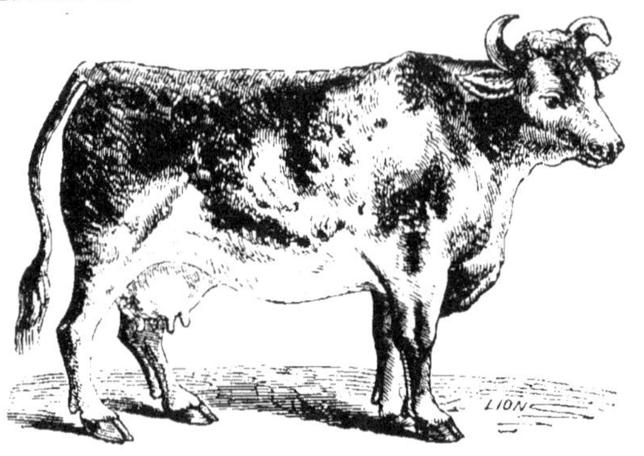

Vache normande.

On peut reprocher, avec raison, aux bœufs normands, plusieurs défauts de conformation; ils sont souvent ensellés; ils ont les cuisses trop minces, les os trop volumineux et trop lourds; ils sont assez courageux au travail; mieux vaut pourtant les employer, en Norman-die, comme bêtes de rente.

Croisements avec les taureaux normands mieux choi-sis, mieux nourris et avec le durham; divers croise-ments essayés avec des bêtes flamandes, etc., ont amé-lioré les formes, mais diminué sensiblement les qualités laitières qui, ici, selon nous, doivent être préférées à toutes les autres.

Les bœufs manceaux sont petits, de couleur pie, blanche avec tavelures brunes, jaune avec taches blan-ches, selon les croisements avec les bêtes normandes ou bretonnes; naturel très-doux et très-docile (surtout dans le Maine); belle viande; graisse abondante; cuir estimé. En général, formes allongées, dos peu épais, cimier plat, queue enfoncée, fanon très-peu développé, manquant même souvent; on pourrait prendre l'absence du fanon comme un trait caractéristique de cette race; cornes blanches et fines. Les vaches sont très-bonnes laitières.

Soigner les étalons du pays qui suffisent à l'amélioration de cette race.

La race angevine pourrait être, sans inconvénient, confondue avec la précédente, à laquelle elle ressemble beaucoup; tête courte et large; grosse encolure; fanon développé; membres forts, os assez gros; garrot souvent peu épais; robe noire ou jaune avec taches de même couleur sur d'autres parties du corps. Les bêtes de la vallée du Loir, de la Mayenne et de la Sarthe sont plus fortes que celles des coteaux éloignés des cours d'eau.

La race angevine prend bien la graisse et donne de bonne viande.

Amélioration très-conseillée par croisements avec les races anglaises les plus précoces. Le taureau durham donne de beaux métis, mais peu estimés des bouchers qui leur reprochent, avec raison, d'avoir une viande creuse et sans goût. On éviterait ce dernier inconvénient, assez grave pour les éleveurs, en choisissant mieux les reproducteurs, en soignant mieux la nourriture; il faudrait châtrer, dans la jeunesse, les animaux non destinés à la reproduction.

Le croisement avec le taureau de Fribourg (Suisse), augmente les qualités laitières des vaches angevines, mais nuit à leurs formes; mieux vaut y renoncer complétement.

Les bœufs choletais (on pourrait tout aussi bien les appeler poitevins) sont de taille moyenne, un peu trapus; belles formes; poitrine large; poitrail ouvert; croupe développée; membres fins et solidement musclés; épaules fortes; cuisses bien garnies; tête moyenne armée de grosses cornes, longues, régulièrement contournées, noires au sommet; robe d'abord noirâtre, puis d'une teinte plus claire au dos, à la croupe et aux flancs; le mufle, l'extrémité des membres et la queue restent bruns; teintes franchement blanches autour des yeux et à l'intérieur des cuisses; on préfère aux autres couleurs la robe froment sans aucune tache blanche. Beaucoup de viande et relativement très-peu d'os; suif abondant. Les vaches sont, en général, mauvaises laitières.

Nous conseillons les croisements avec les races bretonne et normande, avec le taureau hereford ou durham, sans les croire absolument nécessaires; il suffirait, en effet, de soigner et de nourrir mieux les sujets reproducteurs du pays même, de les choisir avec sévérité, pour améliorer cette race poitevine, si remarquable au point de vue de la boucherie.

Les bœufs nantais ressemblent beaucoup aux manceaux, aux angevins et aux choletais : tête courte et large, armée de cornes longues et noirâtres un peu blanches à la base; fanon peu développé, poitrine très-descendue; épaules, reins et cimier sur une même ligne; conformation générale assez belle; robe grise, noire, marron-noire, brune, etc.; chair estimée; suif abondant; cuir de médiocre qualité; il y a des nantais petits; d'autres pèsent jusqu'à 400 et 500 kilog.

Les bœufs bretons proprement dits naissent, pour la plupart, dans le Morbihan : de là, leur nom de *morbihanais*. On les reconnaît à leur corps généralement petit, mais bien proportionné, à leurs épaules bien prises, à leur tête et à leur encolure fines, à leurs membres un peu grêles, mais solides, musclés et bien d'aplomb, surtout la jambe et l'avant-bras; robe pie, blanche, rouge, noire et blanche; cornes noires, courbées, relevées et minces; très-sobres, très-travailleurs; les vaches sont bonnes laitières; viande délicate et estimée.

Amélioration par le croisement durham qu'il faut pratiquer avec prudence et uniquement pour perfectionner les formes des bêtes bretonnes, sans attaquer leurs qualités primitives; nous ne sommes pas partisan des croisements avec la race écossaise d'Ayr, race qui se contente difficilement d'une nourriture pauvre, fournie par les bruyères et par les landes. Les croisements avec les taureaux normands produisent des métis un peu plus grands que les bœufs bretons, des vaches bonnes laitières, mais ces bœufs et ces vaches laissent à désirer sous le rapport de la conformation.

La race flamande se caractérise moins par ses bœufs que par ses vaches : haute taille, gros ventre, bassin large, encolure mince et droite, tête fine, avec bouche large, lèvres épaisses, yeux ouverts, regard doux, cornes cylindriques, recourbées gracieusement en avant; poil rouge, brun, avec taches blanches au ventre; mamelles développées, peau fine.

Les taureaux, assez gracieux dans leur jeunesse, s'ensellent facilement quand ils font la monte; la vieillesse les rend laids; on leur reproche d'avoir le corps un peu long; d'ailleurs, la tête est fine et jolie; le poitrail ouvert, la croupe charnue; la côte ronde; le poil rouge, rouge-clair, pie, etc. Les vaches sont excellentes laitières; les nourrisseurs de Paris les préfèrent aux vaches normandes, etc...

Comme viande de boucherie, les bêtes flamandes laissent à désirer : elles ont trop d'os. Si l'on veut les rendre plus propres à prendre la graisse, mais en risquant de diminuer l'abondance du lait dans les vaches, il faut faire des croisements avec le taureau hollandais et le durham; on a des métis à poitrine plus forte et à train postérieur mieux garni.

Voir pour les flamands-hollandais (race hollandaise, chap. suivant).

En terminant ce premier chapitre, nous dirons quelques mots d'autres races françaises qu'il serait difficile de classer rigoureusement parmi les races de haut crû et de nature ; souvent ces races sont peu distinctes des races principales dont nous avons parlé ci-dessus.

Les bœufs maraîchins ou bœufs de marais (contrées marécageuses de l'ouest de la France, de la Charente à la Loire) se reconnaissent à leur haute taille, à leur tête forte et ornée d'un toupet touffu et long, à leurs cornes longues, cerclées, arquées, assez souvent dirigées en avant; à leurs os gros et saillants sur un corps mal fait, étroit; à leur côte plate; à leur poitrine peu développée ; à leur garrot mince et élevé ; à leur large fanon ; à leurs jambes hautes, à leurs cuisses minces ; à leur poil long, grisâtre et fauve par tout le corps, mais qui reste noirâtre à la tête et aux membres, souvent noir avec ou sans auréole blanchâtre aux yeux et au mufle; ces bœufs sont bons pour les plus rudes travaux ; ils s'engraissent difficilement et fournissent une viande d'assez médiocre qualité. Les vaches sont mauvaises laitières.

Amélioration par croisements avec la race normande et surtout avec le taureau durham ; nous conseillons aussi les taureaux choletais et angoumois.

Les bœufs vosgiens sont petits, trapus ; ils ont les os saillants, le poitrail large, la croupe étroite, la tête longue, armée de cornes noires; la robe noire, rouge ou pie ; beaucoup de sobriété et de force ; engraissement facile ; viande très-fine. Les vaches sont bonnes laitières.

On peut tenter des croisements avec les taureaux suisses et comtois.

Les bœufs alsaciens offrent trop de variétés pour pouvoir constituer une vraie race ; en leur donnant une meilleure nourriture, on peut les perfectionner ; les croisements avec les taureaux suisses ont rarement amené de bons résultats.

Les bœufs de la Camargue tiennent un peu du buffle par leur poil noir, leur ventre fort bas et leur sauvagerie; leurs cornes courtes se rapprochent par leurs pointes et forment un beau croissant; leur peau est douce, épaisse; leur viande rouge, filandreuse et médiocre.

Les bœufs algériens sont petits, mais remarquablement bien faits : corps trapu, côte ronde, garrot épais, poitrail développé, flanc court, ventre petit, dos bien soutenu, croupe bien garnie, cuisses musclées et descendant près des jarrets, tête armée de fortes cornes bien arquées, robe maure ou blaireau avec nuances noirâtres aux jambes et à la tête, fauves, grisâtres ou rouges au dos et au flanc, quelquefois robe pie; bêtes sobres, rustiques, agiles et travailleuses.

Amélioration par croisement avec les petites races du Charolais, de la Savoie et de la Suisse orientale; nous conseillons aussi les vaches laitières des Pyrénées; surtout soigner et perfectionner la nourriture trop rare dans la plus grande partie de notre colonie.

CHAPITRE II

Des principales races bovines étrangères ; utilité qu'on peut en retirer pour l'amélioration de nos races françaises.

§ Ier.

Les bœufs suisses ont beaucoup de rapports généraux avec les bœufs auvergnats : ils sont plus grands; ont le fanon plus développé ; ils ont le pelage mi-partie rouge, mi-partie brun, et presque toujours blanc à la tête; leur cuir est le plus gros qu'on connaisse ; leur suif est peu abondant; leur viande d'assez médiocre qualité. Les vaches sont d'excellentes laitières : elles font de très-gros veaux; elles ne s'habituent pas facilement aux pays étrangers, à moins d'y trouver des pâturages aussi nourrissants que ceux où elles ont été élevées. La race de Fribourg a la tête large, l'encolure forte, le fanon bien développé, les membres forts ; très-bonne laitière. On la croise avec les races des Vosges, de la Lorraine, de l'Alsace, etc ; nous pensons que, dans la plupart des cas, il faut lui préférer notre race tourache. La race de Fribourg est peu travailleuse et fournit une viande de qualité ordinaire ou inférieure. La race de Schwytz, au pelage brun ou noirâtre, au corps long, à la tête courte et épaisse, au mufle large, au poitrail et à la poitrine larges, au dos soutenu, aux épaules bien garnies, aux membres bien pris et bien articulés, est bonne laitière et assez travailleuse ; elle se croise avantageusement avec nos bêtes bretonnes, normandes et angevines ; elle n'a pas produit de race métisse dans nos provinces de l'ouest.

§ II.

Les bœufs franconiens ont les membres menus, les cuisses minces, les flancs assez relevés ; la tête est blanche et armée de cornes fines, relevées et pointues ; le reste du corps est généralement d'un rouge vif ; chair abondante mais sans grande saveur ; caractère doux ; assez d'ardeur au travail ; on les nourrit au sec et, même pendant la période d'engraissement, ils continuent à tirer la charrue, etc. ; les plus gros pèsent jusqu'à 250 kilogrammes.

§ III.

Les bœufs autrichiens du Voralberg ressemblent beaucoup aux bœufs de la Suisse orientale : petite taille, corps bien proportionné et bien pris, de couleur généralement brune. Les bœufs du Tyrol ont la robe grise ou brune avec des taches blanches ; les bœufs de Dux ont la taille petite, le corps trapu, les jambes courtes, l'encolure forte, le fanon large, la robe noire avec ou sans taches blanches sur la croupe ; ils s'engraissent facilement ; les vaches sont bonnes laitières. Les bœufs de Salzbourg ont le corps épais, l'encolure forte, le fanon large, la robe brune avec ou sans taches blanches ; la race de Murzthal a la langue blanche, les cornes minces noires au bout ; le poil blaireau, le mufle blanchâtre avec cercle autour des yeux, le corps trapu, les jambes courtes; elle travaille bien, s'engraisse facilement; les vaches sont d'excellentes laitières. Les bœufs de l'archiduché d'Autriche sont blancs ou gris, de taille moyenne, bons pour le travail; ils s'engraissent facilement. Les bœufs hongrois se reconnaissent facilement à leur taille moyenne, à leurs os saillants, à leurs membres longs et bien musclés, à leur fine encolure, à leur tête armée de cornes d'une très-grande longueur et s'écartant en s'élevant; leur robe est claire sur tout le corps et noire au mufle et autour des yeux : on préfère les bêtes à poil blanc. Race travailleuse, facile à engraisser; cuir très-estimé; viande de boucherie recherchée; — les vaches sont mauvaises laitières. On conseille les croisements avec les races suisses.

§ IV.

Les bœufs bavarois ou du Mont-Tonnerre sont forts, mais mal conformés; croupe relevée, cuisses bien garnies, poitrine sanglée; bonne viande de boucherie. Les bœufs de Bokenfeld ou du Glane (Bavière) sont mieux conformés que les précédents, mais on leur reproche, avec raison, une croupe trop haute et un train antérieur trop fort; ils sont bons travailleurs, s'engraissent facilement et donnent une viande estimée : les vaches sont assez bonnes laitières. Croisements conseillés et déjà essayés heureusement avec nos races de l'Est.

Les bœufs saxons (du Voigtland), de taille petite ou moyenne, à corps long, à dos solide et bien soutenu, à poitrine bien développée, à encolure forte, à fanon large, à cornes longues et pointues, à robe rouge ou brune, sont travailleurs et faciles à engraisser à peu de frais. Ils conviennent, en particulier, aux pays pauvres.

§ V.

Les bœufs italiens du Piémont ont la taille haute ou moyenne, les côtes plates ou rondes; la tête forte, armée de longues cornes, noires au bout et généralement relevées; les yeux noirs; le cuir épais; le poil jaune ou jaune paille, avec poils noirs aux membres et à la tête; ils sont bons travailleurs; les vaches ne donnent pas beaucoup de lait. Les bœufs de la Romagne sont de forte taille, hauts sur jambes; ils ont la tête bien développée et armée de cornes extrêmement longues; le pelage clair; on les considère comme descendant de la race hongroise; ils sont robustes et travailleurs. Les bœufs de la Sicile sont plus grands que ceux de la Péninsule italienne; on remarque surtout leurs cornes qui mesurent jusqu'à un mètre et demi de longueur; on estime, en particulier, les bœufs de l'Etna.

§ VI.

Les vaches hollandaises, mieux connues que les bœufs ou les taureaux hollandais, offrent des traits plus caractéristiques que les mâles de leur espèce. Elles ont la taille haute; le corps épais; les flancs et le bassin bien amples; les hanches fortement saillantes, l'encolure droite, mince, dépourvue de fanon; la tête fine, légère; le front large et armé de petites cornes souvent noires, courbées et dirigées de dehors en avant; la robe pie avec marbrures noires ou blanches; on leur reproche, avec raison, d'être souvent ensellées et d'avoir les cuisses trop minces; elles travaillent mal, mangent une nourriture coûteuse; il est vrai qu'elles dédommagent par une grande quantité de lait : chaque vache peut en fournir, par jour, de 35 à 40 litres, mais d'une qualité ordinaire. Croisements avec nos races du Nord et de l'Ouest.

§ VII.

Les bœufs danois ont la tête longue ; le chanfrein droit ; les hanches bien développées ; le pelage pie, blanc et noir ; les vaches sont excellentes laitières.

Les bœufs du Holstein sont généralement plus grands que les précédents ; ils ont la robe pie, blanche ou rouge ; il leur faut une nourriture abondante et recherchée ; ils fournissent beaucoup de viande.

§ VIII.

Les bœufs belges et flamands-belges sont des bêtes de haute taille, assez bien proportionnés ; leur chair est des plus délicates ; les vaches sont bonnes laitières.

M. Desaive a dit de cette race : « Elle se distingue à la fois par sa triple aptitude au trait, à la boucherie et au laitage. » On donne généralement la nourriture à l'étable : carotte, navets, pommes de terre ; lorsque ces substances sont bien cuites ; on les divise en trois rations que, dans l'hiver, on donne à six heures du matin, à midi et à six heures du soir ; l'été, on ne distribue que deux rations et on livre à discrétion aux bêtes bovines qui restent à l'étable, du sainfoin vert, du trèfle et de l'herbe. Les veaux à conserver sont sevrés (après trois semaines) à l'aide de soupes de pommes de terre cuites ou avec du sarrasin et du lait battu. Pour les veaux destinés à la boucherie, ils reçoivent, pendant deux mois, tout le lait maternel ; on y mêle, par degré, de la farine, du seigle et des œufs; on leur interdit toute crudité et presque toujours à deux mois on les vend, car leur chair est aussi blanche que délicate et leur poids déjà considérable.

§ IX.

Les bêtes bovines de l'Angleterre sont plutôt des bêtes de rente que des bêtes de travail; elles méritent à peu près tous les éloges qu'on leur donne des deux côtés de la Manche pour la qualité exquise de leur viande et de leur lait; elles doivent une grande partie de leur perfection à leur excellente nourriture, aux soins intelligents dont elles ne cessent d'être l'objet de la part de leurs propriétaires.

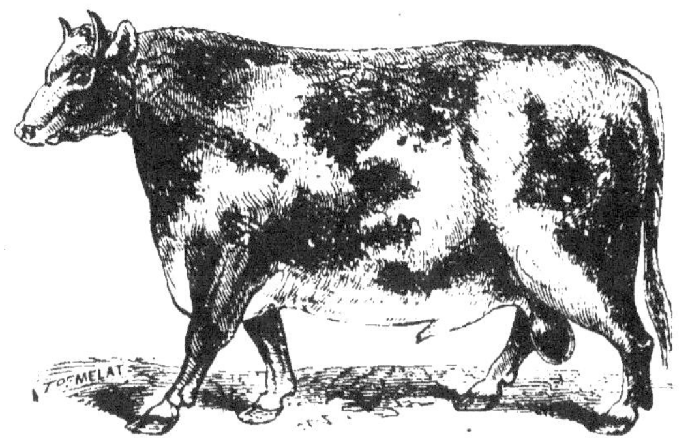

Taureau Durham.

La race de Durham, ou race courtes-cornes, a le corps bien fait, le tronc presque cylindrique, le dos droit et bien soutenu, les reins larges, les côtes rondes et longues, la poitrine forte et épaisse, le poitrail bien développé et descendant jusqu'aux genoux, les membres antérieurs écartés, l'épaule, la fesse et la cuisse bien garnies,

2

bien musclées; la robe rouge, blanche, pie; la viande est abondante, mais de qualité ordinaire; plus de graisse que de suif; les vaches sont assez bonnes laitières; peu d'aptitude pour le travail; nourriture recherchée et coûteuse.

Bons croisements avec nos races d'Anjou, de Normandie et de Bretagne; choisir des sujets aux os bien développés et n'ayant ni les cuisses trop minces, ni les avant-bras trop étroits.

Les races de Devon, de Sussex et d'Hereford nous paraissent avoir une même origine et le même ensemble de traits caractéristiques. Les bœufs Devon ont le corps long, bien conformé et presque cylindrique; taille moyenne; tête mince, plate, effilée; encolure courte et dégagée; nez, cercle des yeux et le bout de l'oreille orange foncé; cornes blanches et noires, recourbées d'une façon régulière, dirigées le plus souvent en avant et en haut; membres un peu minces, un peu longs, mais bien musclés; genoux trop rapprochés; robe rouge foncé avec plaques plus ou moins brunes et pommelées, nuance plus claire aux yeux, aux oreilles et au nez; quelquefois tache blanche à la queue; on préfère les individus d'une seule couleur; les vaches sont de petite taille, comparées aux mâles; elles ne donnent pas beaucoup de lait, mais il est bon et très-crêmeux; chair délicate et tendre; aptitude au travail; engraissement facile. Croisements avec nos races de Salers et de Poitou. Nous avons toujours moins bien réussi à faire des bêtes de rente avec les Devon qu'avec les Durham.

Les détails ci-dessus donnés s'appliquent aux bœufs de Sussex.

Les bœufs d'Hereford ont le corps long; les épaules charnues; la poitrine ample; les membres fins, mais solides; le dos bien soutenu; les reins larges; le bassin

vaste; la tête jolie, armée de cornes lisses et relevées; le
pelage d'un rouge plus ou moins foncé, mais blanc à la
tête et avec plaques de même couleur au ventre, à l'intérieur des membres et à la queue; ils sont assez bons travailleurs; viande excellente; engraissement très-facile.
Croisements avec nos principales races françaises. Les
vaches donnent un lait abondant, mais de qualité médiocre. Les taureaux, doués d'une force prodigieuse, sont
préférés à tous les autres taureaux anglais pour la lutte.

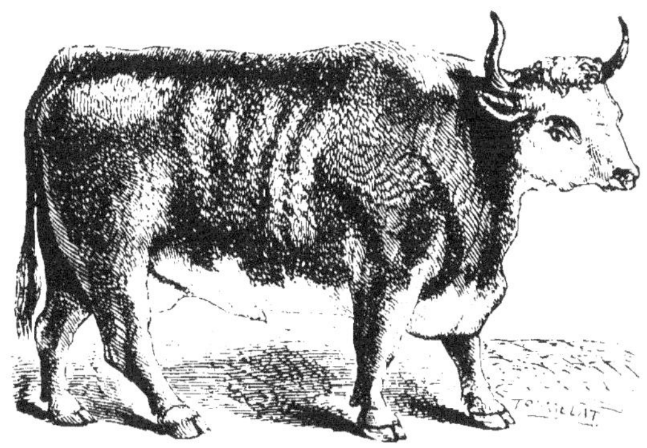

Bœuf d'Hereford.

La race d'Ayr est de taille moyenne, plutôt petite que
grande, mais toujours bien proportionnée; dos soutenu; flancs larges; cuisses minces; encolure fine; tête
gracieuse, armée de petites cornes contournées en avant
et un peu en dedans; pelage jaune, blanc ou offrant un
mélange de ces deux couleurs; mufle brunâtre ou rose;
engraissement facile; assez d'aptitude au travail; les
vaches sont bonnes laitières. Nous préférons, en général,
nos bêtes bretonnes et nos bêtes normandes aux bêtes
de la race d'Ayr, qui donnent, pourtant, des produits
assez remarquables, il faut le reconnaître.

La race de Jersey, de Guernesey et d'Alderney prépente des bêtes de couleurs très-variées, brunes, rouges, pies; de taille moyenne ou petite; les vaches sont bonnes laitières et ont beaucoup des qualités et des défauts de nos vaches bretonnes auxquelles elles doivent, sans doute, leur origine.

La race de Kerry (Irlande) est de petite taille, mais bien proportionnée; elle a le dos soutenu; le bassin vaste; l'encolure et la tête assez fortes; le fanon large; la robe rouge, blanche, noire et blanche, quelquefois noire, etc. Rustique et sobre. Les vaches sont assez bonnes laitières : nous ne voyons pas quels avantages on pourrait retirer du croisement de cette race avec les nôtres.

Parmi les principales races de bêtes bovines sans cornes de l'Angleterre, nous citerons : celle de Suffolk, de taille moyenne, un peu mince, à robe rouge et blanche; les vaches donnent beaucoup de lait, mais de médiocre qualité; cette race ne pourrait être utilisée en France que pour créer une race sans cornes, meilleure laitière que les bêtes anglaises du comté de Suffolk.

Les races sans cornes d'Écosse (races de Galloway et

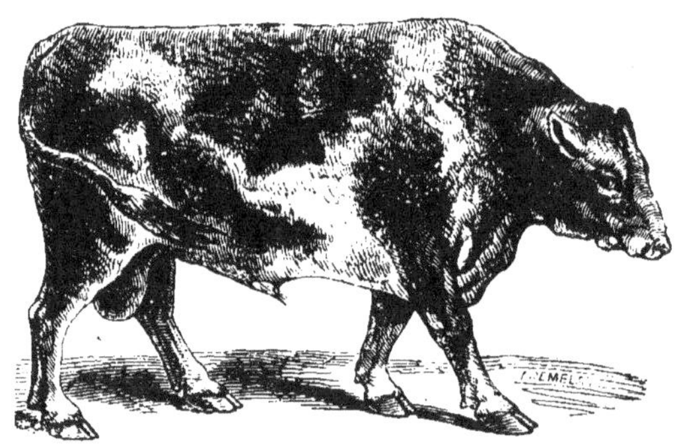

Taureau d'Angus.

d'Angus) ont le corps long, mais bien proportionné et

fort ; la croupe large ; le dos soutenu ; la poitrine ample ; les épaules et les cuisses solidement musclées ; la robe d'un noir brillant avec plaques blanches ; le pelage tout à fait noir est estimé.

Engraissement facile, viande excellente ; les vaches sont de médiocres laitières. Les croisements des bêtes de cette race avec notre race bovine de la Normandie ont amené d'heureux résultats.

2.

CHAPITRE III

**Étables. — Nourriture des bêtes à cornes. — Soins géné-
raux à leur donner quand elles sont bien portantes.**

§ Ier.

Les bouveries et les vacheries doivent être placées dans
un lieu sain; on évitera l'extrême humidité et la trop
grande chaleur.

Si les bêtes de rente, à qui l'on demande surtout viande
et lait, sont, avec raison, tenues de manière à perdre aussi
peu que possible de leur chaleur naturelle, il leur faut
pourtant de l'air pur, non chargé de vapeurs nauséabondes
et fétides.

La température ne dépassera pas 16 à 18 degrés centi-
grades au-dessus de zéro. Il faut au bœuf 1^m 30 à 1^m 40
de largeur; à la vache 1 mètre. La longueur de chaque
place sera de 2^m 20 à 2^m 60, de 0^m 50 à 0^m 80 pour la crèche; de 1^m 50 pour le passage à laisser libre ; une étable
simple aura environ 4^m 50 de large; l'étable double environ 8 mètres, puisque nous ajoutons alors, aux dimensions ci-dessus indiquées, 2^m 40 environ pour la seconde
rangée de bêtes, 0^m 80 pour la deuxième crèche et 0^m 50
à 0^m 60 pour le passage du milieu.

Il faut au moins 2^m 50 à 3^m de hauteur.

La porte sera large d'environ 1ᵐ 50; il faut donner aux fenêtres environ 60 à 80 centimètres carrés, selon qu'elles sont plus ou moins nombreuses ; les châssis seront disposés de telle sorte que l'air n'arrive pas brusquement et directement sur les bêtes. D'étroites ouvertures pratiquées immédiatement au-dessus du sol, avec petits volets à coulisses, permettent d'activer le renouvellement de l'air. Il est préférable d'établir le courant d'air par le bas ou de bas en haut; on pourrait même en hiver laisser ouvertes, sans inconvénient, les barbacanes ou fenêtres longues pratiquées en haut, à la retombée du toit.

Il faut laisser la lumière pénétrer dans les étables ; on suspend en été des canevas devant les portes ouvertes pour arrêter les taons et les autres insectes nuisibles. Le plancher doit être uni, imperméable et légèrement en pente afin de faciliter l'écoulement de l'urine ; il faut le laver de temps en temps et, chaque jour, nettoyer la rigole.

Pour litière, on prendra de la paille, des feuilles, du gazon, des bruyères, ou de la terre, du sable, etc.

Les barreaux des râteliers auront entre eux environ 0ᵐ 12 à 0ᵐ 15 d'écartement. Les crèches seront à 0ᵐ 40 ou à 0ᵐ 45 du sol, en mesurant à partir du bord supérieur; nous conseillons de diviser les crèches en autant de compartiments qu'il y a de bêtes, par des planches en traverses verticales. Il sera bon, quand on le peut, de diviser les étables selon l'âge, le sexe et la destination des bêtes; les bœufs et les vaches n'aiment à cohabiter ni avec les porcs ni avec les chevaux.

On purifiera l'air des étables en brûlant du vinaigre de temps à autre, en l'absence des bêtes.

§ II.

Les bêtes à cornes peuvent pâturer dans les prairies naturelles ou artificielles, dans les jachères, dans les bois, dans les champs moissonnés, dans les ravières (champs semés de raves), dans les pâquis.

On appelle pâtures grasses, les prés, les bois et tous les passages où l'herbe est abondante ; on appelle vaines pâtures, les terres à grain, les prés après la récolte, les voies publiques, tous les terrains où l'herbe est menue et rare.

Il faut livrer les pâturages les plus fertiles d'abord aux bêtes d'engrais, puis aux bêtes de travail, enfin aux vaches à lait ; les moins bons seront pour les jeunes veaux et les génisses. Après un long hiver, il faut d'abord ne laisser paître les bêtes que peu de temps ; autrement on les exposerait aux indigestions et aux enflures : elles sont encore trop avides, trop incapables de régler leur appétit.

Pour la vaine pâture, le printemps et l'automne sont préférables à l'été et au commencement de l'hiver. Dans les bois, on prendra garde à ne pas laisser les bêtes trop manger des premières feuilles de chêne et des jeunes rejetons d'arbres qui leur donneraient le *mal de brou*. L'usage trop hâtif ou immodéré du vert affaiblit l'estomac et les intestins des taurillons, des génisses, et même des bœufs.

Il faut toujours attendre que la rosée et les brouillards soient dissipés, que l'herbe ait eu le temps de se sécher, à la suite des pluies d'orage. En été, de deux heures à midi, mettez vos bêtes à l'ombre et laissez-les ruminer tranquillement ; si les arbres manquent, si vous êtes forcé de vous tenir sur des plateaux battus par les grands vents, et les ouragans, construisez de grossiers refuges en planches ou en pierres.

Ne faites jamais passer brusquement vos bêtes du sec au vert ou du vert au sec : il faut d'abord mêler les deux nourritures pour arriver ensuite à n'en donner qu'une. Il est toujours inutile, et il serait souvent dangereux, de saigner les bêtes avant de les mettre au vert.

S'il se trouve des arbres à fruits dans les pâturages, employez la martingale, (sangle fixée au licou et aux cornes) qui oblige bœufs et vaches à tenir la tête baissée.

Nourriture à la bouverie.

Vous ne donnerez à vos bêtes l'herbe que vous leur destinez que douze heures après l'avoir coupée à sa maturité, après l'avoir laissé sécher et purgée des plantes nuisibles qui s'y trouvent mêlées : chardon, épines, colchiques, etc.; choisissez, pour étaler cette herbe, un endroit aéré qui reçoive la lumière du soleil, mais non pas sa chaleur; mieux valent les rations petites que les grosses; même triage pour les fourrages secs qu'il faut avoir soin de ne jamais rentrer humides.

Si votre fourrage est rouillé, ce que vous reconnaîtrez à sa teinte jaunâtre, prenez les portions les plus endommagées et faites-en litière, puis mêlez le reste à deux tiers de fourrage bien sain.

Étalez sur une claie en pente les fourrages vasés et lavez-les vivement à deux reprises au moyen d'un arrosoir de jardinage; laissez sécher, retournez et lavez encore; étalez aussi sur des claies inclinées et lavez au vinaigre ou à l'eau salée, les fourrages qui contiennent beaucoup d'insectes; laissez sécher et mêlez avec du fourrage de bonne qualité.

Les plantes les plus funestes aux bêtes bovines sont : tous les joncs et tous les roseaux à feuilles tranchantes qui leur déchirent l'estomac et les intestins; les renoncules ou boutons d'or qui occasionnent beaucoup d'échauffement; les anémones, surtout celles des bois, qui leur donnent le flux de sang ou dyssenterie ; les colchiques ou tue-chien, les ellébores, les clématites, les tithymales, les iris, les juncago, les queues de cheval, les laiches, etc., l'herbe au tanneur, le solanum belladone ou autres, les jusquiames, les coquelicots, les champignons dits *bouse de vache* (de juin à septembre), l'ivraie, la ciguë, l'œnanthe ; il faut tâcher de bien connaître toutes ces plantes afin de les détruire sur place ou de les trier dans le fourrage.

Au printemps, vous donnerez les vesces, le colza, le seigle, l'orge, le trèfle farouche.

En été, vous donnerez l'herbe verte d'abord mêlée à la paille et au foin, le tout haché ensemble ; les gesses, les pois d'été, les millets ou panics et le maïs ; au râtelier, vous mettrez les secondes coupes des prés ; on utilise très-bien, dans beaucoup de pays, les feuilles de frêne, de chêne, de peuplier, etc.

En automne, à peu près les mêmes aliments qu'en été ; puis des feuilles d'ormeau et de vigne.

En hiver, vous donnerez les fourrages-racines : turneps, rutabaga, betterave ; — choux, millet, feuilles de lentilles, d'avoine, sainfoin, trèfle, luzerne.

En toutes saisons, vous tirerez parti des résidus de sucreries, des distilleries, d'eau-de-vie, des féculeries mêlés avec des fourrages secs et délayés dans une certaine quantité d'eau ; écrasez et ramollissez les tourteaux.

Le régime mixte consiste à faire prendre aux bêtes une partie de leur nourriture au râtelier, et une autre aux champs ; il faut avoir soin de donner aux bœufs une bonne ration de nourriture sèche avant de leur permettre de brouter l'herbe couverte de rosée ; ne les reconduisez au pâturage, après le travail, que quand ils sont reposés ; en automne, par les jours encore chauds suivis de nuits déjà froides, il est souvent dangereux de faire paître les bêtes le matin et le soir, surtout dans les pays humides et marécageux.

La quantité de nourriture varie selon l'espèce, la taille, l'âge, les besoins particuliers des bêtes bovines et selon le parti que vous voulez en tirer ; des règles générales, sur ce sujet, sont difficiles à établir. Vos animaux regardent-ils avec inquiétude à droite et à gauche, après avoir vidé leur crèche et leur râtelier ? tardent-ils à se coucher, leur provision étant épuisée ? sont-ils mous à la charrue ? votre ration était trop faible : augmentez-la. Ont-ils l'habitude de laisser intacte une portion de leurs aliments ? les regardent-ils avec dégoût ? diminuez leur ration : elle est trop forte. Leurs excréments sont-ils noirs et moulés ? augmentez les parties aqueuses de leur nourriture. Sont-ils trop délayés ? diminuez la quantité d'herbes et de racines.

Rapprochez les repas plutôt que de les servir avec trop d'abondance et sans laisser à vos bêtes le temps de ruminer. Les animaux nourris au râtelier doivent avoir au moins triple ration chaque jour ; en hiver, il faut, de plus, un réveillon ou repas supplémentaire du soir.

Vous débarasserez les fruits verts de leur âcreté en les faisant bouillir dans de l'eau. Vous pourrez faire fermenter la nourriture des bêtes (tourteaux, farine, grains, résidus, racines, foin de mauvaise qualité, gousses ou siliques), dans des tonneaux recouverts pendant huit jours, en laissant écouler les liquides produits par cette opération.

Il est utile de donner du sel aux bêtes bovines tous les quinze jours en été, tous les huit jours, en hiver.

Choisissez de l'eau claire, courante, celle des rivières de préférence à celle des fontaines, les eaux des étangs de préférence à celles des mares et des puits : si vous n'avez à votre disposition que l'eau des puits, battez-la, filtrez-la à travers le sable dans un tonneau percé ; exposez-la à l'air, au moins une heure.

Les bestiaux doivent boire à la température de l'air ; deux fois par jour, en hiver, surtout si on les nourrit au sec ; en été, il faut les abreuver le matin, à midi et le soir.

Pour faire l'eau de son, vous prendrez un litre de son de blé nouvellement moulu, vous le pétrirez à froid dans de l'eau et vous donnerez cette boisson aux animaux atteints de maladies inflammatoires encore à leur début (1).

Pour faire l'eau blanche, vous prendrez un demi-litre de farine de seigle ou d'orge que vous délayerez dans un seau d'eau tiède.

L'eau vinaigrée ou acidulée se fait en versant un demi-litre de vinaigre dans un seau d'eau tiède ; il ne faut jamais donner ce breuvage aux bêtes qui toussent.

L'eau miellée s'obtient en mettant 2 ou 300 grammes de miel commun dans un seau d'eau simple, d'eau blanche ou d'eau de son : on l'administre contre la toux.

On donne avantageusement aux bêtes faibles, de l'eau coupée de cidre, de bière, de piquette, avec un peu de son ou de farine d'orge.

Quand on met une vache au *piquet*, il ne faut la changer de place qu'après lui avoir laissé trois quarts d'heure pour ruminer ce qu'elle a mangé. Le piquet est toujours préférable aux entraves qui rendent les vaches méchantes.

(1) Voir : *Maladies*, ch. IX et XX, 1re partie.

CHAPITRE IV

**Des bœufs de travail en particulier. — Nourriture. —
Harnais. — Amputation des cornes.**

Le bœuf de travail doit être un bœuf robuste, habitué
à toutes les intempéries des saisons, sobre et docile ; il
lui faut des jarrets solides et de forts avant-bras, beaucoup
plus de muscles que de graisse; appareillez bien vos bêtes de charrue : si l'une est trop faible, elle se fatiguera
beaucoup ou fatiguera l'autre à l'excès. Si vous ne leur
donnez que des légumineuses, elles sueront trop et mai-
griront vite ; servez-leur donc souvent et en abondance
des rations d'avoine et de foin ; laissez-les ruminer un peu
avant de les remettre à l'attelée, surtout si la tâche doit
être rude et longue. En été, elles mangeront avant et
après leur labeur du matin et du soir, et à midi ; en hiver,
elles mangeront deux fois seulement ; la durée moyenne
de leur journée de travail sera de sept à dix heures.

Dans beaucoup de pays, on ne leur fait faire qu'une
attelée qui dure toute la journée, en hiver, sauf une heure
de repos, vers midi ; il faut être exact à dételer les bêtes
aux mêmes heures.

Vous aurez soin de les accoutumer à changer de temps
en temps de compagnon, de les mettre tantôt à droite,

tantôt à gauche du timon, afin qu'elles tirent facilement
avec une corne comme avec l'autre.

Les jougs les meilleurs sont : 1° le joug double de
l'Aveyron qui embrasse bien exactement le sommet de la
tête du bœuf ; la courroie ne touche que la base des cornes et le front, et l'on peut en amortir le contact par une
tresse de poils, un morceau de feutre ou de peau de mouton ; il ne s'adapte convenablement qu'à la tête des animaux pour lesquels il a été conformé ; son renouvellement,
nécessaire quand on change d'attelage, devient un peu
coûteux. 2° Le joug normand : il s'applique en avant du
garrot et s'y fixe, d'une façon d'ailleurs assez incomplète,
par une sorte de collier ou arc en bois qui embrasse l'encolure ; un trou carré, pratiqué dans la grande pièce de
bois, reçoit le timon ; ce joug fatigue les animaux, s'il est
placé trop haut. 3° Le joug de la Franche-Comté a deux
larges ouvertures ; il s'adapte derrière les cornes ; il convient à tous les bœufs, mais les assujettit mal et leur fait
dépenser beaucoup de force en pure perte. 4° La jouatte
en usage dans le Midi ; elle a deux mètres de longueur
d'où résulte un grand écartement entre les échancrures
destinées à recevoir la tête des bœufs ; au lieu d'un simple
trou pour le timon, il y en a quatre ou cinq qui donnent
la facilité de rapprocher le timon, et d'éloigner les bêtes
l'une de l'autre pour imposer plus de fatigue à la plus
forte. 5° Le frontal simple ; il n'a qu'une échancrure et ne
s'adapte qu'à une seule tête de bête ; deux rainures reçoivent les cornes ; les traits passent par des trous faits aux
extrémités de la pièce de bois et donnent la facilité de
tirer en cheville; il permet aussi d'atteler le bœuf à des
voitures à double brancard ; il ne doit toucher ni la nuque ni les oreilles. 6° Le joug multiple en usage en Savoie
et en Dauphiné ; il se compose d'un joug double ordinaire
que l'on fixe sur la tête et d'une pièce de bois aplatie que

l'on met sur l'encolure en avant du garrot ; de cette manière, les bœufs tirent à la fois par la tête et par le garrot.

Le joug double ne nous paraît préférable au joug simple que quand il s'agit de favoriser un animal plus faible, en rapprochant du timon l'animal plus fort, mais il fatigue plus les bêtes et rend leur marche moins assurée ; il ne se prête pas à la substitution des chevaux, des mulets, etc., aux bœufs et aux vaches.

Les colliers doivent embrasser très-exactement l'encolure de la bête à laquelle ils sont destinés ; ils auront de coussins droits et bien rembourrés.

Le collier à joug est mince et ressemble au collier ordinaire. Le joug du garrot demande une sellette et un appareil pour le reculement ; il s'applique sur l'encolure, en avant du garrot ; il n'utilise pas toute la force de la bête.

En général, on peut dire que les colliers laissent beaucoup plus de force aux animaux que les jougs ; Mathieu de Dombasle avait renoncé complétement à l'usage de ces derniers et il obtenait des bêtes un labour très-uni et très-régulier.

Pour les animaux attelés au collier, un licol ordinaire sert de guide.

La mouchette doit avoir une longueur d'environ 0ᵐ 10 à 0ᵐ 12 entre le ressort et les pinces.

L'anneau nasal doit avoir un diamètre plus grand de quelques centimètres que la largeur du mufle : la forme ronde nous semble préférable à la forme carrée.

Il ne faut se servir de l'aiguillon qu'avec prudence, en évitant de faire de ces plaies souvent longues à guérir. Dans beaucoup de pays, on remplace avantageusement le pique-bœuf par le fouet.

Ferrure. Quand les bœufs ne sont pas soumis à un travail trop rude, il suffit de leur ferrer l'onglon externe de chaque pied ; on peut appliquer le fer à froid (1).

On coupe les cornes quand elles sont disposées de telle sorte qu'elles rendent difficile la pose du joug ; si on les ampute près du front, il peut en résulter un écoulement de sang que l'on arrête par l'application immédiate d'un cataplasme de terre glaise. Chez les animaux tout jeunes, on peut changer la direction défectueuse des cornes en les enfonçant dans un pain épais à l'instant où il est tiré du four ; ce corps chaud les ramollit ; on les met ensuite dans un moule de fer ou de bois, pour leur donner la direction convenable qu'elles gardent après leur refroidissement. Quelquefois on arrache, dès leur apparition, les cornes à l'aide d'une paire de tenailles ; celles qui viennent ensuite seront plus petites ; si l'on coupe la peau qui enveloppe les jeunes cornes, il y a avortement complet de cette partie extérieure du corps de la bête ; elle reste sans cornes.

Les jeunes bêtes à dresser sont sensibles aux caresses et aux friandises ; il ne faut leur demander du travail qu'à partir de l'âge de trois ans ; on doit leur faire porter d'abord le joug ou le collier pendant quelque temps ; on les attelle, plus tard, à une voiture vide, puis à une voiture chargée, à côté d'autres bêtes déjà dressées.

Deux bêtes suffisent à faire un labour de 15 à 16 centimètres de profondeur sur une étendue de 30 à 35 ares d'une terre légère.

En général, on demande aux vaches moins de travail qu'aux bœufs.

(1) Voir *Maréchalerie*.

CHAPITRE V

Vaches laitières. — Signes pour les reconnaître. — Nourriture, fourrages, graines, feuilles, boissons. — Traite. — Lait altéré.

Vous prendrez pour vaches laitières des bêtes de quatre à neuf ans, s'éloignant autant que possible du taureau, par leur conformation féminine, plutôt maigres que grasses, quand elles ont nourri, car elles ne s'épuisent ainsi qu'en donnant une plus grande quantité de lait; les vaches qui restent potelées, après avoir vêlé, gardent, comme graisse, ce qu'elles devraient donner à leurs petits comme lait. Le pis doit être gros, mais peu charnu, avec quatre trayons longs et souples; deux ou trois trayons, en plus, sont un signe de fécondité. Il faut que le bassin soit ample et que la partie située au-dessus de la matrice, à l'entre-jambes, soit garnie de petites masses graisseuses.

Les veines à lait qui vont du pis à la poitrine doivent être bien saillantes et comme variqueuses; les veines du pis bien grosses et faisant beaucoup de replis. L'*écusson* ou *épi de poil* bien développé, bien large, en arrière du pis, indique presque toujours sûrement les qualités laitières d'une bête; l'écusson étroit, ordinaire aux vaches de forme masculine, est un signe tout contraire.

On assure que les *épis* qui se remarquent souvent près de la vulve indiquent que la vache perd vite son lait après une nouvelle fécondation. Nous attachons moins d'importance aux veines qu'aux écussons; d'ailleurs les premières ne se voient pas facilement chez les génisses où l'écusson, au contraire, est constaté par un simple coup d'œil.

Quelques personnes prétendent pouvoir affirmer qu'une vache donnera un lait épais et crémeux, quand la poussière qui se détache des parties voisines de la matrice et de la queue est jaunâtre et grasse au toucher.

Il faut varier les aliments des vaches laitières.

En été, vous donnerez des vesces avec du seigle et de l'avoine, du trèfle, du millet, du maïs, de la luzerne; cette plante légumineuse est très-échauffante et occasionne souvent l'indisposition dite *poussée d'herbe*, *feu d'herbe*, irruption et suintement aux pieds de derrière que vous combattrez par des lotions de fleurs de sureau (1); vous mélangerez le trèfle au laiteron, si commun dans les vignes et dans les fossés, le long des haies, etc.; ajoutez, de temps en temps, à votre fourrage d'été, des feuilles de consoude rude, de branc-ursine, de patience des jardins, de choux et d'orties.

En automne, vous leur servirez les feuilles de carottes, de betteraves, les fleurs du maïs, les fanes du topinambour, de bons regains triés avec soin.

En hiver, elles auront les betteraves, les navets, les carottes, les panais, les topinambours, les pommes de terre, quelques fruits de courge, le son de bière ou drèche, les tourteaux de colza écrasés et souvent délayés dans de l'eau, les eaux grasses, le lait de beurre, le petit-lait. Vous remarquerez que le navet augmente la quantité de

(1) V. *Maladies*, ch. IX et **X**, 1re partie.

lait, mais aux dépens de la qualité; il occasionne souvent des suffocations; la carotte, le potiron, la chicorée ont les mêmes inconvénients.

Comme condiments propres à exciter l'appétit, vous avez, outre le sel marin dont nous recommanderons particulièrement l'usage, le persil, le céleri, l'achillée, le fenouil, le thym, la sauge, le cumin des prairies, les baies de genièvre. Il n'est pas nécessaire de faire cuire les racines.

Soyez modéré dans les rations de feuillage: les jeunes feuilles de chêne donnent le *mal de brou;* celles de l'orme, de l'érable, du frêne, du saule, du peuplier et de beaucoup d'arbres fruitiers causent les dyssenteries, etc.; en général, il faut toujours mêler ces feuilles aux pailles d'avoine ou de froment. Les rations doivent être données six fois par jour en hiver comme en été; si les vaches paissent pendant une partie de la journée, les deux ou trois rations servies à la vacherie seront différentes des herbes mangées au pâturage.

Il est difficile, sinon impossible, de fixer la quantité de nourriture à fournir, chaque jour, aux vaches laitières. En foin de prairies naturelles, elle sera, à peu près, du trente-cinquième du poids vivant de la bête.

Laissez boire à vos vaches de 25 à 30 litres d'eau par jour; nous recommandons les eaux blanches, les eaux de son, les eaux demi-tièdes où sera délayée une petite quantité de marc de bière, de navette, de colza, de raisin, de graines de lin, etc.

Vous laverez tous les jours le pis qui s'ulcère souvent par un contact trop prolongé avec le fumier humide; vous frictionnerez la peau.

La traite se fera régulièrement aux mêmes heures, de préférence pendant que les vaches mangent et boivent; deux fois par jour, rarement trois fois. Si elles sont douces, il suffit, au préalable, de les caresser un peu, de leur gratter le flanc et le cou, de leur donner quelques grains de sel. On tient le pot au lait de la main gauche et, de la main droite, on presse successivement, sans secousse, chacune des tétines, non pas en ligne perpendiculaire, mais dans une direction un peu oblique; le pis doit être vidé aussi complétement que possible. Si les vaches sont méchantes, il faut leur attacher une des cornes au râtelier; on les force à plier un des genoux que l'on attache alors avec une genouillère, sorte d'anneau fait avec des rameaux de chêne tordus; les entraves sont quelquefois nécessaires, quand la vache a perdu son veau, car alors elle refuse, pendant deux ou trois jours, de se laisser traire; il serait mieux, dans ce cas, de lui présenter un autre veau, ou, à défaut de cet animal, un mannequin de bois ou de paille recouvert de la peau encore fraîche du jeune veau mort. Il est toujours bon de laisser prendre aux jeunes veaux quelques gorgées de lait, avant de traire leurs mères.

Le lait qui séjourne longtemps dans le pis augmente en qualité, mais diminue en quantité.

Le bon lait n'est ni trop clair, ni trop épais; il est inodore, d'un blanc pur, d'une saveur douce qui rappelle un peu le goût de la noisette, et à peine sucré; celui que la vache donne du mois de mai au mois de septembre vaut mieux que le lait d'hiver. Le lait de la génisse est généralement trop aqueux et trop clair, celui d'une vache vieille est trop épais; le lait d'une vache malade est amer et salé; au feu il se décompose; l'homme n'en fera pas usage.

La vache à traire doit avoir vêlé depuis trois mois au moins; il ne faut pas qu'elle soit pleine depuis longtemps ni en chaleur.

Le lait bleu est aigre; c'est la présence d'un animalcule, dit *Vibrio Cyanogenus*, qui lui donne cette couleur ; si vous avez remarqué que votre vache vous fournit de ce lait, mêlez-y une cuillerée de lait de beurre ou de lait aigre par litre du liquide tiré du pis et remuez avant de le mettre en place pour la séparation de la crème.

Le lait jaune doit cette couleur à la présence de vibrions jaunes (petits insectes).

Le lait vert doit cette couleur à la présence de vibrions jaunes ou de vibrions bleus.

Le lait bleuâtre est fourni par des vaches trop peu nourries ou nourries avec des plantes qui contiennent une matière colorante bleue.

Le lait rouge doit souvent cette couleur à un mélange de sang en quantité plus ou moins considérable, ou à la présence d'une matière rouge contenue dans les plantes dont les vaches se nourrissent (garance).

Une vache du poids de 500 à 550 kilog., robuste et bien nourrie, donne, en moyenne, de 1,600 à 1,800 litres de lait du commencement de mai à la fin de juillet, environ de 18 à 20 litres par jour.

3.

CHAPITRE VI

De la reproduction. — Soins à donner aux animaux reproducteurs. — Nourriture. — Monte. — Le part. — Soins à donner aux mères et aux jeunes veaux.

§ Ier

En général, nous préférons les grands animaux aux petits, car les premiers n'exigent pas plus de temps que les seconds pour le pansage, et leur viande est d'un débit plus facile, plus avantageux, plus propre à conserver la salaison, etc; leur travail est plus lucratif; les vaches de haute taille donnent plus de lait proportionnellement à la nourriture par elles consommée.

Le taureau et la vache destinés à la reproduction auront le squelette bien développé, le corps long , plutôt rond que plat, le garrot épais, la poitrine large, les flancs courts, le ventre de grosseur moyenne, les membres solides, forts à leur partie supérieure, minces à leur partie inférieure, la croupe ample et musclée, la tête légère, les cornes fines, la queue grosse à sa naissance, mince au bout, le poil lisse et brillant, la peau souple.

On a tort d'exiger du taureau qu'il soit très-ardent à la monte ; il ne faut pas s'en servir avant son quatorzième ou quinzième mois, et encore, doit-on d'abord, ne l'employer qu'à féconder les femelles dont les produits sont particulièrement destinés à la boucherie; les veaux nés d'un jeune taureau sont souvent mous; si vous désirez avoir des bœufs de travail, prenez pour étalons des taureaux âgés de 3 ou 4 ans.

A partir de 4 ans ils deviennent presque toujours sauvages et méchants; la castration modifie peu alors leur constitution et ne les rend pas très-propres à l'engraissement.

Proportionnez la taille des vaches à féconder à la taille du taureau reproducteur; vous séparerez les velles des mâles, à l'âge de 6 ou 7 mois; vous ferez féconder vos génisses dès leur trentième mois, et même dès leur quinzième mois, si elles sont fortes et bien nourries. Les vaches entrées plusieurs fois en chaleur. sans avoir été couvertes, sont peu fécondes et quelquefois stériles. Vous vendrez au boucher les génisses jumelles stériles ou vous en ferez des bêtes de travail.

Vous demanderez en particulier aux taureaux qui doivent produire des bêtes de boucherie beaucoup de légèreté dans l'avant-train, beaucoup de force dans le train de derrière, de bons organes digestifs, une respiration facile et puissante, sans trop vous soucier de la beauté ou de la perfection des formes secondaires.

Exiger, dans les reproducteurs qui doivent donner des bêtes de travail, une poitrine ample, un poitrail ouvert, un garrot épais, des avant-bras et des jarrets épais, des tendons solides, une tête large, des oreilles grandes, des cornes longues, une encolure forte et de gros membres; les formes sont, dans ce cas, d'une importance secondaire.

Les animaux destinés à créer de bonnes vaches à lait, présenteront, outre la plupart des conditions générales, des formes plus fines, plus délicates. Quant aux vaches, il faut qu'elles aient le pis très-développé; les veines de cette glande, celles du ventre et des régions voisines de la matrice, grosses, bosselées et sinueuses; si, comme cela arrive souvent, les génisses ne montrent pas ces signes d'une façon très-apparente, donnez la préférence à celles qui descendent de vaches connues pour les avoir : les qualités laitières se transmettent par hérédité.

Les taureaux traités avec douceur et laissés libres au milieu des troupeaux, n'ont presque jamais le caractère sauvage et méchant des taureaux gardés solitaires dans des enclos, ou prisonniers dans les étables.

Les taureaux doivent travailler jeunes, attelés avec des vaches ou des bœufs, ou seuls, au collier; le travail les rend à la fois plus propres à l'acte reproducteur et plus faciles à gouverner.

Il n'est pas nécessaire de faire jeûner les vaches 24 heures avant de les mener au taureau; si elles sont lymphatiques, molles, vous leur donnerez, à l'époque de la monte, quelques rations de grains, de farine de lin, etc., très-rarement du poivre.

§ II

C'est surtout à l'âge de 18 mois que le taureau manifeste ses ardents désirs de féconder la femelle; il s'agite, il boit beaucoup et mange peu; il a l'œil vif et plein de feu, la bouche écumante; de sa poitrine sortent des cris graves et brusques, fréquemment répétés; de son pied il frappe la terre, soulève la poussière; il brise les jeunes arbres avec ses cornes; il devient souvent indomptable et furieux; il flaire les femelles et veut les couvrir, si elles sont en chaleur.

La vache entre en chaleur vers son douzième mois;

quelquefois plus tôt; elle montre la même inquiétude, la même pétulance que le taureau; comme lui, elle boit beaucoup, mais dédaigne un peu les aliments solides; elle mugit et court la tête au vent, le mufle tendu et l'oreille dressée; son lait diminue, les parties externes de la matrice se gonflent, le vagin devient rouge et laisse suinter un liquide glaireux; les vaches les plus ardentes appelées *taurelières* demandent le taureau presque toutes les semaines; d'autres se contentent d'être saillies tous les mois, tous les deux mois. Les chaleurs de la vache durent 18, 20 ou 24 heures; elles reviennent toutes les trois semaines ou tous les deux mois. On a remarqué que les vaches taurelières retiennent difficilement la semence et sont, par conséquent, stériles; il faut donc les châtrer et les mettre à l'engrais.

La monte faite le matin réussit généralement mieux que celle qui suit le repas ou le travail; c'est à vous de calculer le jour de la monte par rapport à l'époque que vous souhaitez pour la naissance des veaux : le commencement de la belle saison, par exemple; les veaux nés en hiver sont robustes.

Pour la monte en main, un homme place la vache sur un endroit un peu élevé et la tient pendant qu'un autre détache le taureau; une saillie suffit presque toujours si la vache est très-ardente; vous ne la mènerez au mâle, que quand le vagin ne laissera plus écouler de mucosités glaireuses.

Pour la monte en liberté, peu favorable à l'amélioration de l'espèce, il faut ne pas laisser trop de femelles à la disposition des taureaux; des saillies faites avec excès épuiseraient vite ces derniers.

La monte mixte, ou monte libre dans un enclos, est meilleure que les deux montes décrites ci-dessus.

On a souvent tort de frapper violemment les vaches,

après la monte, sous prétexte d'amener des contractions nerveuses et musculaires qui agissent, dit-on, sur la matrice et lui font mieux retenir la semence ; quelques légers coups, avec la main sur la croupe, suffisent à cet effet. Quelquefois la saignée est nécessaire à la suite d'une saillie, pour faciliter la conception chez les vaches un peu taurelières. On pratique avec succès l'enlèvement des verrues (repli de la peau du vagin) ; c'est une saignée locale.

Un taureau peut couvrir de soixante à quatre-vingt-dix et même à cent vaches, par printemps.

Quand on ne tient pas, avant tout, à la production du lait, on donne la vache au taureau, chaque année.

La vache pleine demande souvent le mâle, mais celui-ci refuse de la couvrir. Le bouvier remarque qu'elle devient molle et s'engraisse, que ses mamelles grossissent, mais donnent moins de lait; le ventre, peu à peu, est avalé, l'anus s'enfonce, les flancs se creusent, les cuisses s'écartent. Il faut dispenser la bête du travail, en tout ou en partie, à moins qu'elle ne fournisse pas de lait, et lui donner des aliments faciles à digérer : en hiver, racines, foin, barbotage à la farine ou aux tourteaux, féveroles écrasées et ramollies. Éviter les terrains en pente rapide.

On peut traire les vaches fortes et bien nourries jusque dans le cours du huitième mois qui suit la conception.

En France, les vaches portent, en moyenne, 280 à 285 jours; les veaux qui viennent prématurément avant le 242me jour ne vivent pas ; ceux qui naissent après le 300me jour, sont vigoureux.

Les coups, les chutes, les aliments altérés (foin poudreux ou vasé, drèche, balles de graines, eaux croupies), amènent souvent l'avortement des vaches; une nourriture trop abondante l'occasionne quelquefois; les râteliers trop élevés, les étables trop en pente y contribuent.

Le fœtus mort est d'autant plus difficile à expulser qu'il est plus gros; souvent il se dessèche dans la matrice et n'en sort qu'au bout de deux ans; souvent il s'y pourrit et n'est rejeté que morceau par morceau. Repos, herbe tendre et rafraîchissante, lavements, saignée, s'il y a excès de graisse; extraction par la main d'un vétérinaire. Eau blanche après l'avortement.

Les veaux mis bas à la suite d'un avortement sont faibles et valent rarement la peine d'être élevés.

§ III

Vous connaîtrez que les vaches sont sur le point de vêler, quand le ventre est avalé et que le flanc se creuse; il se fait autour de la queue un enfoncement profond; les lèvres de la matrice se gonflent et laissent échapper un liquide gluant et visqueux; le pis augmente de volume, les mamelons se distendent et le lait devient opaque. Mettez-les alors dans une bouverie peu éclairée; laissez-les libres et tranquilles et servez-leur une bonne nourriture.

L'heure de l'accouchement étant venu, les vaches font des efforts et laissent apparaître, entre les lèvres de la matrice, une masse pointue *la bouteille* (enveloppe du petit veau) qui augmente de volume rapidement; vous distinguez d'abord la tête, puis les épaules; leur sortie exige les plus grandes contractions nerveuses de la part de la mère; une fois la tête et les épaules dégagées, le train postérieur vient vite.

Ne rompez pas les enveloppes (bouteille) avant la fin du part, car le liquide qu'elles renferment aide au travail de l'accouchement et même, s'il s'écoulait trop promptement, vous devriez recourir aux injections douces et tièdes.

Dans les portées doubles, les petits veaux sortent souvent l'un après l'autre.

Si la vache avait trop de peine à mettre bas, vous auriez soin de nettoyer l'intestin par un lavement; si la bête est faible, vous lui ferez boire de la bière ou du vin chaud.

Si vous devez l'aider de la main, agissez avec calme et douceur et relevez bien la queue à son point d'attache; très-souvent la nature opère mieux seule qu'avec le secours de l'homme. Quand le veau se présente mal, un vétérinaire expérimenté est nécessaire; il le replacera, ou, en cas d'urgence absolue, il le découpera pour l'arracher de l'utérus, sans renverser ni déchirer cet organe délicat dont les blessures graves amènent ou la mort ou la stérilité.

Le part terminé, bouchonnez la vache, couvrez-la et laissez-la en repos.

Eau tiède avec farine délayée.

Si la matrice s'est renversée, lavez-la avec de l'eau tiède ou une décoction émolliente tiède (mauve); soulevez-la avec un linge propre et replacez-la sans secousse violente; vous entourerez ensuite le corps par une corde qui, passée derrière les épaules, nouée sous la poitrine, vient entre les cuisses et forme vers la matrice de solides enlacements en prenant la queue pour se fixer. Position de la bête : train de derrière tenu plus élevé que l'avant-train; diète, lavements; injectez, dans le vagin, l'eau tiède émolliente ou vinaigrée.

Si le délivre (arrière-faix) ne vient pas quelques jours après le part, donnez rôties de pain, vin sucré; mieux vaut empêcher les vaches de manger le délivre, comme c'est assez communément leur habitude.

Si le cordon ne se rompt pas de lui-même, vous le couperez

En général, les vaches lèchent volontiers leur nouveau-né ; si elles refusent d'abord de le faire, vous les y
déciderez souvent en saupoudrant la jeune bête avec du
sel, de la farine ou des miettes de pain, ou vous la séche-
rez vous-même avec un linge chaud. Nous avons vu
quelquefois des vaches ronger la queue et les oreilles
de leurs veaux ou le cordon trop près du ventre, d'où
résultent ou des hémorragies dangereuses ou des hernies ; il faut donc surveiller les mères.

Si les veaux ne se lèvent pas seuls, vous leur ferez boire
un peu de vin ou de lait, puis vous leur mettrez le mamelon à la bouche, afin qu'ils boivent, au plus vite, le
lait resté dans le pis au moment du part.

Si le pis se gerce ou s'enflamme, lavez-le avec du lait
ou avec une décoction de mauve ou de têtes de pavot.
Les veaux, à peine âgés de quelques jours, ne vident jamais complétement le pis : c'est à la vachère de prendre
ce soin. Quand les jeunes veaux sont échauffés, on leur
fait avaler quelques grammes de manne ou de miel dans
du lait pur ou coupé d'orge.

Dans les portées doubles où il y a mâle et femelle,
cette dernière est souvent stérile ; s'il y a deux velles,
ces deux bêtes sont souvent infécondes.

A cinq ou six semaines, les jeunes veaux peuvent être
conduits au pâturage ; on les sèvre à cinq, six ou sept
mois ; quand on veut les empêcher de téter, on leur met
des muserolles armées de pointes aiguës ; ou l'on couvre
les mamelles de la vache avec une sorte de tablier ; il
faut les empêcher de se lécher, car ils avalent des poils
qui forment des dépôts dans l'estomac.

Si l'on ne veut pas du tout permettre aux veaux de téter
leur mère, il faut, pendant huit jours, leur donner de suite
le lait de celle-ci avant refroidissement ; quand ils ont
pris l'habitude de boire dans un pot, on peut leur laisser,

de temps en temps, prendre le pis; après quoi, peu à peu, on leur sert des tourteaux de lin, des pois, des féveroles, du maïs, de l'orge, du sarrasin, du seigle, du riz, du blé, etc.; tout cela mêlé à l'eau, au lait écrémé, au thé de foin; 150 grammes de farine d'orge ou de blé par litre d'eau; 150 grammes de farine de lin pour deux litres d'eau.

En moyenne, un veau de trois mois a besoin de sept à huit litres de lait chaque jour. Le lait caillé profite plus aux veaux que le lait liquide, quand on a soin d'y mêler 80 à 100 grammes de lin ou de maïs par litre; panais, carottes, topinambours, pommes de terre.

L'infusion de foin se fait à raison de 1 kilog. de foin pour 20 litres d'eau bouillante que vous versez ensuite sur les farines; on fait boire tiède; le foin infusé est consommé par les vaches.

CHAPITRE VII

Soins et nourriture à donner aux jeunes veaux à partir de l'âge de six mois jusqu'à deux ans. — Castration des mâles et des femelles.

§ Ier

A six mois, il faut donner aux jeunes veaux de bon foin, des vesces, des gesses, des racines nourrissantes ; les tenir proprement ; les défendre contre le froid.

A un an, on les envoie dans les herbages dont on a fait manger la première pousse aux vaches laitières et aux bœufs ; s'ils n'ont pas subi la castration, on les sépare des femelles, qui entrent vite en chaleur, mais ne doivent point être livrées au taureau avant leur quinzième mois. De bonne heure on les habituera à être attachés. Caresses, friandises ; du sel de temps en temps.

Si vous tenez à avoir des bêtes de travail, vous ferez pâturer vos bœufs dans des terrains un peu secs, et vous les châtrerez vers le 30me mois, d'une façon complète ou incomplète ; dans le dernier cas, vous n'enlèverez les testicules que quand viendra le temps de l'engraissement.

Pour les bêtes destinées à devenir vaches à lait, une

nourriture moins substantielle, mais capable d'exciter la voracité, est préférable à une nourriture trop forte.

Pour les bêtes destinées à la boucherie, nourrissez-les à satiété.

Les bêtes destinées à la reproduction doivent téter beaucoup et être nourries abondamment; pois, tourteaux, farines, quand elles seront âgées de deux mois; à un an, gros herbages; à deux ans, grains, graines, en assez grande quantité pour ne pas exciter trop l'envie de manger des fourrages.

§ II

Les veaux châtrés peu de temps après leur naissance prennent et gardent un tempérament mou; leur train de devant diminue au profit du train de derrière qui devient large; l'encolure s'amincit; la tête reste fine et les cornes sont plus délicates.

Les taureaux châtrés dans leur 7me ou leur 8me année conservent leurs formes masculines et perdent seulement la puissance reproductrice.

Si les testicules ont été complétement tordus et le cordon entièrement écrasé, la castration est absolue; si l'opération est faite à moitié, les bœufs gardent beaucoup de l'extérieur des taureaux.

La castration doit être pratiquée avant le sevrage; elle nous semble inutile pour les veaux qui doivent être livrés au boucher à deux ou trois mois, et même pour les taureaux réformés qu'on met à l'engrais.

Les bœufs de travail seront avantageusement châtrés de dix-huit mois à deux ans; les taureaux à trois ans.

Il y a plusieurs manières de châtrer les taureaux.

Par le *martelage* on écrase le cordon spermatique en

l'appuyant sur un corps résistant et en le frappant avec un marteau.

Le *bistournage* consiste à renverser les testicules de bas en haut, à leur imprimer une double pirouette autour du cordon spermatique, puis à lier le scrotum (1); on les empêche ainsi de revenir à leur position normale; il n'en résulte aucune perte de sang et la bête conserve plus de force et d'énergie; les testicules gardent un reste de vitalité.

L'*ablation* consiste à couper les testicules après avoir ouvert le scrotum et lié solidement le cordon spermatique.

Avec le *casseau à vis* on serre le scrotum le plus possible, le premier jour, deux fois à quelques heures d'intervalle; et, le lendemain, à deux ou trois reprises; les testicules s'atrophient, se flétrissent et perdent toute vitalité.

Les bœufs mal bistournés suivent les vaches, les couvrent et les tourmentent.

On ne doit châtrer que les vaches affectées de fureur utérine, les taurelières, les vaches infécondes, disposées aux avortements; c'est plutôt dans le but de les rendre laitières que de bonifier la qualité de la viande qu'elles doivent fournir à la boucherie. Choisir le temps où les bêtes ne sont ni pleines ni en chaleur. L'expérience n'a pas encore prouvé s'il y a avantage réel à châtrer les femelles de la race bovine.

L'opération doit être faite plutôt par le vagin que par le flanc et demande la main d'un vétérinaire exercé.

____

(1) Enveloppe des testicules.

CHAPITRE VIII

Engraissement. — Nourriture et soins. — Rendement.

Quand vous pourrez choisir les bêtes que vous destinez à l'engrais, prenez, de préférence, celles qui ont la
poitrine bien développée, les flancs vastes, la croupe
épaisse, les cuisses fortes et peu fendues, l'encolure
mince, la tête fine, la bouche large et les lèvres grandes,
la peau souple et maniable, le tempérament un peu mou;
qu'elles ne soient pas âgées de plus de sept ans.

N'achetez pas, pour les engraisser avec des grains et
des graines ou dans des herbages de première qualité,
des bêtes d'une maigreur excessive: elles ne vous dédom-
mageraient certainement pas de vos dépenses.

Prenez des bœufs de petite taille ou même des vaches,
si vous n'avez à leur offrir que des pâturages de qualité
médiocre; aux bêtes de haute taille et d'espèce choisie,
conviennent les meilleurs herbages, les aliments coûteux.

Pour nourriture, vous donnerez, au râtelier, le regain
des prairies naturelles; le foin, les légumineuses, la
paille, les résidus de lin, de noix (nougat), d'arachide, de
sésame, de colza, de chènevis et de navette; des tourteaux
de farine en poudre et délayés dans l'eau; les résidus de
presse, de macération, le maïs, l'avoine, les féveroles, les
pois, le blé, le seigle, l'orge, le sarrasin, la farine de

lin; des huiles grossières, mais mêlées avec des matières sèches.

Alternez et mélangez ces aliments.

Les grains et les graines doivent être réduits en farine, ou cuits et écrasés; hachez et mélangez les aliments durs avec les matières pulpeuses; faites fermenter les farineux avec les siliques et la paille.

Donnez à manger à discrétion; que, peu à peu, la nourriture devienne de plus en plus substantielle; suivez, en général, cet ordre : la paille, le foin, puis les racines, les choux, enfin l'herbe et les pulpes. Après les fourrages secs, offrez des aliments aqueux, puis des grains.

Beaucoup de régularité dans les heures de repas.

Bouveries plutôt humides et chaudes que sèches et froides.

En été, dès le matin, avant tout travail, vous ferez boire à vos bêtes de l'eau blanche ou mêlée d'un peu de marc de betteraves, de noix, etc., puis vous les conduirez au pâturage jusqu'à l'heure où la chaleur deviendra un peu forte; alors ramenez-les à l'étable; donnez-leur à boire et à manger; laissez-les ruminer et dormir pendant deux heures; à leur réveil, qu'elles trouvent prête au râtelier une petite portion de luzerne, de poix ou de féveroles dans l'auge; au bout d'une huitaine de jours, vous remplacerez, en partie, les féveroles par le son ou l'avoine; nouveau repos et retour au pâturage aux heures moins chaudes; à la nuit, retour à l'étable; boisson tiède, mêlée de farine d'orge non blutée, herbe fraîche, litière bien propre. Pendant la première huitaine de la période d'engraissement, vous abreuverez plusieurs fois par jour; dans la seconde semaine, une fois; dans la troisième, une fois tous les deux jours, puis peu à peu de moins en moins fréquemment.

En hiver, les bœufs, à l'engrais, sont captifs depuis le

mois de novembre jusqu'en mai, ils ne sortent que par le beau temps, pour se promener et s'abreuver ; foin, regain à discrétion ; quelquefois foin mêlé par tiers à la paille de froment ou d'orge ; navets, pommes de terre avec son ; un peu de sel, si l'appétit se ralentissait ; farine d'orge et d'avoine en boules pétries avec de l'eau tiède salée.

Si vos bêtes se montrent dégoûtées de la nourriture, vous leur laverez la bouche avec de l'eau vinaigrée ; salade bien vinaigrée et bien salée ; feuilles d'oseille acide ; diète, un peu d'exercice.

Si les *maniements* ou *cordons de graisse* s'arrondissent et deviennent fermes, c'est que l'engraissement réussit à souhait ; vos bêtes seront bientôt *bonnes à demarer*, comme disent les bouchers.

Il est difficile de fixer d'une manière exacte la quantité de nourriture à donner, en tous pays, aux bêtes d'engrais ; les moyennes fournies par les agronomes français et étrangers seront prises en sérieuse considération.

Si vous supposez que la durée de l'engraissement dure trois ou quatre mois, pour des bêtes pesant de 750 à 850 kilogrammes au moment où vous voulez les préparer pour la boucherie, vous pourrez leur fournir, chaque jour, de 30 à 40 kilog. d'aliments se décomposant ainsi :

PENDANT LE PREMIER MOIS.

Paille.	2 à 3 kil.	Pommes de terre.	» 8 kil.
Orge.	3 —	Betteraves	6 à 8 —
Regain	7 à 8 —		

PENDANT LE DEUXIÈME MOIS.

Paille	» 3 kil.	Pommes de terre.	11 à 12 kil.
Orge.	5 à 6 —	Betteraves.	12 —
Regain.	7 à 8 —		

PENDANT LE TROISIÈME ET LE QUATRIÈME MOIS.

Paille	» 3 kil.	Pommes de terre	» 5 kil
Orge.	7 à 8 —	Betteraves.	5 à 6 —
Regain.	9 à 10 —		

Si vos bœufs, au commencement de l'engrais, sont d'un poids inférieur à 600 kilog. mais supérieur à 450 kilog., vous leur donnerez :

PENDANT LE PREMIER MOIS.

Tourteau de lin, etc.	1 à 2 kil.	Paille. . . . . . »	5 kil.
Féveroles.	1 à 2 —	Foin.	5 à 6 —
Betteraves	30 —		

PENDANT LE DEUXIÈME MOIS.

Farine d'orge. . . »	1 kil.	Féveroles . .	2 kil. 500 gr.
Paille.	2 à 3 —	Betteraves. .	25 —
Foin.	5 à 6 —		

PENDANT LE TROISIÈME ET LE QUATRIÈME MOIS.

Betteraves. . . . »	20 kil.	Tourteau de lin, etc. .	4 kil.
Foin.	2 à 3 —	Féveroles.	3 —
Paille.	2 —		

Les glands, les marrons d'Inde, moulus, écrasés et mêlés au fourrage, sont très-bons pour ramener l'appétit et corriger ce que la masse des aliments ordinaires a quelquefois de relâchant.

Si les bêtes sont malades, vous remplacerez la nourriture sèche par le vert et les racines cuites; eau blanche. (V. de plus le chapitre suivant, pour les maladies des bêtes à cornes.)

Si vous engraissez vos bêtes dans les pâturages, commencez par les mettre dans les plus maigres et finissez par les plus abondants ; abreuvage, abris, piquet.

L'engraissement mixte commence d'ordinaire à la fin de l'été : regain d'abord, puis foin, racines et farines; son, sel.

Quelle que soit la méthode d'engraissement suivie à la ferme, nous recommandons beaucoup de propreté, des bains, des lavages fréquents; le tondage du poil à la croupe, aux reins et au dos, ou même le tondage complet, par les ciseaux ou par un jet de flamme. (Ce dernier moyen est le moins coûteux.)

Si les bœufs ont le *cuir pris* (peau trop adhérente), le

4

ventre tendu, la saignée devient souvent nécessaire, mais jamais il ne faut en abuser.

C'est une déplorable et cruelle habitude que de transporter les jeunes veaux attachés par les quatre membres, la tête pendante; il ne faut pas obliger les bêtes grasses à des marches trop longues et trop fatigantes; elles sont très-sujettes à des maladies qui prennent vite un caractère plus grave que chez les bêtes maigres.

Vous reconnaîtrez qu'un bœuf arrive, ou est arrivé à son état d'engraissement parfait, quand il aura l'épine du dos bien soutenue, les épaules longues et charnues, les cuisses fermes, un peu arrondies, descendues bien bas, le garrot épais; il faut qu'il soit presque aussi large vers le garrot que vers les hanches.

Maniez les replis de la peau, les abords, le couard, parties voisines du fondement; les dernières côtes, la hampe, l'œillet, le grasset, le collier, la veine ou avant-cœur entre l'épaule et l'encolure, le cœur, le paleron en arrière de l'épaule, le poitrail, (l'aloyau, partie supérieure du flanc), le rognon au-dessus du scrotum ou bourses chez les mâles, l'avant-laït (en avant du pis) et le cordon ou entre-fesson, chez les femelles; le dessous de langue ou double-menton qui se forme tard.

Les *maniements* que vous observerez de préférence, sont les abords, les côtes et les grassets.

Pour le *mesurage* nous conseillons le *cordon de Dombasle,* ruban divisé sur une de ses faces en centimètres, sur l'autre portant des nombres indicateurs du poids de viande qui correspondent aux centimètres; on remarquera seulement que, chez les bêtes à croupe large et très-charnue et à poitrine mince, le cordon métrique indique un poids inférieur au poids réel; c'est tout le contraire, si la poitrine est très-développée et le train de derrière un peu mince proportionnellement à l'avant-train.

En général, le pesage simple dans une balance est préférable au mesurage et doit en confirmer les résultats approximatifs (résultats par à peu près).

Poids brut signifie le poids de toute la bête telle qu'elle est, vivante ou morte.

Poids net ou poids des *quatre quartiers*, signifie le poids de la bonne viande de boucherie, déduction faite des issues.

La *viande bonne à la mâche* n'est ni trop blanche, ni trop rouge; elle a le grain fin, la couleur marbrée.

On divise la viande de boucherie en quatre catégories :

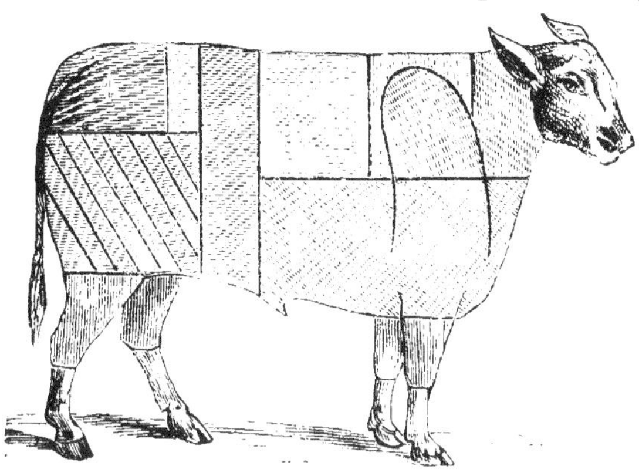

Coupe d'un veau de boucherie.

PREMIÈRE CATÉGORIE. — A - B - C - D - E.

Gîte à la noix ou cuisse ou veine.

Tranche grasse.

Tende de tranche ou filet.

Pointe de culotte, ou culotte, culant, coulant.

Aloyau.

Filet.

DEUXIÈME CATÉGORIE. — F - G.

Épaule, épalard ou paleron.

Cœur de côtes ou talon de collier.

Côtes couvertes et côtes découvertes.

Bavette d'aloyau.

Plat de côtes découverte.

TROISIÈME CATÉGORIE. — II - I -V.

Collier ou collet.
Plat de côtes couvert.
Pis de bœuf, flanchet ou lon-
gère, hampe ou petits os, ou
grumeau. Gîtes comprenant
jambes de devant et de derrière.
Surlonge.

QUATRIÈME CATÉGORIE.

Tête ou joues.   Queue.

Le tableau ci-contre montre que la quantité relative des viandes fournies pour les quatre catégories varie beaucoup, selon l'origine, la conformation etc. des animaux engraissés ; tous nos chiffres sont empruntés aux comptes-rendus publiés, pendant ces dernières années, par l'administration de l'agriculture, lors des concours de bêtes de boucherie ; nous donnons ces bêtes par rang d'âge, avec indication de races et de poids, pour la viande nette.

RACES	AGE	TOTAL de viande nette	1re CATÉGORIE		2e CATÉGORIE		3e CATÉGORIE		Rognons de graisse	
			Total	p. 100	Total	p. 100	Total	p. 100	Total	p. 100
Vache durham	6 ans.	612 »	228 »	37,25	188 »	30,70	171 »	27,94	25 »	4,08
Devon du Cotentin. .	4 ans, 7 mois .	375,50	140 »	37,28	107,40	28,60	109,50	29,16	18,60	4,96
Durham normand . .	3 ans.	609 »	194 »	31,85	138 »	22,66	241,40	39,64	20,30	»
Devon.	48 mois	469,50	151,75	32,32	106 »	22,58	186,75	39,78	25 »	5,32
Hereford cotentin. . .	47 mois	445 »	144 »	32,36	107 »	24,04	169,50	38,09	24,50	5,50
Hereford.	39 mois	438 »	140 »	31,96	106 »	24,20	175 »	39,96	17 »	3,88
Durham charolais . .	. . . .	441 »	126 »	28,57	149 »	33,79	166 »	37,64	»	»
Agenais.	. . . .	897 »	240 »	26,75	280 »	31,21	334 »	37,24	43 »	4,80
Garonais.	. . . .	725 »	156 »	21,52	220 »	30,34	307 »	43,34	42 »	5,80

4.

CHAPITRE IX

Maladies. — Symptômes généraux. — Préservatifs et remèdes généraux. — Breuvages. — Lavements. — Injections. — Fumigations. — Frictions, etc. — Vésicatoires. — Séton. — Saignée (1).

Avant d'entrer dans le détail des maladies particulières à l'espèce bovine, nous indiquons par la gravure suivante les différentes parties extérieures du corps du taureau.

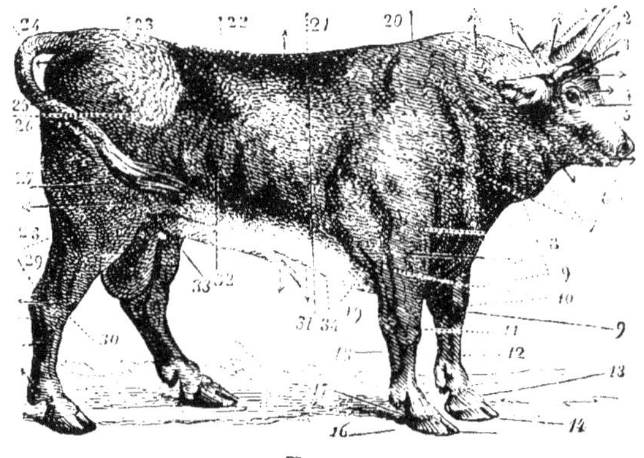

Taureau.

1. Chignon   4 Yeux
2. Cornes   5. Nez
3. Oreilles   6. Lèvres

(1) Voir, pour le détail des remèdes, la VIIe partie dans laquelle les médicaments sont rangés par ordre alphabétique.

7. Epaules
8. Bras
9. Fanon
10. Avant-bras
11. Canon
12. Boulet
13. Couronne
14. Onglon
15. Pince
16. Talon
17. Paturon
18. Tendon
19. Coude
20. Garrot

21. Dos
22. Reins
23. Croupe
24. Queue
25. Fesses
26. Hanch
27. Cuisse
28. Jambe
29. Jarret
30. Toupillon
31. Côtes
32. Flancs
33. Grasset
34. Ventre

Les lignes marquées d'une flèche ➤—» indiquent les veines où l'on saigne.

Vous reconnaîtrez que vos bêtes sont malades, ou sur le point de le devenir aux signes suivants :

1° Dégoût, tristesse, abattement; rumination incomplète, difficile.

2° Difficulté dans les mouvements pour se lever ou se coucher; agitations des flancs; mouvements fréquents et saccadés de la tête; efforts pour uriner, crudité et mauvaises colorations des urines.

3° Yeux sombres, regard dur, sauvage ou triste et éteint; chaleur ou froid trop grands aux oreilles et aux cornes; sécheresse et mauvaise odeur de la bouche et des lèvres; couleur jaunâtre de ces parties, des oreilles et de la peau.

4° Mugissements plaintifs répétés de jour et de nuit.

5° Bouse trop dure, trop fluide, noire et mêlée de sang.

6° Suppression ou écoulement excessif de la bave des naseaux.

7° Poil rude, sombre, terne, mal adhérent a la peau.

8° Peau sèche et collée aux os.

9° Tumeurs et enflures survenant à l'improviste.

10° Suppression ou grande diminution du lait chez les vaches ; sa coloration en bleu, en jaune ou en rouge.

Le premier soin à prendre est d'imposer à vos bêtes une diète plus ou moins longue ; vous leur donnerez de l'eau blanche avec farine de son ou d'orge pendant deux ou trois jours ; si l'appétit leur revient alors, offrez-leur du regain et de la paille d'avoine par parties égales ; si le dégoût de la nourriture persiste : salade vinaigrée et salée, infusion de camomille ou de sauge ; si l'inflammation s'accuse nettement : petit-lait vinaigré, racines de guimauve ou fleurs de mauve, graine de lin (faites bouillir et passez dans un linge ; ajoutez un peu de miel). Lavements.

Pour tâter le pouls, vous placerez votre main sur les côtes qui recouvrent le cœur et sur l'artère de la mâchoire inférieure, à l'endroit où l'os de cette mâchoire forme saillie ; si le pouls est petit, serré, faible, intermittent, c'est-à-dire s'il s'arrête brusquement et à des intervalles inégaux, il y a fièvre.

Les breuvages doivent toujours être tièdes et versés par la bouche et non par les naseaux, doucement, sans secousse.

Le lavement contient deux litres de liquide tiède ; on le donne de deux en deux heures, ou de quatre en quatre heures ; quelquefois, il faut, avant de l'administrer, vider le rectum (partie de l'intestin joignant immédiatement l'anus) des matières dures qui le bouchent : on se graisse la main avec de l'huile, ou on la trempe dans de l'eau chaude, avant de l'introduire, avec précaution, dans le boyau bouché.

Les seringues à injections pour les narines, la bouche, les fistules, les abcès, ne contiennent qu'un demi-litre de liquide tiède à administrer sans secousse.

Les fumigations consistent à faire bouillir dans l'eau, pendant un quart d'heure, certaines plantes que l'on enferme ensuite toutes chaudes dans un sac, lequel sac est attaché autour de la tête de la bête malade qui respire ainsi la vapeur chaude; pour les autres parties du corps, on les expose directement aux fumigations (1).

La friction sèche consiste à bouchonner plus ou moins longtemps l'animal pour ramener la transpiration arrêtée.

La friction humide consiste à tremper une grosse brosse ou un bouchon de paille dans une décoction chaude ou tiède de plantes indiquées pour le cas particulier; on frotte.

Les fomentations consistent en certaines liqueurs médicinales dont on se sert pour laver dartres, humeurs, plaies, etc.

La lotion se fait avec une éponge trempée dans de l'eau tiède préparée d'une certaine façon (2).

Les bains de rivière sont ordonnés souvent contre les maladies de la vessie (suppression et rétention d'urine, etc.) et contre le gonflement du ventre.

Les masticatoires sont des remèdes que l'on donne à mâcher pour exciter la salivation; on les enferme dans un linge fortement attaché aux cornes, par deux ficelles.

Les sternutatoires sont des poudres de marron d'Inde, de racines d'iris, etc., que l'on souffle dans les narines, pour ranimer l'écoulement des mucosités qu'elles sécrètent.

Les cataplasmes ne doivent être ni trop épais ni trop humides; il faut les renouveler quatre ou cinq fois par our, en lavant chaque fois la place avec de l'eau tiède.

(1) Voir VIIᵉ partie : Vocabulaire de la *pharmacie vétérinaire*.
(2) *Id*.

Avant d'appliquer un vésicatoire, on coupe les poils de la partie destinée à le recevoir ; on la frotte avec un linge trempé dans du vinaigre ; on fixe l'emplâtre au moyen d'une bande et on le laisse en place pendant vingt-quatre heures ; après quoi, on enlève la peau gonflée, avec des ciseaux ; puis l'on applique des feuilles de poirée enduites de beurre ou de graisse.

Pour sécher un vésicatoire, application d'étoupes sèches et menues.

Le vésicatoire se prépare ainsi :

Cire jaune coupée en petits morceaux, 7 ou 22 grammes ; poix blanche, 22 gram. ; térébenthine, 20 gram. ; faites fondre le tout ensemble sur le feu ; retirez et remuez avec un morceau de bois ou une cuillère en bois en tournant toujours dans le même sens jusqu'à ce que le mélange se fige ; ajoutez alors 2 grammes d'euphorbe en poudre, 15 gram. de cantharides pulvérisées ; mêlez de nouveau et étalez sur un gros linge ou sur un morceau de peau souple.

La scarification consiste à fendre, avec un bistouri ou un rasoir, etc., la peau pour la débarrasser d'une humeur nuisible épanchée entre le cuir et la chair proprement dite ; on lave avec un peu de vinaigre ou d'essence de térébenthine ; le vétérinaire doit être appelé pour la scarification.

Le séton est une bandelette de toile usée que l'on passe à travers la peau du fanon, du cou ou des cuisses, pour faire évacuer les humeurs ; c'est aussi cet exutoire ou ulcère artificiel que l'on forme ainsi.

Pour passer le séton, on se sert de l'aiguille à séton, longue de 16 à 21 centimètres, ayant un peu, par son tranchant, la forme d'une feuille de sauge ; la bandelette doit être aussi longue que possible et de la largeur d'un ou deux doigts, à moins qu'on ne préfère une mèche de coton plat ; on la graisse de saindoux, de beurre frais ou

de cérat; on pince la peau, afin de l'isoler de la chair proprement dite, puis on la perce et l'on passe l'aiguille
avec la bandelette, d'un seul coup et sans secousse, avec
une petite ficelle. On joint ensemble, à l'extérieur, les
deux extrémités de la bandelette pour que la bête ne
puisse pas l'arracher; toutes les vingt-quatre heures, il
faut enduire de nouveau la bandelette d'un corps gras et
la tirer avec précaution. La suppuration se déclare, le
morceau tiré en dehors et chargé d'humeur est coupé
avec soin, et ainsi de suite.

Quelquefois, pour activer l'action du séton, on remplace la graisse simple par un onguent d'euphorbe,
d'essence de térébenthine et de mouches cantharides;
généralement, on laisse le séton opérer pendant trois
semaines.

Le *feu* est une sorte de fer presque tranchant comme
un couteau qui doit, quand on le retire du feu, avoir une
couleur rouge-clair et que l'on passe, non à plat, mais
en lignes longues et rapprochées sur la tumeur que l'on
veut brûler. L'opération faite, on graisse la partie cauté-
risée avec de l'huile de laurier ou avec de l'onguent
nervin, mélange de 150 grammes de saindoux; d'huile
de laurier, 90 grammes; d'huile de pétrole noire,
7 grammes; d'essence de térébenthine, 3 grammes.

C'est un vétérinaire qui doit poser le séton.

La ponction par le trois-quarts se fait à la panse, dans
le cas grave d'une indigestion qui pourrait amener étouf-
fement et mort; on retire avec la main les aliments
nuisibles ou mal digérés, et l'on verse, par l'ouverture, une
infusion de sauge, d'hysope ou d'absinthe avec eau de
mélisse ou vin; étoupes trempées dans du vin chaud
pour panser. Le vétérinaire est nécessaire ici.

La saignée ne doit être employée que dans les maladies inflammatoires et dans les trois ou quatre premiers

jours; elle se pratique : à la veine de l'œil, aux huit petits galets ou cafignons, à la veine du cou; il ne faut pas tirer, à la fois, plus d'un ou deux litres de sang; pour arrêter l'hémorragie, amadou, linges vinaigrés, poudre de lycoperdon.

CHAPITRE X

Maladies externes. — Remèdes particuliers.

§ Ier. — MALADIES DES YEUX.

Si les paupières laissent suinter une humeur gluante, visqueuse, jaunâtre, lavez la partie malade avec de l'eau de guimauve ou avec une infusion de roses rouges dans de bon vin rouge.

Si les paupières sont enflées, il faut étudier le caractère de la maladie pour savoir quels remèdes spéciaux elle réclame.

Il y a ophthalmie véritable si le blanc de l'œil est injecté de sang, si la bête ferme les yeux et ne peut supporter l'éclat de la lumière ; infusion de guimauve, breuvage de lait caillé, additionné d'un sixième de vinaigre ; graine de lin avec miel ; chicorée, chiendent ou feuilles d'oseille et de laitue ; une poignée bouillie dans deux litres et demi d'eau, jusqu'à réduction à deux litres avec sel de nitre, 6 ou 7 grammes ; si le mal reste opiniâtre, saignée ; séton ou purgation avec 60 grammes de séné mondé, 30 grammes de tartre, 31 grammes de sel d'Epsom, le tout bouilli pendant trois ou quatre minutes dans une décoction de racine de guimauve ; servez froid ; ou bien infusion de fleurs de camomille et de sureau (demi-poignée de cha-cune) dans un litre d'eau avec un verre de vin rouge, et 5 ou 6 gouttes du baume du Commandeur; vous en verse-rez quelques gouttes dans l'œil, sept ou huit fois par jour.

Contre la rougeur de l'œil, eau-de-vie camphrée, eau vulnéraire, eau de rose.

Contre les larmoiements, eau tiède, puis mélange de 46 grammes d'eau-de-vie camphrée dans 125 grammes d'eau de fenouil.

Contre la fistule lacrymale, ou tumeur à l'angle de l'œil, appliquez : feuilles d'oseille ou oignons de lis blanc avec saindoux ou beurre frais. (V. *Abcès*.)

Saupoudrez avec du sucre candi pulvérisé les taies de l'œil encore récentes ; contre les taies anciennes, blanc d'œuf mêlé d'alun laissé à demeure et fixé par un ban-dage peu serré ; ou bien : fiel de perdrix, de carpe ou de brochet, par gouttes ; puis eau froide.

Contre la goutte sereine, purgatif avec aloès et séné, vapeur de café ; si le mal résiste, engraissez la bête pour la livrer à la boucherie.

§ II. — MALADIES DE LA BOUCHE, CHARBON, APHTES, ETC.

Le charbon paraît quelquefois subitement ; quelquefois il met 12, 15 ou 18 heures à se développer ; après la période de l'inflammation et de la douleur vive, viennent le froid, les vessies puis la gangrène ; le vétérinaire brûle avec un fer chauffé à blanc ; pansement usité pour la gangrène. (V. ce mot.)

Les aphthes sont de petits ulcères ayant leur siége sur les lèvres, sur la langue, sur les gencives et souvent jus-que dans l'œsophage (passage des aliments) et jusque dans l'estomac. (V. *Charbon*.) Esprit de soufre ou de vi-triol édulcoré par un peu de miel rosat ; masticatoire composé ainsi : quatre gousses d'ail pilées ; 31 grammes de poivre concassé ; une cuillerée à bouche de sel de table ; faites bouillir quelques minutes dans un verre à bouche de vinaigre ; administrez pendant une heure, matin et soir un masticatoire.

Contre l'écorchement de la langue, breuvage d'eau vinaigrée ; une poignée de rue, idem de sauge, idem de sabine, idem de fleur de sureau que vous ferez infuser dans deux litres d'eau bouillante ; laissez refroidir ; passez à travers un linge ; faites fondre dans ce liquide éclairci 16 grammes d'assa-fœtida, 16 grammes de gomme ammoniaque que vous aurez fait dissoudre préalablement dans un verre à bouche de vinaigre sur un feu doux ; mêlez ; — autre : 4 poignées de feuilles de chicorée sauvage ; 16 grammes de nitre ; faites bouillir le tout dans un litre et demi d'eau pendant 12 ou 15 minutes ; ajoutez une poignée de feuilles de sauge, idem de feuilles d'absinthe ; ôtez le vase de dessus le feu, laissez infuser pendant une heure ; passez dans un linge : ajoutez 16 grammes de quinquina pulvérisé ; 4 grammes d'eau de Rabel tenant en dissolution 7 grammes de camphre. Lavez souvent la langue avec du vin miellé (125 grammes de miel pour un demi-litre de vin rouge).

Lavements de petit-lait caillé, de décoction de feuilles d'oseille avec addition de sel de nitre.

Le relâchement de la luette empêche l'animal d'avaler ; appliquez contre cette partie de l'arrière-bouche une petite palette de bois flexible saupoudrée de poivre pulvérisé ; ou donnez le gargarisme suivant : après avoir fait bouillir quelques minutes dans un litre d'eau, 4 poignées de feuilles de plantain, vous passerez à travers un linge et vous ajouterez 16 grammes de poivre pulvérisé et deux verres de vinaigre ; laissez refroidir et jetez ce liquide, verre par verre, sur la luette, jusqu'à guérison.

L'étranguillon consiste dans l'inflammation de l'arrière-bouche et s'accuse par l'enflure de la langue et souvent de toute la tête; impossibilité presque complète d'avaler les aliments. — Saignées, lavements de petit-lait ou avec décoction de feuilles d'oseille et addition de nitre; breuvage de graine de lin ou de guimauve avec miel; lavez le fond de la bouche avec de l'eau de pariétaire, de bouillon-blanc ou de mercuriale.

Dans le cas de mal du fanon, ou *cœur* ou *avant-cœur*, recourez au bistouri; percez la partie malade, avant la complète maturité de la tumeur, et introduisez dans la plaie un plumasseau couvert d'onguent à vésicatoire; puis recouvrez la peau avec du fil ciré; deux jours après vous découvrez, vous introduisez un plumasseau de vieille corde chargé d'onguent basilicum; enlevez le plumasseau; lotions fréquentes avec l'eau de mauve ou de guimauve.

§ III. — MALADIES DES NASEAUX.

La principale maladie des naseaux est caractérisée par l'écoulement d'un liquide plus ou moins épais, assez semblable au pus ou à l'écume, de couleur jaunâtre ou verdâtre; il est souvent la suite ou la manifestation extérieure d'une fluxion de poitrine, etc. Injections d'eau de mercuriale, de pariétaire, de mauve ou de guimauve; fumigations avec ces mêmes plantes; orge bouillie; injection faite avec des feuilles de noyer ou d'aigremoine. S'il y a ulcères et tumeurs, cautérisation avec l'esprit de vitriol.

Contre le saignement des naseaux, suite de la rupture d'un vaisseau, etc., introduction, dans les naseaux, de tampons d'étoupes trempés dans du vinaigre; compresse d'eau froide tenant en dissolution du sel de nitre, autour de la tête et du cou.

§ IV. — MALADIES DES MEMBRES ET DES ARTICULATIONS.

L'encolure a pour cause l'introduction, dans l'entre-deux du sabot, d'un clou, d'un caillou, d'une épine, d'un morceau de bois ou de verre, etc.; retirez doucement ce corps étranger et appliquez un plumasseau trempé dans l'essence de térébenthine; s'il y a amas d'humeurs, percez, pour amener l'écoulement; pansement avec la térébenthine; ni suie de cheminée, ni terre vinaigrée, ni vitriol mêlé au blanc d'œuf.

Contre la fente du sabot, plumasseau imbibé de térébenthine, disposé et serré fortement de manière à empêcher les chairs de faire saillie sur la corne; on prévient la fente, en empêchant le dessèchement du pied au moyen de saindoux et de miel mêlés, par parties égales; d'huile, etc.; s'il y a pourriture à la fourchette, frictions avec une pommade composée de céruse, de vert-de-gris et de vinaigre.

Si la fourbure a pour cause une marche forcée, un travail trop rude, saignée et breuvage suivant : 31 grammes d'assa-fœtida dans un quart de litre de vinaigre bouillant; faites fondre, dans ce mélange, 31 grammes de thériaque; ajoutez un litre de vin rouge; faites boire à jeun; bouchonnez les jambes de l'animal.

Si la fourbure a pour cause un refroidissement; saignée, lavements faits avec pariétaire, mauve, violette, pas d'âne, etc.; frictions aux reins et aux membres malades avec mélange, par parties égales, d'essence de térébenthine et d'eau-de-vie, de trois heures en trois heures; petites promenades d'un quart d'heure renouvelées sept à huit fois par jour; le lendemain, cet autre breuvage : sel de table, jus d'oignons pilés dans un litre et demi d'eau; frictions sur les parties malades avec l'essence de térébenthine.

Le phlegmon se manifeste par une élévation dure, tendue, chaude et douloureuse; étuvez avec une décoction de mercuriale ou de mauve, de guimauve, de pariétaire ou de bouillon-blanc; cataplasme; une brassée de mauves hachées bouillies à mettre sur la tumeur; ou bien deux livres de mie de pain blanc bouillie, remuée jusqu'à parfait mélange dans trois litres de lait de vache; le renouveler de deux heures en deux heures.

Si la tumeur résiste à l'emploi de ces premiers remèdes, prenez cinq ou six bonnes poignées de feuilles de thym, de lavande, de romarin ou de sauge que vous ferez bouillir dans trois litres d'eau; laissez infuser jusqu'à refroidissement dans un vase bien clos; passez; deux cuillerées de farine de seigle, une pincée de sel de table, deux poignées de grande ciguë fraîche et hachée menu que vous ferez bouillir ensemble dans un litre de vinaigre; appliquez sur la tumeur.

Les tumeurs qui résistent aux remèdes ci-dessus indiqués, se changent, au bout de huit à neuf jours, en abcès; ces abcès *mûrissent;* application de l'un des cataplasmes suivants :

Prenez cinq ou six oignons de lis blanc; faites les cuire sous la cendre; écrasez-les dans moitié de leur poids de saindoux ou de beurre frais.

Faites amortir quatre ou cinq poignées d'oseille bien acide et enveloppées dans des feuilles de chou; coupez très-menu et mêlez à la moitié de leur poids en saindoux ou en beurre frais.

Quand l'abcès sera arrivé à complète maturité, percez-le avec un canif; laissez le pus s'écouler, et mettez dans la plaie un plumasseau enduit d'onguent basilicum.

Le bubon est une tumeur inflammatoire particulière

aux glandes inguinales et aux glandes des cuisses; il a pour cause la malpropreté, une sueur rentrée, la fièvre maligne, etc.; si le bubon est simple, appliquez-lui les mêmes remèdes que pour l'abcès; s'il est pestilentiel, diète; eau blanche avec nitre; cataplasme d'euphorbe, de gomme ammoniaque, d'oignons de lis, de fiente de pigeon, le tout mêlé ensemble; ou bien, onguent d'huile de laurier et de cantharides, après ouverture du bubon à l'aide d'un instrument tranchant; puis pansement avec de l'essence de térébenthine ou avec de l'eau-de-vie camphrée; breuvage : thériaque et vin, si l'animal est faible.

Le squirre est une tumeur dure au centre et sans chaleur; ouverture avec le bistouri; lavez la plaie, de deux heures en deux heures, avec de l'eau froide tenant en dissolution 60 grammes de vitriol bleu; compresses imbibées du même liquide sur la plaie; pansement à partir du troisième jour après l'opération avec l'onguent basilicum ou avec l'essence de térébenthine mêlée d'un jaune d'œuf cru.

Le kyste doit être ouvert comme l'abcès et soigné comme le squirre.

La loupe doit être coupée ou brûlée; elle réclame le même traitement que le squirre.

Le venin dormant ou œdème, enflure, bouffissure, est une tumeur entre cuir et chair et particulière aux mamelles, aux testicules, aux paupières; quelquefois l'enflure se montre sous le ventre, aux cuisses, au fanon; elle est molle, peu sensible, conserve l'empreinte du doigt comme de la pâte non levée. Faites boire matin et soir, pendant cinq jours, le breuvage ainsi composé : 15 grammes de sel de nitre, 3 ou 4 poignées de pariétaire, le tout bouilli dans deux litres d'eau; passez à travers un linge.

Autre : 30 grammes de racines de fraisier et de guimauve bouillies dans 2 litres 1/2 d'eau pendant vingt-cinq à trente minutes; passez, donnez à froid; friction avec infusion de romarin ou de sauge dans du vin chaud.

Autre : friction avec l'eau de Goulard que vous pouvez faire ainsi : eau-de-vie, 125 grammes; extrait de saturne, 30 grammes dans un litre d'eau distillée; ne mettez de la graisse ou de l'huile sur la plaie qui résulte du coup de bistouri que quand la suppuration est terminée.

La pienne ou venin hâté est une tumeur remplie de vent ou d'air, ayant son siége tantôt aux épaules, à la poitrine, au cou, tantôt sur les testicules; elle est blanchâtre, molle, élastique, insensible, mais ne retient pas l'impression du doigt comme la bouffissure ou venin dormant; frictions énergiques et souvent répétées.

Faites boire le breuvage suivant : 15 grammes de muscade pulvérisée et bouillie pendant trois ou quatre minutes dans un verre d'eau; retirez de dessus le feu et mêlez à un litre de vin.

Douze ou quinze heures après l'administration de ce premier remède, vous donnerez l'un des breuvages suivants pour amener une sueur abondante :

Bois de gaïac pulvérisé, 62 grammes que vous ferez bouillir dans deux litres d'eau jusqu'à réduction de moitié; vous retirerez de dessus le feu et vous ajouterez une bonne poignée de fleurs de sureau; 31 grammes de fleur de soufre; 31 grammes de sel ammoniac; passez à travers un linge, laissez refroidir et administrez le tout en une fois.

Ou bien : une bonne poignée de bourrache, 45 grammes de racines de squine, 40 grammes de salsepareille, 30 grammes de cristal de suie de cheminée; le tout bouilli dans deux litres d'eau jusqu'à réduction de moitié; passez à travers un linge et donnez froid.

Si la pienne prend un caractère fortement inflammatoire et des apparences gangréneuses, coupez l'abcès en longues lignes, garnissez la plaie ainsi faite de plumasseaux de vieille corde enduits de digestif animé : 92 grammes de térébenthine, 7 grammes de quinquina pulvérisé, 31 grammes de styrax liquide, 4 grammes d'esprit de térébenthine, deux jaunes d'œufs crus ; le tout mêlé jusqu'à incorporation.

Par-dessus ces plumasseaux, vous mettez compresses d'eau-de-vie ou de vin chaud maintenues toujours humides.

La gangrène ressemble à l'abcès et au bubon inflammatoire ; mais, au lieu de se résoudre par simple suppuration, elle devient froide, mollasse, insensible et laisse suinter un liquide épais et roussâtre ; coupez fortement, faites sortir le sang noir amassé entre cuir et chair ; lavez avec du vinaigre et de l'eau salée (sel de cuisine) ; passez d'abord avec l'essence de térébenthine puis avec l'onguent suivant :

Essence de térébenthine et quinquina pulvérisé, 10 gr. de chaque ; styrax liquide, 62 grammes ; remuez ensemble jusqu'à parfait mélange ; ou bien onguent vésicatoire.

Essence de térébenthine, 16 grammes ; sublimé corrosif, euphorbe, mouches cantharides, 7 grammes de chacune de ces matières pulvérisées, onguent basilicum, 125 grammes ; remuez jusqu'à complet mélange ; introduisez, dans la plaie ouverte en croix et préalablement lavée au vinaigre, des plumasseaux enduits de cet onguent pendant cinq ou six jours, puis application de l'onguent anti-gangréneux dont la formule précède l'onguent vésicatoire.

De six heures en six heures, breuvage anti-gangréneux :

8 grammes de camphre dissous dans 8 grammes d'eau

de Rabel, 8 grammes de quinquina en poudre, 62 grammes de miel, 16 grammes de gousses d'ail hachées, le tout délayé dans un demi-litre d'une décoction de baies de genièvre; faites prendre à froid en une seule fois.

Lavement suivant :

Une poignée de feuilles de chicorée sauvage ou de feuilles d'oseille bouillies dans deux litres d'eau additionnée d'un demi-verre à bouche de bon vinaigre.

Le charbon est une tumeur noirâtre d'un très-mauvais caractère, toujours extrêmement dangereuse, et très-souvent mortelle ; tantôt elle s'annonce par une douleur vive et arrive promptement au dernier degré de gravité ; tantôt elle met 15 ou 18 heures à se développer; la peau comprimée entre les doigts se détache et produit un son sec ; elle contient un liquide roussâtre qui se répand entre cuir et chair et ne suppure pas. Yeux ardents, puis éteints, fièvre violente, puis cessation du pouls, abattement général.

Siége du mal : le fanon, les épaules et les côtes, puis bientôt toutes les parties environnantes.

Si la tumeur est trop profonde pour être enlevée par l'instrument tranchant, il faut la brûler avec un fer rougi à blanc et panser avec l'onguent vésicatoire ; si elle est trop grosse, s'il y a fièvre très-violente, coupez avec un bistouri et pansez avec l'onguent anti-gangréneux, soignez l'animal à jeun; dans le cas d'incision comme dans le cas de cautérisation, vous couvrirez la plaie de plumasseaux enduits de la composition suivante :

Eau-de-vie, un litre ; 31 grammes d'aloès ; 31 grammes de camphre bien dissous ; lotion avec l'eau tiède salée.

Si les chairs se raffermissent, si la guérison s'accuse nettement, vous recourrez quelques jours après au breuvage purgatif contre le charbon :

Faites infuser, pendant trois heures, 62 grammes de séné dans un demi-litre d'eau que vous aurez retirée de dessus le feu, dès qu'elle sera bouillante ; vous passerez à travers un linge ; vous ajouterez 31 grammes d'aloès succotrin en poudre ; donnez le matin à jeun, et n'accordez de la nourriture à l'animal malade que six heures après l'administration de ce remède.

Vous emploierez encore un purgatif ainsi fait :

Crême de tartre en poudre, 45 grammes, gros pruneaux, deux fortes poignées ; faites bouillir dans deux litres d'eau jusqu'à réduction de moitié ; ajoutez 64 grammes de follicules de séné ; retirez de dessus le feu ; laissez infuser jusqu'à refroidissement ; passez à travers un linge ; ajoutez un litre de miel et donnez-en une seule fois.

Il ne faut pas s'effrayer des petits abcès qui paraissent souvent après la guérison du charbon ; vous les percerez doucement avec une forte aiguille et vous le couvrirez d'essence de térébenthine, de saindoux et d'huile de laurier mêlés par parties égales.

Le *charbon à taches* s'accuse par des taches blanches, noires, livides, une humeur rouge et corrosive ; percez d'un coup de bistouri chacune de ces taches, comprimez la peau pour chasser l'air répandu entre cuir et chair, introduisez dans les plaies ainsi faites et répandez tout autour l'essence de térébenthine avec poudre de quinquina. Pas de saignée.

Breuvage : une poignée de feuilles de sauge, une poignée de feuilles de rue, autant de fleurs de sureau ; 6 grammes de quinquina pulvérisé ; oxymel simple, 62 grammes ; 9 grammes de camphre dissous dans 15 grammes d'esprit de vin ; mêlez le tout ; faites boire matin et soir.

Le charbon blanc ou *venin amassé* est moins facile à reconnaître que les précédents ; épanchement d'humeur entre cuir et chair, dureté et dépression de la peau, paralysie de la langue, frisson, froid général, bave épaisse, haleine infecte, dévoiement, refus de nourriture.

Administrez le dernier breuvage indiqué ci-dessus, mais en ayant soin d'en augmenter la force par l'addition de 824 grammes de rhubarbe pulvérisée et de safran de mars. Pas de saignée.

Quatre fois par jour vous donnerez le breuvage suivant :

Rue, sauge, sabine, fleurs de sureau, une poignée de chacune à infuser dans deux litres d'eau bouillante; laissez refroidir, passez à travers un linge, ajoutez 16 grammes d'assa-fœtida, 16 grammes de gomme ammoniaque dans un verre de vinaigre; remettez le tout pendant quelques minutes sur un feu doux; bouchonnez fréquemment la bête; ne la laissez pas en contact avec ses voisines; prenez garde vous-même de gagner sa maladie en la soignant.

Le *chancre-volant* ou *sur-langue* s'attaque à la bouche et s'accuse par la présence de vessies noires ou blanches qui s'ouvrent plus ou moins vite; la liqueur qui s'en écoule se mêle à la bave de l'animal; s'il l'avale, elle lui brûle l'intérieur de l'estomac et des intestins comme un poison violent; mort s'ensuit presque toujours; quelquefois l'action de ce virus s'étend au gosier et à la tête seulement et amène une enflure mortelle; la langue se coupe et tombe par lambeaux.

Lavez la bouche avec : feuilles d'aigremoine, de noyer, d'orge entière, une poignée de chaque; faites bouillir dans trois litres d'eau jusqu'à ce que l'orge éclate; passez à travers un linge; ajoutez un demi-verre de vinaigre, autant d'eau-de-vie camphrée et un peu de miel; brûlez les ulcères de la langue avec de l'acide vitriolique. Voir de plus le masticatoire indiqué ci-dessus pour les maladies de la bouche (même chapitre).

Le charbon dit *eau-rousse* s'annonce par le dégoût de la nourriture, l'abattement, la tristesse, la fièvre, le

froid des cornes, des oreilles, des extrémités; une douleur vive le long du dos, la dureté du ventre, la mauvaise nature des urines et des excréments solides.

On peut user contre l'eau-rousse de plusieurs des remèdes indiqués ci-dessus contre le charbon à taches; nous
conseillons, en outre, des lavements purgatifs ainsi composés :

Prenez deux poignées de feuilles de mercuriale; faites-
les bouillir dans deux litres d'eau sur un feu doux;
répandez ce liquide sur 62 grammes de séné et laissez
infuser pendant deux heures; ajoutez 125 grammes de
sel d'Epsom et d'oxymel simple; un litre d'huile de lin
tenant en dissolution 125 grammes de sel de table; coupez, cautérisez et pansez les tumeurs, comme il a été
expliqué précédemment. L'alcali volatil fluor doit remplacer les gommes indiquées par nous dans les paragraphes précédents, où il est traité des autres espèces de
charbons.

Le charbon musaraigne a son siége à la cuisse et
amène la boiterie, la faiblesse générale, la fièvre ardente,
le froid et très-souvent la mort, dans douze, quinze,
vingt-quatre heures. Voir les remèdes en usage contre
les bubons, la gangrène et les autres espèces de charbons.
Incisez la tumeur et lavez-en l'intérieur, d'heure en
heure, avec l'essence de térébenthine; fomentation avec
la teinture d'aloès ou l'eau d'Alibour; plumasseaux enduits d'onguent vésicatoire. Breuvage : eau acidulée;
lavements rafraîchissants; frictions avec eau de guimauve ou de séneçon.

Contusions.

Contre les contusions amenant après elles inflammation et relâchement des tissus, application d'eau de Gou-

lard ou d'eau froide très-salée; cataplasmes de pain tendre imbibé d'eau de puits. S'il y a suppuration, voyez *Abcès.*

Plaies.

Contre les plaies simples, lotions avec quelques gouttes de baume du Commandeur et plumasseaux imbibés de suc de mille-feuilles, de scordium, de vulnéraire ou d'eau-de-vie légèrement camphrée; tenez la plaie bandée avec un morceau de toile.

Contre les plaies plus graves amenant déchirement dans les chairs et fente plus ou moins profonde des os, plumasseaux d'onguent basilicum; lotion avec l'essence de térébenthine, puis eau salée; plumasseaux de charpie maintenus solidement par une bande de toile; s'il y a perte considérable de sang, poudre de lycoperdon (vesce-de-loup).

Ulcères.

Si l'ulcère n'est pas de mauvaise nature, s'il suppure un liquide blanc, il se traite comme les plaies; s'il est de mauvaise nature (ulcère malin), s'il laisse écouler un liquide roussâtre, il faut couper les chairs atteintes et panser avec le digestif animé. Même traitement contre l'ulcère calleux et fongueux.

§ V. — MALADIES AYANT POUR CAUSE DES ACCIDENTS.

Brûlure.

Cataplasme de pulpe de pommes de terre, quatre ou cinq fois par jour; laissez tomber d'elle-même la peau séchée. Si la plaie est fort étendue, lavez-la avec de l'eau de guimauve et appliquez dessus un cataplasme de farine de froment arrosée de vinaigre; ou bien cataplasme de farine de lin, également vinaigrée.

Morsures.

Dégagez la plaie, coupez au vif les chairs déchirées par la dent du loup ou du chien; lavez avec du vin chaud; appliquez plumasseaux, puis compresses imbibées d'essence de térébenthine. Si la bête a été mordue par un animal enragé, brûlez la plaie immédiatement avec un fer chauffé à blanc; bouchonnez fortement tout le corps pour appeler une sueur abondante; faites boire le remède suivant :

Faites infuser deux poignées d'anagallis (mouron rouge), plante entière, dans un litre d'eau; passez à travers un linge; ajoutez quelques gouttes d'alcali volatil concret et donnez deux ou trois fois pendant le jour, deux ou trois fois pendant la nuit, ensuite matin et soir pendant une semaine.

Vers du bouvier (piqûres d'insectes).

Si la piqûre n'a pas un mauvais caractère, il suffit de la laver plusieurs fois par jour avec de l'eau fraîche légèrement vinaigrée; si elle ppovient de mouches ou d'autres insectes venimeux, lavez avec une décoction de plantes rafraîchissantes; si vous pensez que la *mouche-asile* a déposé ses œufs entre cuir et chair, il faut ouvrir les tumeurs avec un instrument tranchant, et en extraire ces corps étrangers qui bientôt se changeaient en vers et produiraient de grands ravages; cataplasme de mie de pain détrempée dans de l'eau froide; frictions avec du lard ou du saindoux salés.

Corne cassée ou renfoncée.

Brûlez la corne cassée à l'endroit de la fracture, ou sciez-la adroitement ; la poudre de vesce-de-loup, l'amadou, les étoupes garnies d'orties pilées et mêlées avec de l'eau fortement salée, arrêtent l'hémorragie qui survient quand l'amputation de la corne a dû être faite près du front.

Os brisés.

Remettez-les en place et maintenez-les dans une position convenable à l'aide de compresses imbibées d'eau-de-vie camphrée, de plumasseaux, d'étoupes, d'éclisses (petits morceaux de bois) et de fortes bandes de toile bien enroulées ; arrosez le tout plusieurs fois par jour avec de l'alcool ou du vin camphrés. Si la cassure est trop grave pour que vous ou le vétérinaire y puissiez porter remède, envoyez l'animal à la boucherie.

Carie raboteuse, carie vermoulue.

Couvrez les os atteints de cette terrible affection avec des plumasseaux trempés dans de la teinture d'aloès ; myrrhe pulvérisée.

Articulations soudées (ankylose).

On peut quelquefois guérir l'ankylose ou soudure des muscles et des nerfs par de fréquentes lotions faites avec des plantes émollientes ; quand les remèdes échouent contre l'ankylose des os, envoyez la bête à la boucherie.

Tumeurs des os.

Fréquentes lotions avec l'extrait de saturne ; cautérisation par le fer rougi au feu, etc.; s'il n'y a pas de guérison à espérer, envoyez la bête à la boucherie.

Hernie du ventre.

Contre la hernie simple, quand il n'y a pas séparation des chairs du bas-ventre, bandage; lotion avec l'esprit-de-vin camphré. Contre la hernie grave, réclamez, sans tarder, le secours du vétérinaire.

§ VI. — MALADIES DE LA PEAU.

Le poux ou pouillotement.

Friction sur les parties occupées par la vermine, avec mercure et esprit de nitre dans trois parties d'eau, ou bien avec une forte décoction de teinture d'aloès.

Érysipèle.

Saignées plus ou moins fréquentes, selon que l'enflure est plus ou moins forte et présente des caractères d'inflammation plus ou moins accusés; cataplasme de mie de pain détrempée dans du petit-lait: puis, quand le mal diminue sensiblement, feuilles de sauge et fleurs de sureau bouillies et hachées ensemble, trois ou quatre fois par jour; on complète la guérison par des frictions avec de l'eau-de-vie camphrée.

Boutons de chaleur.

Lotions avec plantes émollientes ordinaires, ou bien : feuilles de rue, de sabine, de sauge, fleurs de sureau, de chaque une poignée que vous ferez bouillir ensemble dans un litre et demi d'eau; ajoutez 1 ou 2 grammes d'alcali concret.

Dartres.

Cataplasmes de farine de lin bouillie dans du lait; friction avec onguent mercuriel et huile de laurier par parties égales; ou bien, si les dartres résistent à ce premier remède, onguent populeum; séton au fanon, lotion avec l'extrait de saturne.

Gale.

La gale sèche se manifeste par des pustules (boutons) petites, rapprochées, pleines d'une matière visqueuse; puis se forment les écailles. La gale humide offre des boutons plus larges et pleins d'une humeur blanche. Causes des deux espèces de gale : saleté, eaux croupies, grains ou fourrages gâtés.

Bouchonnez fortement et souvent les parties atteintes par la gale; lavez-les avec une décoction de mauve, de guimauve ou de pariétaire, soir et matin, et plus souvent même, lorsque la démangeaison est très-vive; si, en étrillant, vous déchirez la peau, compresses tièdes, imbibées d'eau de graines de lin; saignée aux mamelles. Breuvage : Prenez une poignée de feuilles de mauve, une poignée de feuilles de chicorée sauvage, 62 grammes de tartre de vin en poudre, 31 grammes de sel de nitre; faites bouillir ensemble dans un demi-litre d'eau; passez à travers un linge et servez tiède.

Bol dépuratif : mercure doux, 7 grammes; antimoine diaphorétique non lavé, 16 grammes; fleur de soufre, 31 grammes; miel commun en quantité convenable pour bien unir le tout; donnez à jeun.

Immédiatement après ce bol, faites boire : aunée et patience, de chacune 31 grammes, hachées ensemble; deux poignées de fumaria off (fumeterre); faites bouillir dans deux litres d'eau jusqu'à réduction d'un quart ; retirez de dessus le feu ; ajoutez 30 grammes de sel ammoniac en poudre et purifié ; passez après refroidissement.

Trois ou quatre jours après, lavez le corps de la bête avec : urine humaine, 2 ou 3 litres ; lait de vache, un litre ; feuilles de tabac, 125 grammes ; faites bouillir à petit feu pendant un quart d'heure ; — quelquefois huile de tabac, eau de Goulard, séton. Lavements de mercuriale, de séneçon ou de mauve et de bouillon-blanc, deux ou trois fois par jour.

§ VII. — MALADIES INTERNES.

Maladies du ventre.

Enflure par suite d'excès de nourriture verte, coquelicots, pousses d'arbres, luzerne. Introduisez une canule pointue et percée de plusieurs trous dans sa longueur, au flanc gauche entre les côtes et les hanches et donnez issue, de cette façon, à l'air qui produit ce gonflement excessif. Faites boire un litre d'eau de chaux ; si ce breuvage n'opère pas : 3 grammes d'alcali fluor dans un litre d'infusion de plantes aromatiques.

Lavements faits avec des plantes adoucissantes. Diète.

L'enflure est souvent causée par les plantes dangereuses, renoncules, colchiques, etc., par les grains pourris, etc. ; elle est accompagnée de pissements de sang, ou elle amène la rétention d'urine, une bouse aqueuse et sanguinolente. Donnez d'heure en heure des breuvages tièdes et rafraîchissants : graine de lin, guimauve, huile d'olive, etc. Lavements de mauve, de guimauve, etc. ; purgation, pain trempé dans du lait.

L'enflure causée par les vents demande des frictions sèches et fréquentes.

Bréuvage : feuilles de menthe, d'absinthe, de sauge, de chacune une poignée; semences d'anis, baies de genièvre, de chacune une demi-poignée; faites bouillir le tout sur un feu doux pendant quelques minutes dans un litre d'eau, retirez de dessus le feu; laissez infuser ; ajoutez un litre de vin rouge au liquide refroidi et donnez en deux fois, dans le cours de la journée. Petit-lait. Lavements émollients. Lavements anti-venteux (contre les vents) : camomille, mercuriale, de chacune une poignée; semences d'anis, demi-poignée, le tout bouilli à petit feu dans deux litres d'eau; retirez de dessus le feu, laissez infuser pendant une heure et passez.

Contre l'indigestion proprement dite le traitement indiqué dans les paragraphes précédents. De plus comme breuvage : 40 à 60 gouttes d'éther vitriolique dans un demi-litre d'eau tiède.

Flux de ventre (diarrhée, dévoiement).

Régime : son sec de froment; paille ; petit lait ou eau tiède avec farine d'orge délayée.

Remèdes : lavements de mauve ou de guimauve. Breuvage : 30 grammes de thériaque dans un litre de décoction de baies de genièvre; pendant deux ou trois jours, infusion suivante : séné et rhubarbe, de chacune 16 grammes ; graines d'anis, 31 grammes ; réglisse, 20 ou 30 grammes dans un litre d'eau; passez, ajoutez un litre de vin.

Flux de sang (dyssenterie).

Symptômes : frisson, puis chaleur extrême, fièvre, coliques ; bouses glaireuses et sanguinolentes.

Remèdes : Saignée ; un litre d'eau de riz, 62 grammes avec 31 grammes de gomme arabique. Lavements d'orge et d'eau miellée. Diète. Après guérison, lavements avec racine de guimauve, séné mondé.

Si la dyssenterie est plus grave, si elle se manifeste par une fièvre violente, si la langue devient sèche et rugueuse, si elle se fend, si elle laisse écouler une bave épaisse; si la bête rend du sang pur, vous ferez bouillir dans deux litres d'eau quatre poignées de millepertuis; retirez de dessus le feu et ajoutez deux jaunes d'œufs, 31 grammes de térébenthine avec décoction vulnéraire. Les soins du vétérinaire doivent être réclamés.

Ténesme (envie de fienter).

Signes : matière sanguinolente souvent mêlée de pus. Lavements rafraîchissants : son de froment, deux poignées; graine de lin, une poignée; le tout bouilli dans 3 litres d'eau jusqu'à ce que vous obteniez une matière mucilagineuse (épaisse et gluante); vous laisserez refroidir; vous ajouterez 62 grammes d'huile d'olive; si de bons effets ne se produisent pas promptement, autre lavement contenant, outre ces quantités de son et d'huile de lin, 6 têtes de pavots avec leurs graines dans 3 litres d'eau.

Échauffement.

Lavements d'eau tiède de pariétaire ou de bouillon-blanc. Petit lait ou son mouillé. Quelquefois diète, saignée. Débarrassez le rectum. Lavements émollients. Purgation avec huile de lin fraîche, 250 grammes; faites avaler à jeun ou bien donnez ce même remède en lavement en ajoutant, pour un litre, 40 grammes de sel de cuisine fondu dans un verre de vinaigre. Si le mal résiste, lavements avec décoction de virga aurea (verge d'or).

Coliques ou tranchées.

Si la colique a pour cause la bile : diète, eau nitrée, breuvages et lavements de petit-lait; faites manger des feuilles d'oseille en petite quantité; quelquefois saignée.

Contre la colique venteuse qui s'annonce par des grouillements à l'intérieur des intestins et par les vents qui sortent du corps : d'abord, mêmes breuvages qu'au paragraphe précédent; puis, si le mal résiste, prenez un breuvage composé comme il suit : mercuriale, vipérine, chicorée sauvage, de chacune une poignée; faites bouillir le tout pendant sept ou huit minutes dans un litre d'eau; laissez infuser, passez à travers un linge, ajoutez 15 grammes de camphre dissous dans 2 grammes d'éther vitriolique et 31 grammes de sel de nitre. (V. aussi *Enflure.*)

Lavements contre la colique venteuse : une demi-poignée de semences d'anis, fleurs de camomille, feuilles de mercuriale, de chacune une poignée; faites bouillir sur un feu doux dans deux litres d'eau , laissez infuser une heure , passez à travers un linge; administrez tiède. (V. encore *Indigestions.*)

Mauvaise eau, ou tranchée d'eau froide; transpiration · arrêtée.

Causes : une trop grande quantité d'eau froide bue par l'animal au moment où il était en sueur; friction avec des morceaux de grosse laine imbibée d'eau tiède légèrement alcoolisée. Breuvage : faites infuser deux poignées de fleurs de sureau dans deux litres d'eau bouillante, ou bien : délayez 62 grammes de thériaque dans un litre de vin rouge froid, et donnez à l'animal, si son état n'offre rien d'inflammatoire.

Tranchée de vers.

Signes : maigreur, agitation, dégoût pour la nourriture, présence des vers dans les excréments rendus. Prenez suie de cheminée et mousse de mer roussâtre, de chacune 125 grammes que vous ferez bouillir dans un litre d'eau jusqu'à réduction de moitié ; passez et donnez en une seule fois, à jeun ; renouvelez ce remède pendant trois ou quatre jours. Ou bien : huile noire empyreumatique 500 grammes dans un litre et demi d'essence de térébenthine ; vous prendrez 92 grammes de ce mélange que vous mêlerez dans une cornée d'infusion de sarriette pour les bœufs très-forts et très-gros ; 60 grammes dudit mélange suffiront pour les vaches et les bœufs de taille moyenne ; pour les veaux, on se borne à la dose de 5 grammes ; 3 jours de diète avant et trois jours de diète après l'administration de ce remède ; trois heures après que l'animal aura avalé cette composition, lavement d'eau très-miellée.

Tranchées inflammatoires.

Si la colique ne doit être attribuée à aucune des causes citées ci-dessus, administrez à l'animal 50 gouttes d'éther vitriolique, et traitez-le comme il est dit plus bas à l'article intitulé *Inflammation intérieure*.

Jaunisse.

Signes : couleur jaune du blanc de l'œil, des lèvres et de l'entrée du fondement ; bouse noirâtre ; engorgement des membres ; poils piqués ; chaleur extrême ; manque d'appétit ; refus de boire, fièvre.

Remèdes : diète. Breuvage : prenez feuilles de pariétaire,

de rue et d'éclaire, de chacune une poignée que vous ferez bouillir pendant un quart d'heure dans un litre d'eau ; après refroidissement, vous passerez et vous ajouterez un litre de bon vin blanc. Administrez en une seule dose. Petit-lait pour boisson ordinaire, pendant trois ou quatre jours ; lavements de pariétaire ou de bouillon-blanc.

§ VIII. — MALADIES DES VOIES URINAIRES.

Pissement de sang.

Cette maladie fréquente et grave a pour causes l'absorption des plantes dangereuses : anémones, renoncules ; la marche excessive, un travail trop fort ou trop prolongé ; l'abus de l'aloès, du soufre, de la térébenthine donnés en remèdes ; les chutes ; la présence des calculs dans la vessie, etc.

Diète : boissons et lavements : breuvage particulièrement recommandé : Prenez 62 grammes de la seconde écorce de chêne pulvérisée, queue de cheval, bourse à pasteur, feuilles de plantain, de chacune une poignée ; faites bouillir le tout pendant un quart d'heure dans un litre d'eau ; ajoutez une demi-poignée de sommités de millepertuis en fleur ; passez à travers un linge ; donnez froid. Petit-lait.

Suppression d'urine.

Causes : la présence d'un corps étranger dans la vessie (calcul) ; une nourriture trop échauffante ; l'état maladif de la vessie ; l'inflammation des reins. Remèdes : eau blanche nitrée ; lavements de décoction de racines de fraisiers à la dose de deux litres avec 31 grammes de sel de nitre en dissolution. Presque toujours la suppression d'urine résiste aux remèdes, si elle a pour origine la pierre; envoyez, dans ce cas, l'animal à la boucherie.

Rétention d'urine.

Pressez doucement et de temps en temps la vessie en introduisant votre main dans le rectum; lavement indiqué ci-dessus pour la suppression d'urine; boisson ordinaire; petit-lait nitré; bains de rivière. Si le mal résiste à ce premier traitement; s'il offre des caractères inflammatoires très-prononcés, donnez le breuvage suivant froid, à jeun, tous les matins pendant cinq ou six jours : sel de nitre, 15 grammes; feuilles de pariétaire, quatre poignées; faites bouillir le tout dans deux litres d'eau et passez à travers un linge.

§ IX. — MALADIES DE LA POITRINE.

Toux.

Contre la toux simple : diète; son mouillé; boissons émollientes; eau blanche miellée. Si le mal persiste, donnez le breuvage suivant : fleurs de violette, une poignée; racines de guimauve sèches, 16 grammes; blanc de baleine dissous dans de l'huile d'amandes douces, 16 grammes; gomme en poudre 10 ou 12 grammes; en deux fois, à une heure d'intervalle.

Péripneumonie (Inflammation des poumons).

Signes et marche de la maladie : toux, oppression, fièvre, haleine puante, flux d'humeur par les naseaux quelquefois (si l'animal est jeune et fort) écoulement de sang; yeux injectés et sans regard; tête basse; dégoût pour la nourriture; puis abattement général; râlement sourd et profond. Remèdes : saignées ; diète ; eau blanche ; séton ; fumigation d'herbes émollientes bouillies ; masticatoire de figues pilées avec miel (environ 130 grammes par cinq grosses figues). Lavements avec feuilles d'oseille. Vers la fin de la maladie, donnez à froid : racines d'avoine fraîche coupées en petits morceaux, 31 grammes ; lierre terrestre et hysope (de chacun une poignée) bouillies pendant 15 ou 20 minutes dans un litre et demi d'eau ; passez à travers un linge et édulcorez par 125 grammes de miel.

Si le mal augmente, s'il prend un caractère franchement putride, donnez froid, en une fois, le breuvage ainsi composé : écorce de quinquina, 9 grammes ; crême de tartre pulvérisée, 31 grammes ; le tout bouilli dans un litre d'eau pendant une demi-heure ; passez et ajoutez : 7 grammes de camphre dissous dans de l'eau-de-vie et une cuillerée à bouche de miel. Décoction de baies de genièvre et de racines fraîches d'aunée. Lavez les narines avec de l'eau de feuilles de noyer. Si l'état général de la bête s'améliore, vous pourrez lui administrer 31 grammes de baume du Commandeur dans un demi-litre de vin rouge.

Pleurésie.

Signes et marche de la maladie : abattement, tristesse, dégoût pour la nourriture ; sueurs ; dureté du pouls, fièvre ; sécheresse de la bouche ; chaleur de tout le corps ; battements de flancs et douleur aux côtes.

Saignées plus ou moins fréquentes, selon le degré de gravité de la maladie et la force de la bête ; un litre d'eau de son dans lequel vous aurez laissé bouillir deux poignées de baies de genièvre pendant un quart d'heure.

Pus du poumon ou vomique.

Cette maladie toujours grave, très-souvent mortelle, est, d'ordinaire, la suite de la péripneumonie ou de la pleurésie (V. paragraphes précédents); elle se manifeste par la toux, par une humeur plus ou moins épaisse qui sort des naseaux.

Diète; eau blanche miellée; tisane d'herbes émollientes pendant plusieurs jours. Breuvage particulièrement recommandé : fleurs de millepertuis, de sanicle, de pied-de-lion, de germandrée d'eau, de bourse-à-pasteur, de verge-d'or; en tout, deux poignées que vous ferez bouillir à petit feu dans un demi-litre d'eau; laissez refroidir; passez à travers un linge; ajoutez un demi litre de vin rouge avec 3 grammes de soufre de térébenthine; administrez en une fois.

§ X. — MALADIES DE LA GORGE.

Esquinancie gangréneuse (1).

Taches brunes ou jaunes dans la bouche et aux lèvres; difficulté d'avaler; râle pénible; rejet de débris de membrane; bientôt aphthes ou petits ulcères qui gagnent les naseaux, les estomacs, les intestins et qui sont, dans ce cas, presque toujours mortels; alors haleine puante, enflure de la langue; pouls petit et saccadé.

D'abord purgation : feuilles de séné, 62 grammes; crême de tartre, 45 grammes; deux poignées de pruneaux; le tout à bouillir dans un litre d'eau bien miellée. Lavez souvent la bouche avec de l'eau d'orge et de

(1) Voir aussi *Gangrène.*

feuilles de noyer édulcorée de miel. Sur le cou cataplasme de feuilles de jusquiame cuites sous la cendre; peau de mouton autour du cou (la laine en dessous); cataplasme de mie de pain détrempée dans du lait. Feuilles d'oseille ou de chicorée amère pour nourriture. Brûlez les aphthes en les touchant avec un mélange de 40 gouttes d'esprit de sel et de 31 grammes de miel. Petit-lait, eau vinaigrée, comme boissons.

Fausse angine.

Petits abcès au fond de la gorge; inflammation de cette partie de la bouche; généralement absence de fièvre; V. la purgation indiquée ci-dessus contre l'esquinancie gangréneuse. Mêmes cataplasmes.

Angine inflammatoire (bouchure ou mal de gosier).

Signes : frisson; chaleur vive; battements de flancs; gonflement de la gorge; impossibilité d'avaler; gêne extrême de la respiration. Diète. Percez les parties gonflées et lavez-les avec la décoction suivante : 31 grammes de racines de guimauve fraîches dans un litre d'eau et un demi-litre de vinaigre; cataplasmes de bouillon-blanc ou de mauve; vésicatoires à la nuque, soit que l'abcès perce de lui-même, soit que vous en fassiez l'ouverture; lavez-le avec la décoction suivante : orge, feuilles d'aigremoine et de ronces avec une cuillerée de miel dans un demi-litre d'eau. Breuvage : mauve, graines de lin. Lavements purgatifs. Si le mal résiste, employez les remèdes indiqués ci-dessus contre l'esquinancie gangréneuse.

§ XI. — MALADIES DE LA TÊTE.

Vertigo ou vertige.

Signes : regard obscurci; marche chancelante; tête basse; refus d'aliments; cornes et oreilles très-chaudes. Causes : vers, chute, etc.

Remèdes : la saignée, si l'animal est jeune et très-fort. Lait acidulé; bouchonnements fréquents; bains de rivière; vésicatoire à la nuque, si la maladie a pour cause des amas de sérosités dans le cerveau; séton au cou; purgation avec : aloès, 62 grammes; miel, 125 grammes dans un demi-litre d'eau bouillante; masticatoire de 62 grammes d'assa-fœtida pulvérisée qui provoque une salivation abondante.

Apoplexie.

Signes : fréquentes envies de vomir; vertiges; engourdissement; cornes, oreilles et membres froids; larmoiement.

Si l'apoplexie a pour cause la surabondance ou plutôt la mauvaise circulation du sang, il faut recourir à la saignée, aux lavements stimulants et au traitement employé contre le vertige.

Contre l'apoplexie séreuse, employez en lavement : 62 grammes de feuilles de tabac bouillies dans trois litres d'eau avec 31 grammes de sel fin ; en breuvage : vinaigre tartarisé, 125 grammes; aloès succotrin, 45 grammes; miel, 92 grammes; le tout dans un demi-litre d'eau bouillante, après trois heures d'infusion; vous donnerez à froid : il faut que l'animal n'ait rien mangé depuis une dizaine d'heures.

6.

Paralysie.

Si la paralysie est la suite d'une apoplexie sanguine, traitez-la de même et administrez, en outre, une infusion de feuilles de mélisse (une poignée pour un litre d'eau) ; fomentation de romarin infusé à raison de six poignées dans un litre et demi d'eau ; faites amortir au four des feuilles d'yèble que vous étalerez sur les parties paralysées et que vous y maintiendrez au moyen d'une couverture de laine. Eaux minérales à l'intérieur, en bains, en douches.

Morfondure.

Signes : humeur glaireuse jetée par les naseaux, à la suite d'une sueur rentrée à la tête ; toux, abattement ; refus de nourriture ; battements de flancs, souvent gêne dans la respiration. Remèdes : faites infuser deux poignées de fleurs de sureau dans deux litres d'eau bouillante et donnez tiède, de deux heures en deux heures ; couvertures chaudes. C'est au vétérinaire à décider s'il y a lieu de saigner ou d'administrer : thériaque délayée, 62 grammes dans un litre de vin rouge froid (ce remède ne doit être employé que s'il n'y a pas inflammation).

§ XII. — ÉTAT MALADIF GÉNÉRAL.

Fièvre.

La fièvre se manifeste généralement par le dégoût des aliments, l'absence ou la diminution de la rumination, la tristesse, l'abattement, la présence des humeurs glaireuses dans les naseaux ; la mauvaise odeur de l'haleine ; la chaleur des cornes, des oreilles, de tout le corps ; les battements de flancs ; la marche pénible, chancelante, le tremblement ; la dureté, la vitesse extrême, l'irrégularité du pouls, etc.

Tant que la cause de la fièvre reste inconnue, il faut recourir à une diète complète ou incomplète, à l'eau acidulée, aux légers purgatifs, aux lavements rafraîchissants.

Inflammation intérieure.

Tant qu'on ne connaît pas la cause de l'inflammation, on emploiera d'abord la diète, la saignée, l'eau nitrée, les lavements émollients ; les breuvages faits avec décoction de bourrache, de scorsonère ; plus tard, les sétons, les vésicatoires ; les fomentations de pariétaire ou de mercuriale, les fumigations, émollientes, etc.

Pléthore (trop de sang).

La pléthore se manifeste par les maux d'yeux, le larmoiement, des pesanteurs de tête, des engorgements, les vertiges, les convulsions, le gonflement des veines, la plénitude du pouls, les lassitudes subites, l'engourdissement, etc. Il faut recourir successivement et avec prudence à la diète, au travail plus ou moins actif, aux boissons rafraîchissantes, aux saignées.

Aux chapitres consacrés aux vaches laitières et aux veaux, nous avons parlé brièvement, mais d'une manière suffisante, des maladies particulières à ces animaux ; avortements, renversement de matrice, crevasses des mamelons, etc. (1).

(1) C'est à ce chapitre qu'il faudra recourir pour toutes les maladies générales ou particulières dont nous n'avons pas parlé au chap. XIII de la seconde partie, chapitre spécialement consacré aux maladies propres au cheval, à l'âne et au mulet.

DEUXIÈME PARTIE

LE CHEVAL, L'ANE, LE MULET

ET

LE BARDOT

CHAPITRE PREMIER

Le Cheval. — Espèces principales. — Races françaises.

§ Ier. — GÉNÉRALITÉS.

Le Cheval appartient au genre de mammifères, ordre des Pachydermes ; il compose la famille des Solipèdes, c'est-à-dire qu'il n'a qu'un seul doigt, un seul sabot, à chaque pied. Ses yeux à fleur de tête sont vifs, perçants et voient même pendant la nuit. Ses oreilles grandes, mobiles, sont disposées en forme de cornets ; les narines sont bien ouvertes. Sa bouche est garnie de 42 dents : 6 incisives, 2 canines, 14 molaires à la mâchoire supérieure ; 6 incisives, 2 canines et 12 molaires à la mâchoire inférieure.

Entre les incisives et les molaires se trouve un espace vide appelé *barre* dans lequel on place le mors.

Les espèces du genre cheval sont originaires des grands plateaux de l'Asie et de l'Afrique orientale et méridionale.

L'homme n'a réduit que deux espèces à l'état de domesticité : le cheval proprement dit et l'âne.

Les autres espèces restées sauvages sont : l'Hémione ou Dzigguetaï, le Zèbre, le Dauw et le Couagga.

Le cheval domestique, originaire de la Tartarie, est acclimaté en tous pays.

La taille moyenne du cheval est de 1^m 50; il vit de 25 à 30 ans.

Parmi les principales races de chevaux nous citerons :

Le *cheval arabe* au chanfrein concave, à la tête carrée, à l'encolure de cerf; il comprend deux variétés : le Kochlani pur sang ; le Kadischi qui provient de croisements inconnus.

Le *cheval barbe* ou *cheval de Barbarie*, à belle encolure; moins rapide à la course que le précédent.

Le *cheval turc* qui provient du cheval arabe et s'en rapproche, mais il a le corps plus long, les reins plus élevés.

Le *cheval espagnol* à chanfrein busqué, à tête un peu grosse.

Le *cheval allemand* plus haut que les précédents, plus allongé, moins propre aux longues fatigues, surtout dans les pays chauds.

Le *cheval suisse* ramassé, vigoureux; bonne bête de trait.

Le *cheval danois* haut, long, aux formes amples et belles.

Le *cheval anglais* qui provient du croisement de la race anglaise ou normande pure avec la race arabe; vitesse merveilleuse, mais trot dur et saccadé.

Le *cheval français* dont nous allons nous occuper tout d'abord et d'une manière détaillée.

Le cheval qui, de son vivant, nous rend des services, si variés, si nombreux, nous est utile après sa mort : avec sa peau on fait des chaussures; avec sa chair des engrais et, depuis longtemps, en beaucoup de pays, on consomme cette chair comme viande de boucherie; avec ses intestins on fait de la colle forte; avec ses os, du noir animal; avec ses crins, des tissus; avec son poil, de la bourre.

§ II. — RACES FRANÇAISES.

Chevaux de selle.

Le bon cheval de selle doit présenter un flanc étroit, des lombes larges, courts, élevés au niveau de la croupe, une poitrine et un bassin solidement soutenus; un garrot haut, épais, bien sorti; des membres antérieurs avancés et non pas rapprochés du centre du corps, des genoux droits, des paturons un peu inclinés; des canons courts; une tête bien développée vers le front, mais fine et menue dans la partie inférieure; des ganaches écartées, laissant un libre passage à la respiration; les barres bien conformées.

Allures rapides, réactions douces.

Nous avons remarqué que très-souvent les chevaux à encolure courte sont durs et s'*encapuchonnent;* les chevaux à encolure renversée portent trop le nez au vent et déplacent brusquement leur mors.

Le bon cheval de manége doit avoir l'épine du dos bien souple, des avant-bras et des jambes plutôt courts que longs, les extrémités postérieures un peu rentrées sous le corps, beaucoup de flexibilité dans les articulations, les barres et la barbe sensibles; s'il a le dos gracieusement ensellé, il convient surtout aux dames.

Le bon cheval de troupe doit réunir les qualités du cheval de selle et du cheval de manége.

Les principales de nos races qui fournissent des chevaux de selle sont les suivantes :

Chevaux de l'Auvergne, du Rouergue et du Quercy.

Ils ont souvent le poil bai ou gris de fer; — taille moyenne, corps assez long; hanches saillantes; membres maigres, jarretés, souples ; garrot développé et tranchant ; crinière forte et épaisse ; vigueur et sobriété.

Chevaux de la Camargue.

Ils ont le corps long, petit, le poitrail étroit, les membres secs, bien d'aplomb, les pieds bien conformés, mais un peu trop grands proportionnellement aux jambes ; la croupe tranchante ; les muscles peu saillants ; le garrot élevé ; le front large ; les ganaches développées.

Chevaux des Pyrénées-Orientales ou chevaux ariégeois.

Ils ont la tête très-forte jusqu'au dessous du front où elle diminue brusquement ; forme busquée ; corps assez élevé, mais trop mince ; membres souples et flexibles ; vigueur et sobriété.

Chevaux béarnais, basques, navarrins et landais.

Ils proviennent des anciennes races des contrées auxquelles ils doivent leurs noms, races de plus en plus rares, et d'étalons arabes ou anglais. Le corps est haut de 1 mètre 40 à 1 mètre 50, épais, musclé ; le ventre gros ; l'épaule droite ; l'avant-bras court ; les membres grêles ; les jarrets fins et solides ; les ganaches écartées ; les paturons allongés, la queue bien attachée et garnie de crins soyeux. Beaucoup d'élégance et de grâce dans les mouvements, mais pas assez de force ; faiblesse des tendons ; souvent côte plate.

Les landais sont généralement petits, mais vigoureux et sobres ; une bonne nourriture, des croisements avec les étalons orientaux ont amélioré cette race depuis quelques années.

Chevaux vendéens.

Si l'on peut reprocher, avec raison, aux chevaux d'une grande partie de la Vendée une tête un peu lourde, une encolure trop mince, un dos mal fait, on ne saurait leur refuser les qualités fondamentales qui les rendent dignes du soin qu'apportent les éleveurs intelligents de ce pays au perfectionnement des races primitives ; les membres sont solides, la croupe est ferme et bien prise, le garrot est élevé, la côte ronde, beaucoup de vivacité dans les allures ; les croisements avec les étalons des haras nationaux produisent des résultats de jour en jour plus satisfaisants.

Chevaux bretons.

Ils ont l'encolure légère, le garrot élevé et étroit, la tête assez bien proportionnée, les épaules longues, les hanches développées ; élégance, force et sobriété. Un peu plus de soin, une nourriture moins mauvaise feraient de ces bêtes des animaux très-recherchés pour la guerre. Croisements avec les étalons de l'État (remonte à Guingamp et à Morlaix).

Chevaux limousins.

Le Limousin entretenait en 1841, 24,000 chevaux, il n'en avait plus que 20,000 en 1859 ; sa race a été complétement détruite par des croisements mal compris etc. ; les chevaux qui ont conservé quelques traits de la beauté primitive ont le corps svelte et bien pris, l'encolure rouée et mince, les hanches développées, les jarrets larges, et les articulations fines et nettes, les extrémités minces mais solides.

Croisements avec les étalons arabes ou anglais ; meilleure nourriture; transport des poulains dans des régions plus fertiles.

Chevaux d'attelage de luxe ou carrossiers.

On demande à ces chevaux un corps élevé, de l'élégance, de la grâce, de la souplesse; l'allure du trot. Si nous voulions nous donner la peine de dresser avec plus d'intelligence nos bessins et nos cotentins, nous ne serions pas obligés de recourir au Mecklembourg, au Hanovre, à l'Angleterre dont les bêtes d'attelage coûtent fort cher, sans avoir souvent les rares qualités de nos bêtes françaises.

Chevaux normands.

Les carrossiers normands ou plutôt anglo-normands, sont remarquables par leur taille grande, élancée, leur croupe bien dirigée, bien arrondie, leurs membres solides et d'aplomb, les postérieurs fréquemment portés en arrière; les articulations fines et quelquefois faibles; la côte arrondie; le garrot bien sorti, l'encolure droite, la tête moyenne, le chanfrein non busqué. Ils bravent le froid et l'humidité.

Défauts: ils manquent quelquefois de poitrine et d'assez d'épaisseur dans la région lombaire, d'assez *de dessous;* le jarret présente souvent des exostoses; ils ont les allures dures, le caractère est sournois; ils exigent une nourriture abondante et coûteuse.

Les grands bidets de Cotentin sont de taille moyenne; ils ont la croupe presque double; les membres forts, la tête carrée, l'épaule ronde.

La race du sucre ou race grise a la tête busquée, mais légère et gracieuse, l'encolure superbe, la croupe arrondie, la queue attachée très-haut. Cette race est à peu près détruite. Nous avons vu, il y a vingt ans, près de Valognes, une bête de *race grise,* la seule qui se trouvât dans ce pays à 20 lieues à la ronde ; quoique vieille, elle laissait deviner combien étaient admirables ces chevaux réservés aux fêtes royales, etc.

Les *passeux des Veys,* ou *race baie de haute taille;* cette race très-majestueuse, très-élégante, à encolure rouée, à croupe large et arrondie, était encore assez connue dans le Bessin, il y a un demi-siècle : elle provenait de croisements de juments normandes avec des étalons danois, etc. Elle n'est plus représentée que par quelques individus.

On conseille les croisements avec les étalons anglais, les juments percheronnes. Dans beaucoup de cas il y aurait avantage à s'en tenir à la race indigène. Il faut donner une meilleure nourriture, châtrer de bonne heure les jeunes poulains destinés à devenir chevaux de troupe, ne pas faire couvrir les pouliches avant trois ans ; ne pas employer d'étalons faibles, minces, à côtes plates ; autrement on aura encore des *ficelles,* (poulains chétifs et méchants).

Chevaux bretons et angevins.

Ils ont le corps long, la côte ronde, les membres fins et souples, mais la croupe n'est pas assez longue ; l'épaule manque de développement.

. Les juments du Conquet ont le corps épais et fort, les membres nerveux et secs ; la robe alezane, baie, grise, pommelée, etc.

Les juments de Saint-Brieuc, de Guingamp, etc., ont le corps long, solide, les épaules développées, un peu obliques, les hanches saillantes, la croupe belle, le garrot assez sorti.

Croisements avec les bons étalons du pays ; exclure les juments sujettes à la fluxion périodique des yeux, maladie très-commune dans une grande partie de la Bretagne. Les angevins ont le poitrail bien développé, les reins soutenus, le flanc étroit, la côte ronde.

Croisements avec les étalons anglo-normands et les juments bretonnes.

Chevaux de Saint-Gervais.

En général, ce sont des chevaux hauts et forts, à tête longue et busquée, à grosse encolure.

Croisements conseillés avec l'étalon anglais, pur sang et demi-sang; bien choisir les métisses du pays qui valent mieux que les juments normandes, eu égard au climat et aux productions végétales de la Vendée.

Chevaux du Médoc et de la Charente.

Ils sont de grandeur moyenne; mais forts, bien pris, avec une épaule belle, un garrot sorti, le train antérieur solidement musclé et souple; beaucoup de sobriété.

Il nous semble qu'il suffit de choisir avec discernement les pouliches du pays, et de les faire couvrir par les bons étalons bordelais.

Les charentais ont la croupe longue, la queue bien attachée, le flanc soutenu, l'épaule oblique, les membres forts et dégagés, quelquefois les canons trop longs et trop grêles, les gigots mal musclés, les pieds trop larges; leur caractère est rebelle.

On corrigera ces défauts qui tiennent à la race primitive en faisant couvrir les bonnes juments par des étalons anglo-normands, en donnant une nourriture un peu plus riche.

Grosses races de trait.

Aux chevaux destinés au service des diligences, voitu-

res publiques de toutes sortes, camionnage, halage, etc.,
il faut demander la rusticité, la force, la vitesse, qualités
qui s'accusent dans la conformation extérieure par un
poitrail large et ouvert, laissant librement et pleinement
fonctionner la respiration ; des muscles développés et saillants qui transmettent vite le mouvement ; la côte ronde,
une croupe large et un peu inclinée, un avant-main léger.

Les défauts les plus ordinaires sont la lourdeur du
corps, le trop grand volume du ventre, l'avalement de la
croupe, le manque d'ampleur et de souplesse des articulations.

Les chevaux blancs ou gris, devenus vieux, sont très-
sujets à avoir autour de l'anus des tumeurs plus ou
moins grosses, remplies d'un liquide roussâtre ou noirâtre et qui reparaissent même après des extirpations répétées ; on parviendrait à changer graduellement cette
couleur blanche ou grise des juments beauceronnes et
percheronnes, etc. en les faisant couvrir par des étalons normands, bais ou alezans.

Chevaux percherons.

Ils sont hauts de 1ᵐ 50 à 1ᵐ 60, bien proportionnés ;
ils ont la tête longue ; le chanfrein un peu convexe ; l'encolure rouée ; l'épaule longue et oblique ; les hanches
dégagées ; la croupe bien développée ; les reins fermes et
soutenus ; la côte ronde ; le garrot épais et sorti ; la robe
gris-de-fer dans la jeunesse, puis gris pommelé. On conseille, surtout en vue de changer la couleur grise des
bêtes percheronnes, des croisements avec des étalons
anglo-normands.

Chevaux bretons.

Ils ont généralement le corps haut, long et trapu ; le

front large ; les os placés au-dessus du nez assez saillants ; le garrot épais ; l'encolure forte ; le poitrail ample ; la côte ronde ; la croupe avalée, courte et double ; la hanche peu accusée. On leur reproche très-souvent des épaules mal faites, des avant-bras et des jambes un peu minces et trop courts, des articulations manquant de largeur. Leur robe, d'abord grise, devient blanche ou presque blanche dans la vieillesse. Il y a, surtout dans l'ouest de la Bretagne, des chevaux à poil truité.

Les chevaux des Côtes-du-Nord, dits encore *chevaux de Lamballe*, au corps long et cylindrique, aux lombes et à la croupe larges, aux membres forts et bien d'aplomb, aux crins abondants, sont d'une solidité remarquable, mais on leur reproche beaucoup de lenteur. Les *bidets* et les *doubles bidets*, bais, alezans, etc., sont petits, mais vigoureux et particulièrement propres au service des voitures publiques.

Croisements conseillés avec les percherons et les normands ; nourriture plus substantielle ; grains au lieu de panais, d'ajoncs, etc. ; ne pas séparer trop tôt les poulains de leurs mères.

Chevaux berrichons.

Il serait difficile d'établir les traits caractéristiques des chevaux berrichons ; d'ordinaire ils ont le corps fort et épais ; la croupe double ; la robe grise ou truitée ; on appelle *brandins* des chevaux à croupe peu développée, très-légers et très-sobres.

Chevaux poitevins.

Leur taille varie de 1^m 50 à 1^m 60 ; ils ont le corps épais, lourd, mal conformé ; *un ventre de vache ;* la croupe large ; la tête disgracieuse ; les ganaches trop fortes. Je ne sais quel auteur comparait plaisamment la mulassière poitevine « à une barrique montée sur quatre soliveaux »; on ne lui demande, du reste, qu'à produire des mules. Il y a cependant des bêtes d'allures plus fines, aux formes mieux prises et qui sont assez recherchées pour la remonte. Dans les marais, on trouve de grosses bêtes à tête carrée, à encolure rouée et épaisse, avec de larges fanons, des jambes fortes, des pieds gros et plats.

Croisements conseillés avec les étalons de la Beauce et de la Haute-Normandie, avec les juments bretonnes. Il faut agir avec prudence et précaution de peur d'altérer les qualités mulassières de la race primitive.

Chevaux normands.

Ils ont la taille haute, élégante, bien proportionnée; la tête droite; les membres solides et d'aplomb, presque sans crins; la côte ronde; la croupe peu inclinée; ils sont forts et dociles; robe blanche, grise, etc.

Les chevaux de la Manche sont alezans, bais ou gris; ils ont la tête large; l'encolure grosse; le poitrail bien développé; la côte ronde; les membres solides et élégants; les bidets de Coutances, de Cherbourg, etc., ont des naseaux saillants, des enfoncements prononcés au-dessus des yeux: beaucoup de souplesse, de vigueur et de sobriété. Poil bai ou alezan.

Les haguards ont la tête un peu busquée; le chanfrein épais; les naseaux mobiles et ouverts; l'encolure forte; le poitrail large; le garrot épais; la croupe bien développée; les canons larges; les paturons courts et bien jointés; des muscles fermes et souples. Poil abondant, foncé avec taches blanches à la tête et aux membres. Pas relevé, marche d'une rapidité moyenne, mais très-soutenue. Leur *allure* ressemble à la fois au trot et au pas;

à chaque pas il y a quatre battues deux par deux : c'est l'amble.

Le cauchois, souvent difficile à distinguer du flamand et du boulonnais, a le corps solide, plutôt trapu que long ; les membres bien d'aplomb ; la côte arrondie ; les articulations souples ; les muscles développés ; le poil pêchard (couleur de la fleur du pêcher) ou gris.

Croisements avec les anglo-normands.

Chevaux des Ardennes.

Il n'y a pas, à proprement parler, de race ardennaise. Les chevaux de diligences ont la tête large ; les orbites développées ; les ganaches fortes ; l'encolure courte, large, garnie d'une épaisse crinière ; les hanches trop accusées ; la croupe trop avalée ; les membres secs ; les articulations solides. Il en est d'assez petits (connus à Paris sous le nom de chevaux de fiacre), qui présentent plus ou moins les défauts ci-dessus énumérés, mais qui sont estimés pour leur vigueur, leur caractère doux et leur sobriété.

Croisements avec les juments du pays, mais bien choisies, mieux soignées, mieux nourries ; avec les jumeuts percheronnes.

Chevaux de la Picardie.

La race primitive a disparu à peu près complétement ; il ne faut pas la regretter, car on lui reprochait, avec raison, un *ventre de vache* bas et trop développé ; une croupe inclinée ; des membres mal proportionnés et peu solides.

Croisements, d'ailleurs, pratiqués depuis bien longtemps, avec les étalons belges, luxembourgeois, anglo-normands, percherons et boulonnais.

Chevaux flamands.

C'est une race en formation perdant de plus en plus ses défauts primitifs, ses hanches trop effacées, ses membres gros et lourds, ses pieds trop larges et souvent plats, son tempérament paresseux, pour se rapprocher du boulonnais, par des proportions plus belles, un corps plus étoffé, des muscles plus souples et plus fermes, des articulations plus amples, des flancs courts et des reins doubles. Taille de 1ᵐ 60 à 1ᵐ 72.

Croisements avec des étalons anglo-normands; meilleure nourriture; grains au lieu de fourrages verts; ne plus se servir des étalons belges aussi mous, aussi mal faits que les anciens étalons flamands.

Chevaux alsaciens.

Pas de race bien distincte, mais trois ou quatre variétés : dans le sud, des chevaux à tête trop grosse, à encolure trop mince, à garrot trop bas, à épaules plates ; dans l'est, des chevaux d'origine allemande, pour la plupart, aux formes mieux réussies; dans les marais et dans les terres humides, des chevaux lourds, lents, mais bons pour le gros labour; dans les plaines, des chevaux plus petits, mais mieux conformés : à tête petite, à œil vif, à membres mieux musclés, à articulations larges; très-sobres et supportant la fatigue.

Croisements avec les étalons du haras de Deux-Ponts, avec les étalons du Jura suisse (du Laumont) avec les percherons. Se défier des étalons rouleurs amenés des provinces voisines ou des provinces de la rive droite du Rhin.

Chevaux lorrains.

Leur taille varie de 1ᵐ 40 à 1ᵐ 52; ils sont sobres.

robustes; mais leurs formes sont irrégulières, anguleuses; la tête est trop forte; l'encolure trop courte; les
avant-bras étroits; les épaules droites; le dos mal soutenu; les jarrets trop rapprochés; les tendons minces
et faibles; la croupe mal développée.

Croisements avec les étalons du haras de Rozières.

Chevaux champenois.

Pas de race bien distincte, mais des bêtes à grosse
tête, à encolure disgracieuse, à ventre trop fort, à flancs
mal pris, à croupe double; assez grande taille; vilaines
proportions. — Assez estimés pour le service des voitures publiques.

On pourrait essayer des croisements avec des étalons
percherons.

Chevaux du Nivernais et de l'Orléanais.

Pas de race distincte, mais des chevaux qui se débar-
rassent peu à peu de leurs défauts primitifs, pour prendre de la taille, des muscles et de meilleures formes;
poil rouan, bai ou gris.

Croisements avec les juments franc-comtoises, et,
mieux encore, avec les étalons percherons.

Chevaux bourguignons.

Ils sont de taille haute ou moyenne, mais ils sont
forts, solides et sobres; flancs bien pris; croupe double;
membres d'aplomb, muscles et tendons solides. Bons
pour le roulage et les diligences.

Croisements avec les étalons cauchois et percherons.

Chevaux du Dauphiné.

Ils sont de taille moyenne, assez mal conformés; encolure trop courte; ventre trop volumineux; dos ensellé; muscles peu développés; jambes poilues; articulations peu souples; poitrail assez large; poil noir ou bai foncé et alezan; dans les vallées, les défauts s'accusent moins; les chevaux d'Abeau, assez petits, ont l'encolure forte et rouée, les membres bien faits, solides et fins, la croupe bien musclée, mais avalée; la robe noire. Tous les chevaux du Dauphiné se nourrissent de peu et travaillent beaucoup. On les améliorerait en les nourrissant avec moins de parcimonie, en opérant peu à peu des croisements avec des étalons anglo-normands ou percherons.

Chevaux de la Bresse.

Les *dombistes* ou, plutôt, leurs descendants déjà bien dégénérés, ont la tête longue et belle; l'encolure gracieuse; le poitrail un peu étroit; le garrot sorti; la côte un peu plate; les membres nerveux et fins, mais pas assez d'aplomb; le poil rouan, bai ou gris.

Les *bressans* proprement dits ont le corps plus épais; la tête forte; l'encolure courte; le garrot bas; les articulations faibles; le sabot trop large; poil bai ou gris, etc.

On améliore, depuis longtemps, les chevaux de la Bresse par des croisements avec les étalons comtois, percherons, anglo-normands; il faudrait aussi donner une nourriture plus abondante.

Chevaux de la Franche-Comté.

Les chevaux comtois ont le corps trop long et souvent ensellé; la tête lourde; l'encolure mince; le flanc mal garni; la croupe avalée et plate; les avant-bras faibles; les muscles peu solides; les jambes décharnées.

Croisements avec les étalons anglo-normands et les étalons suisses (en excluant ceux de Berne).

CHAPITRE II

Chevaux étrangers propres à l'amélioration de nos races françaises.

Le cheval arabe.

C'est incontestablement le plus beau des chevaux; son corps offre un modèle de perfection et de régularité; il mérite toutes les louanges que Buffon prodigue au cheval modèle (1).

«.... Il semble vouloir se mettre au-dessus de son état de quadrupède en élevant sa tête; dans cette attitude il regarde l'homme face à face; ses yeux sont vifs et bien ouverts; ses oreilles sont bien faites et d'une juste grandeur; sa crinière accompagne bien sa tête, orne son cou et lui donne un air de force et de fierté; sa queue traînante et touffue couvre et termine avantageusement son corps. La partie de l'encolure d'où sort la crinière doit s'élever d'abord en ligne droite en sortant du garrot et former ensuite, en approchant de la tête, une courbe à peu près semblable à celle du cou d'un cygne. La partie inférieure de l'encolure ne doit former aucune courbure; il faut

(1) Buffon. *Animaux domestiques.* Cheval.

que sa direction soit en ligne droite depuis le poitrail jusqu'à la ganache et un peu penchée en avant : si elle était perpendiculaire, l'encolure serait fausse. Il faut aussi que la partie supérieure du cou soit mince, et qu'il y ait peu de chair autour de la crinière qui doit être médiocrement garnie de crins longs et déliés. Une belle encolure doit être longue et relevée et cependant proportionnée à la taille du cheval : lorsqu'elle est trop longue et trop menue, les chevaux donnent ordinairement des coups de tête; et quand elle est trop courte et trop charnue, ils sont pesants à la main ; et, pour que la tête soit le plus avantageusement placée, il faut que le front soit perpendiculaire à l'horizon.

« La tête doit être sèche et menue sans être trop longue ; les oreilles peu distantes, petites, droites, immobiles, étroites, déliées et bien plantées sur le haut de la tête ; le front étroit et un peu convexe, les salières remplies, les paupières minces, les yeux clairs, vifs, pleins de feu, assez gros et avancés à fleur de tête; la prunelle grande, la ganache décharnée et peu épaisse, le nez un peu arqué, les naseaux bien ouverts et bien fendus, la cloison du nez mince ; les lèvres déliées, la bouche médiocrement fendue, le garrot élevé et tranchant, les épaules sèches, plates et peu serrées ; le dos égal, uni, insensiblement arqué sur la longueur et relevé des deux côtés de l'épine qui doit paraître enfoncée ; les flancs pleins et courts, la croupe ronde et bien fournie, la hanche bien garnie, le tronçon de la queue épais et ferme, les bras et les cuisses gros et charnus, le genou rond en devant, le jarret ample et évidé, les canons minces sur le devant et larges sur les côtés, le nerf bien détaché, le boulet menu, le fanon peu garni, le paturon gros et d'une médiocre longueur, la couronne peu élevée; la corne noire, unie et luisante ; le sabot haut, les quartiers ronds, les talons larges et médiocrement élevés, la fourchette menue et maigre, et la sole épaisse et concave. »

Nous nous sommes complu peut-être un peu trop longuement à copier la description du cheval parfait d'après Buffon, mais le lecteur ne s'en plaindra pas, puisqu'il trouvera ici le vrai type auquel il faut ramener le plus possible plusieurs de nos races françaises, au moyen de croisements intelligents. Finissons par un dernier détail sur la conformation du cheval arabe : les merveilleuses proportions de ses formes extérieures tiennent à une particularité anatomique, constatée récemment par M. A. Sanson ; d'après ce savant hippologue, presque tous les chevaux arabes pur-sang n'ont que cinq vertèbres lombaires au lieu de six ; de là résultent la gracieuse étroitesse du flanc, la largeur de la poitrine, le peu de développement de l'abdomen.

Sa taille varie de 1^m 37 à 1^m 50 ; le cheval arabe est donc un peu petit, comme bête de service ; mais, comme animal améliorateur, il n'a pas son pareil, et mieux vaut s'en servir tel quel, dans les croisements, que d'augmenter sa grandeur aux dépens de sa beauté.

Les chevaux arabes les plus propres à *racer* sont :

Les étalons d'Alep et de plusieurs provinces de la Syrie ;

Les étalons de la Moyenne-Egypte ;

Les étalons de l'Hedjaz (Arabie occidentale) ;

Les Kocklani, les Kahiel, les Kailan, tous pur-sang ; les Katik, les Kadischi, demi-sang, du Tigre, de l'Euphrate, des autres régions voisines du golfe Persique ;

Les étalons de l'Oman ;

Les étalons du Nedjed (Arabie Déserte) ;

Les étalons de l'Irak, contrée située entre Bassora et Bagdad (Turquie d'Asie) ;

Les étalons de l'Yémen (Arabie Heureuse).

Nous mentionnerons enfin, parmi nos chevaux algériens :

Les chevaux du Chélif ou race de l'Est ;

Les barbes ou race des plaines ;

Les chevaux du Petit-désert ou chevaux sahariens ;

Les chevaux kabyles ou race des montagnes ;

Le Maroc et Tunis envoient de bons étalons en Algérie (1).

Le cheval anglais.

Si le cheval arabe est fier de son désert où il affronte les ouragans déchaînés et les horreurs des guerres sanglantes sans trêve ni merci, le cheval anglais peut, à son tour, vanter l'attachement qu'il a su imposer aux lords les plus fameux du Royaume-Uni et les millions qu'il leur a fait gagner : *Matchem* et ses descendants ont rapporté, dit-on, près de 4 millions de paris à leurs propriétaires en trente ou quarante ans ! *King-Herold* et ses descendants, 5 millions en moins de vingt ans ! *Eclipse* 15 millions ! Nous pourrions citer d'autres chevaux, reproducteurs anglais, qui, employés comme étalons, donnèrent à leurs maîtres des bénéfices de 80 à 100,000 fr. par an.

Le cheval anglais descend en ligne droite du cheval arabe ; il a souvent ses qualités principales : un regard vif et intelligent, une tête fine et gracieuse, la taille élevée, le corps long ; le poitrail large et profond, le garrot bien sorti, la côte ronde, les épaules obliques, le flanc ferme et relevé, les hanches nettement accusées, la croupe horizontale, les articulations souples, les tendons gros, les canons courts, les membres solidement musclés et bien d'aplomb.

(1) Voir, pour le surplus, les détails donnés à la suite des paragraphes relatifs aux chevaux de selle.

D'après J.-T. Bel, voici quelles étaient les proportions d'*Eclipse*, le plus fameux des chevaux de course de l'Angleterre (1).

Longueur de la tête. 22 pouces.

Hauteur du garrot au sol. . . . . 66 —

Hauteur du bassin au sol. . . . . 67 —

Longueur du tronc. 69 —

Longueur de l'encolure. . . . . 33 —

Largeur de l'encolure à sa jonction avec le corps. Son poids . . . . 23 —

Largeur de l'encolure à sa jonction avec la tête. . . 12 —

Épaisseur du tronc. 26 —

Profond. du tronc. 26 pouces.

Largeur du scapulum. . . . . 18 —

Largeur du radius. 16 —

— du canon. 12 —

— du paturon, de la couronne et du pied. 7 —

Largeur de l'avant-bras au coude. . 10 —

Largeur au-dessous du genou. . . . 5 . —

Largeur de la cuisse au pli de la fesse. 10 —

Largeur du jarret. 8 —

On peut reprocher au cheval anglais une bouche moins sensible que celle du cheval arabe, des allures brusques, un caractère ombrageux et emporté.

Voir, pour le surplus, ce que nous avons dit relativement aux croisements des chevaux de luxe et d'attelage.

(1) Les dimensions sont en pouces anglais; il y a douze pouces dans le pied anglais; celui-ci égale 30 centimètres 47 millimètres.

CHAPITRE III

Des écuries.

Il faut, autant que possible, placer les écuries au midi, à l'abri des vents froids, sur un sol bien sec et suffisamment incliné pour faciliter l'écoulement de l'urine.

Si l'écurie est trop petite, il y a à craindre une chaleur excessive; si elle est trop grande, les chevaux auront froid.

Pour les chevaux de taille moyenne, chaque stalle aura 1 mètre 60 de largeur; pour les chevaux de haute taille 1 mètre 80.

Une écurie simple destinée à une demi-douzaine de chevaux de taille moyenne aura de 8 à 9 mètres de long sur 4 à 5 mètres de large; une hauteur de 3 mètres 50.

Les écuries à deux rangs exigent proportionnellement moins d'espace que les écuries à un seul rang; le couloir doit avoir une longueur de 1 mètre 50 à 2 mètres. Quelquefois on dispose les crèches sur les deux murs opposés; quelquefois on les établit sur un mur élevé au milieu : cette seconde disposition nous parait préférable, car elle prévient les ruades entre bêtes méchantes.

On construit les murs en briques, en pierre ou en bois.

La porte placée de préférence à l'extrémité de l'écurie,

aura de 2 mètres 45 à 2 mètres 50 de haut sur 1 mètre 50 de large, avec seuil élevé d'environ 6 centimètres au dessous du sol extérieur, à angles abattus et à surface cannelée.

Les fenêtres carrées ou en demi-cercle, montées sur charnières, seront tenues plus ou moins ouvertes, selon la saison et l'heure, au moyen d'une tringle de fer à trous ou à crans.

Des volets à jour et des paillassons empêcheront, en été, l'entrée des taons et autres insectes nuisibles.

Pour activer la ventilation, on fera, à quelques centimètres au-dessus du sol, des barbacanes de 30 à 40 centimètres de long sur 8 ou 10 de large; des fentes plus larges, ayant le même objet, seront percées dans le plafond.

Les matériaux les plus convenables au pavage de l'écurie sont : les briques placées de champ sur une couche de béton, le grès, la pierre de taille; le tout bien rainé, pour empêcher le pied du cheval de glisser; le bitume et l'asphalte se ramollissent trop sous l'action de la chaleur; les cailloux roulés présentent une surface trop rugueuse.

Des résidus de savon, de verre cassé, de la poudre d'ellébore mêlée à une petite quantité d'arsenic, défendent l'écurie de l'approche des rats, ou détruisent une grande partie de ces animaux nuisibles; ces matières doivent être déposées à l'extérieur le long des murs de fondation.

Chaque cheval doit avoir une stalle particulière; les séparations se font avec des cloisons de planches ou des barres horizontales; ces barres seront longues d'environ 2 mètres 60 sur 8 centimètres de large et bien arrondies; des mailles de chaîne de 8 centimètres de long les suspendent à l'auge par une de leurs extrémités, et, par l'autre au poteau perpendiculaire; elles sont à environ 1 mètre au-dessus du sol.

Les box servent pour les animaux qu'on ne veut pas attacher.

Les *bat-flancs* sont des séparations mobiles formées de planches ou de barres horizontales garnies ou non garnies de tresses de paille, de jonc, etc., disposées de chaque côté, dans le sens de la longueur du corps de l'animal et fixées à la crèche et à la barre de séparation.

Les poteaux de tête doivent dépasser les cloisons de 0 mètre 15 à 0 mètre 20 centimètres ou s'élever jusqu'au plafond ; les poteaux d'entrée ou de derrière doivent être arrondis ; ils s'élèvent jusqu'au plafond, s'ils ont plus de solidité que quand ils n'atteignent guère qu'à la hauteur de la cloison.

Les râteliers placés à 1 mètre 40 ou 1 mètre 50 au-dessus du sol, sont faits en bois, en fonte, en fer battu ; les barreaux ne doivent être que peu inclinés.

Les crèches ou mangeoires, de fonte, de bois, etc. ; seront placées à 0^m 80, ou à 1^m 20 au-dessus du sol, selon la taille du cheval, avec une profondeur de 0^m 20 et une largeur de 0^m 25 au fond et de 0^m 40 à l'entrée. Le fond devra être concave en dedans, convexe en dehors : les coins saillants des mangeoires à fond plat occasionnent souvent des accidents à la tête, aux genoux et aux jambes du cheval.

L'auge à eau doit être faite de manière à être remplie et vidée facilement ; le liquide devient chaud et mauvais, après un certain temps de séjour dans l'écurie.

Les anneaux dans lesquels on passe les longes sont fixés à la crèche ou aux poteaux ; aux extrémités des longes sont attachés les *billots* d'un diamètre plus grand que celui des anneaux. Si l'on préfère l'anneau mobile sur une barre verticale éloignée du mur de 5 ou 6 centimètres, on aura moins à craindre les enchevêtrures.

CHAPITRE IV

Nourriture du cheval.

Parmi les végétaux employés comme fourrage vert, nous citerons :

Le genêt, l'ajonc épineux, la bruyère, le trèfle, l'ivraie ou ray-grasse, les vesces, la luzerne et le sainfoin.

Parmi les végétaux employés comme fourrage sec, nous citerons :

Le foin, la paille, l'avoine et les autres grains.

Il faut joindre à ces deux sortes de fourrages, sous le titre d'aliments supplémentaires, les sons (gros son, menu son, remoulage, recoupette ; le navet, la carotte, le panais, la pomme de terre, la betterave, les drèches ou résidus de brasserie ; le sarrasin, le seigle, etc.), on considérera : 1° la qualité de la nourriture ; 2° la quantité à donner.

Le bon foin doit être vieux d'un an, long, large, dur et même un peu cassant, d'un vert foncé plutôt que clair, d'un goût agréablement parfumé, abondant en semence, peu chargé de poussière.

Le foin nouveau est de digestion difficile ; il produit souvent des effets dépuratifs et débilitants.

Le foin échauffé, brûlé en meule ou en grange, prend souvent une couleur noire qui le fait ressembler à du bois pourri ; il occasionne des maladies graves, et, en tout cas, nourrit peu et altère le cheval.

Le foin moisi se couvre d'une poussière humide ; même arrosé d'une solution de sel, il conserve des qualités dangereuses.

Le foin exposé au mauvais temps ou coupé trop tard, a perdu sa semence et sa saveur ; il moisit vite et se remplit d'une poussière malsaine.

La paille de froment passe pour la plus nutritive de toutes les pailles ; la paille d'avoine vaut presque autant ; la paille d'orge contient très-peu de parties substantielles : nous avons toujours préféré la paille de pois à celle de haricots.

La bonne avoine doit être vieille d'une année et offrir des grains durs, courts, bombés, rendant un bruit sec quand ils tombent dans la mangeoire, sans paille ni poussière, et pesant environ 55 kilog. l'hectolitre.

L'avoine nouvelle est peu nourrissante, difficile à digérer, un peu purgative et débilitante. Si elle n'a été récoltée que depuis trois ou quatre mois, il faudra la sécher au four.

L'avoine conservée trop longtemps se moisit et se remplit de vers.

Quelques marchands exposent l'avoine à la vapeur de soufre pour lui donner une apparence plus luisante. En secouant le grain entre vos mains, vous constatez la présence de cet ingrédient chimique (dangereux s'il se trouve en grande quantité) sur l'avoine.

L'avoine chauffée au four occasionne souvent la diabète (maladie accusée par des urines fréquentes, incolores, un poil hérissé, une faiblesse générale).

L'orge est considérée comme deux fois aussi nutritive que le foin.

On donne les pommes de terre crues ou bouillies ; en trop grande quantité, elles occasionnent de fréquentes indigestions ; mieux vaut donc les faire bouillir ou les cuire à la vapeur; 8 kilog. de pommes de terre crues contiennent autant de matière alimentaire que 2 kilog. et demi d'avoine; 109 litres de pommes de terre égalent 50 kilog. de foin.

Les navets (de préférence les rutabagas) fournissent par 50 kilog. à peu près autant d'aliments nutritifs que 11 kilog. de foin; mieux vaut les servir bouillis ou cuits à la vapeur.

Les carottes sont peut-être les meilleurs des légumes-racines à donner aux chevaux, malgré leurs qualités diurétique et laxative; 3 ou 4 kilog. de carottes égalent, comme nourriture, à peu près 2 litres d'avoine. Il faut laver les carottes et les couper par tranches.

Les panais se donnent bouillis avec les choux et coupés par tranches, avec criblures, son, petite paille.

L'herbe, en devenant foin, perd plus de la moitié de son poids.

Il y a quelques avantages à hacher le fourrage; on évite le gaspillage; la mastication du grain se fait mieux; le foin détérioré peut être plus facilement consommé.

Si vous mêlez de l'avoine et des féveroles au fourrage haché, vous forcerez la bête à broyer complétement le tout avant de l'avaler; beaucoup de chevaux ont la mauvaise habitude de ne pas mâcher les grains qui, dans ce cas, traversent plus ou moins rapidement le corps, sans laisser de nourriture.

Il y a des machines particulières dites hache-paille; les unes se manœuvrent à la main, d'autres à l'aide d'une bête de somme; d'autres, enfin, par la vapeur; celles-ci ont des couteaux-hachoirs attachés sur le volant; celles-là sont montées sur cylindre creux.

On concasse les grains et les légumineuses en les faisant passer entre deux cylindres de métal. Il faut préférer les cylindres à dents aux cylindres lisses.

Le grain moulu servi seul nécessite, de la part du cheval, une trop grande salivation ; mieux vaut le lui servir mêlé avec des aliments bouillis autres que la paille hachée.

On donne quelquefois du grain germé aux chevaux malades ou convalescents ; pour obtenir la germination, on laisse le grain dans l'eau de douze à vingt-quatre heures, puis on l'expose à l'air et, dès que le germe sort, on le sert. Le temps nécessaire pour déterminer la germination varie selon le degré de chaleur de la température, etc. Le grain, étendu sur un plancher, par couche d'environ trois centimètres d'épaisseur, est remué doucement plusieurs fois par jour.

La macération est une opération qui consiste à laisser le grain dans de l'eau froide ou tiède pendant douze ou vingt-quatre heures.

Les barbotages de son se font en jetant de l'eau bouillante sur le son et en recouvrant bien le mélange jusqu'à complet refroidissement

Quand on fait cuire du grain, il faut prendre garde à ne pas le laisser s'attacher au fond du vase ; après refroidissement dans une cuve ou dans une auge, on ajoute de la paille ou des fourrages hachés, de la farine, du son, etc.

Il faut d'abord verser dans la chaudière les matières les plus dures à la cuisson : carottes, navets, pommes de terre, orge, féveroles, avoine.

De la cuisson résulte, pour certains grains, une augmentation de volume facile à apprécier par le tableau suivant :

4 hectol. d'avoine bouillie et sur le point de crever en donnent	7	hectol.
4 — de sarrasin — — —	14	—
4 — d'orge — — —	10	—
4 — de féveroles — — —	8 1/2	—
4 — de seigle — — —	14 3/4	—
4 — de froment — — —	10	
4 — de maïs — — —	13 1/4	—

ASSAISONNEMENT. — Dans beaucoup de cas, il peut être utile de mêler du sel aux aliments destinés aux chevaux; 50 ou 60 grammes de sel commun par jour suffisent pour ranimer l'appétit paresseux. Quelques pincées de nitre administrées à de longs intervalles, peuvent empêcher les gonflements aqueux des jambes; si l'on abuse de cet ingrédient chimique, les reins s'attaquent, l'écoulement de l'urine n'a plus lieu d'une façon convenable.

Le tableau suivant permettra de se rendre facilement compte de la valeur nutritive des principaux aliments consommés par les chevaux.

Prenons le foin comme type et exprimons sa valeur par 200; les autres substances nous fourniront des chiffres plus grands ou plus petits.

Foin.	200	Lin.	77
Paille.	351	Chènevis.	90
Foin de luzerne	166	Pois.	114
Foin de trèfle.	184	Vesces.	123
Avoine.	139	Féveroles.	123
Sarrasin.	128	Blé.	136
Orge.	137	Seigle.	137

Les rations journalières à donner dépendent de la force du cheval et des efforts qu'on exige de lui.

A Paris, à Lyon, des chevaux travaillant douze heures par jour reçoivent comme ration quotidienne, chacun :

Avoine.	10 kil.	Son.	1 kil. 300 gr.
Foin	7 —		

D'autres reçoivent :

Avoine.	10 kil.	Son	2 kil.
Foin.	7 —		

Beaucoup de chevaux d'omnibus de chemin de fer, reçoivent :

Avoine.	9 kil.	Paille.	5 kil. 500 gr.
Foin.	5 — 500 gr.	Son.	0 — 500 —

Beaucoup de chevaux de la Compagnie générale des omnibus, reçoivent :

Foin. . . . . .   4 kil. 800 gr.   Paille . . . .   4 kil. 800 gr.
Avoine. . . .   8 — 500 —   Son. . . . .   0 — 800 —

On pourrait donner aux forts chevaux de ferme :

Foin. . . . .   10 kil.   Paille . . . .   2 kil. 500 gr.
Avoine. . . .   3 — 280 gr.

Les chevaux de la cavalerie légère reçoivent :

Avoine. . . . . .   3 kil.   Paille . . . .   4 kil.
Foin. . . . .   4 —

Ceux de la cavalerie de ligne :

Avoine. . . .   3 kil. 400 gr.   Paille . . . . . .   4 kil.
Foin. . . . .   4 —

Ceux de la grosse cavalerie :

Avoine. . . .   3 kil. 800 gr.   Paille . . . . . .   4 kil.
Foin. . . . .   5 —

Il y a des suppléments pour les marches militaires et en campagne.

Voici quelques formules de rations économiques par mélanges :

Foin. . . . .   7 kil. 500 gr.   Chènevis. . . . . .   1 kil.
Orge. . . . .   6 —

Représentant environ la valeur nutritive de 17 kilog. 600 gram. de bon foin.

Foin. . . . .   7 kil. 500 gr.   Chènevis . . .   0 kil. 400 gr.
Orge. . . . .   3 — 500 —

Représentant environ la valeur nutritive de 13 kilog. 200 gram. de bon foin.

Foin.   . . . .   1 kil. 800 gr.   Paille. . . . .   0 kil. 900 gr.
Sainfoin ou trèfle.   1 — 800 —   Maïs.   . . . . 1 —

Autre :

Foin.	4 kil.	Farine d'orge. .	1 kil. 500 gr
Paille.	2 —	Farine de lin. .	0 — 250 —
Avoine	4 —		

Autre :

| Foin. . . . . | 5 kil. | Avoine . . . . | 3 kil. |
| Paille. . . . . | 2 — 300 gr. | Pommes de terre. | 14 — |

Autre :

| Foin. . . . . | 5 kil. | Avoine. . . . | 3 kil. 200 gr. |
| Paille . . . | 2 — 300 gr. | Maïs. . . . . | 3 — |

Autre :

| Foin. . . . . | 5 kil. | Pommes de terre. | 10 k. |
| Avoine. . . . | 2 — 300 gr. | Pois. . . . . . | 2 — 100 gr. |

Boissons. — Les chevaux soumis, en été, à un rude travail et mangeant surtout du fourrage sec, des grains, consomment de 25 à 35 litres d'eau par vingt-quatre heures ; naturellement ceux qui sont au vert boivent moins.

L'eau doit avoir une température moyenne de 15 à 17 degrés au-dessus de zéro en été ; de 11 à 14 en hiver. L'eau de puits sera laissée quelque temps à l'air libre, par le chaud et par le froid, et non pas donnée dès qu'elle est tirée ; un peu de mouture de son la rend moins crue.

L'eau froide est dangereuse, quand on la donne en quantité abondante à un cheval couvert de sueur et déjà au repos : elle amène le frisson, la fourbure, les coliques, les rhumatismes.

Beaucoup de personnes font boire les chevaux avant la distribution de l'avoine : de cette façon, les aliments prennent moins de volume dans l'estomac et se digèrent mieux.

Il faut mettre au vert les chevaux fatigués, trop longtemps tenus à une nourriture pauvre, sèche, échauffante, d'où résultent la constipation, l'inflammation d'entrailles, la jaunisse; les chevaux dartreux ou galeux; les chevaux poussifs; les chevaux au ventre levretté.

Nous ne conseillons le vert ni pour les chevaux bien habitués au foin, à l'avoine, jouissant d'une parfaite santé; ni pour les chevaux faibles de poitrine, sujets à l'hydropisie, à la diarrhée; ni pour les chevaux qui ont la morve, le farcin.

On donne le vert en liberté aux chevaux assez robustes pour braver le froid, les brouillards, l'humidité, le chaud; on préfère le moment où l'herbe étant courte, se faucherait difficilement.

Mieux vaut servir le vert au râtelier aux chevaux vieux, atteints de rhumatismes, de catarrhes, etc.

La ration en vert varie de 40 à 50 et même à 55 kilog. par jour.

L'avoine en grappes est le plus nutritif de tous les aliments verts; puis viennent la luzerne, le trèfle, l'herbe commune des prés, la vesce.

Le régime du vert dure de deux à cinq ou six semaines et commence vers le milieu du mois de mai. Il sera utile, même pendant le pâturage, de fournir de temps en temps un peu d'aliments secs.

CHAPITRE V

Pansage et toilette du cheval.

Le pansage comprend les diverses opérations ayant pour objet la propreté du cheval; il réclame l'emploi des instruments suivants :

1° L'étrille est formée d'un *coffre* solide ; *d'un couteau de chaleur* etc. fixés au coffre par les *empatements* de leurs extrémités; de *marteaux* garnissant les extrémités; d'une *scie* armée de son *manche ;* les dents ne doivent être ni trop saillantes, ni trop aiguës.

2° Le bouchon, tressé de paille sert pour détacher les plaques de boue.

3° Les flanelles conviennent particulièrement pour le pansage des chevaux à peau très-fine et très-irritable.

4° Le peigne de corne, de fer ou de bois, doit avoir des dents bien séparées, bien unies, sans paille ni fente.

5° Les brosses munies de courroies sont d'un maniement facile.

6° L'*époussette*, queue de cheval ou longue lanière de linge, fixée au bout d'un bâton, sert à enlever la poussière restée sur la peau du cheval, même après le brossage, etc.

7° Le cure-pied est un morceau de fer recourbé qui sert à nettoyer l'intérieur du pied.

8° Le couteau de chaleur est une lame de fer flexible et peu tranchante qui sert à détacher de la peau la boue et l'eau.

9° On doit avoir des ciseaux droits, courbes sur plat, à lames plus ou moins larges, toujours bien coupants.

Le pansage se fera le matin et le soir ; dehors, si le temps est doux ; dans l'intérieur de l'écurie, si le temps est froid.

On nettoie d'abord les pieds ; on frotte avec le bouchon à poil et à contre-poil ; on étrille, en commençant par la croupe ; on reprend le bouchon pour frotter les paturons et les parties saillantes ; avec la brosse on enlève la poussière, la crasse, les poils détachés par l'étrille.

Pour les chevaux très-sensibles, les frictions avec la brosse et les flanelles doivent souvent remplacer l'étrille.

Si le cheval est vicieux, certaines précautions deviennent absolument nécessaires : on lui met une muselière, on l'attache court au râtelier ou au mur, on l'entrave, s'il rue ; d'autres chevaux doivent être bridés ; d'autres enfin auront les yeux bandés.

Le cheval pansé avec soin a le poil fin, lisse et luisant ; les pores débarrassés de la sueur, de la crasse, etc., laissent mieux s'accomplir la transpiration.

La privation du pansage amène la gale et la vermine.

Bains. — Il ne faut jamais faire baigner un cheval en temps froid ; le matin et le soir doivent être préférés aux heures du milieu du jour ; à la sortie de la rivière, il sera utile d'obliger le cheval à une marche assez rapide.

Les bains de pied durent de quinze à vingt minutes ; la corne se sécherait trop vite si l'on n'avait pas soin de la frotter d'un peu de graisse ou de l'envelopper dans des linges humides, quand le cheval est sorti de l'eau.

Lotions. — Ce sont des lavages particuliers à certaines parties du corps ; ils se font avec des liquides médicinaux ou avec de l'eau simple ; ainsi on lave la bouche, les narines, les yeux, le fourreau, etc.

ONCTIONS. — Elles ont pour objet de donner du luisant et de la souplesse à certaines parties du corps ; avec *l'onguent de pied* (résine, cire, noir de fumée) on frotte le sabot des chevaux.

La toilette du cheval contribue non-seulement à le rendre beau, mais à le maintenir en santé.

Le poil tombe à chaque printemps et à chaque automne. Chez les chevaux de bonne race le poil des jambes est à peine plus long que celui du corps, à l'exception de la touffe qui se trouve derrière le boulet.

La crinière et la queue se renouvellent, mais ni aussi vite, ni aussi régulièrement que les poils du corps.

En général, on a tort d'écourter la queue du cheval, car elle lui est utile pour chasser les mouches ; en vain l'on soutient qu'elle diminue la taille à l'œil, qu'elle cache les fesses, qu'elle échauffe la bête et qu'elle salit le cavalier ; il suffirait de la nouer comme faisaient autrefois les postillons. Il est absurde de dire que la suppression de la queue fortifie l'arrière-train.

Nous n'admettons pas comme utile le niquetage, opération ayant pour but de faire porter la queue très-élevée : on pratique deux ou trois profondes incisions à la partie inférieure de la queue sur les muscles abaisseurs pour les partager et les extirper ensuite. Sans recourir à ce moyen cruel, on arriverait souvent à forcer le cheval à relever mieux la queue en la tenant dressée, à l'écurie, une heure ou deux par jour, pendant un ou deux mois, à l'aide de poulies suspendues au plafond.

Si la queue est trop épaisse, on l'éclaircira en la peignant fréquemment avec un peigne fin à dents serrées et fortes.

Pour obtenir une crinière gracieuse et bien couchée,

il faut la peigner et la mouiller plusieurs fois par jour; si elle est très-forte, on l'éclaircira; on la divisera en dix ou douze tresses fixées par des liens de paille avec des petites bandes de plomb aux extrémités des boucles.

Si l'on doit arracher des crins, il faut d'abord les enrouler autour du doigt et donner un coup sec.

Il ne faut pas arracher les poils qui tapissent l'intérieur des oreilles du cheval; ils empêchent, en partie, l'entrée de la pluie, de la poussière et des insectes; il suffit de les nettoyer, d'en couper les pointes.

N'arrachez ni les poils du museau, ni ceux du cou.

Tondage. Beaucoup de vétérinaires ont soutenu et soutiennent encore qu'en général le tondage est une opération nuisible; l'opinion contraire a prévalu.

On fait cette opération en automne ou au commencement de l'hiver; en prenant certaines précautions, l'époque importe peu; il faudra donner au cheval tondu de bonnes couvertures, et ne pas le laisser en sueur exposé à l'air froid.

Pour rendre la tonte bien égale, résultat de plus en plus facile à obtenir, grâce aux instruments perfectionnés dont se servent les tondeurs, on brûle les poils qui dépassent avec une lampe à flamme d'esprit-de-vin; dès que ce feu superficiel a produit son action, on essuie avec un linge mouillé.

CHAPITRE VI

Harnais.

Les couvertures et les camails préservent les chevaux des accidents qui résultent si souvent des changements subits de température ; à tort, on croit les couvertures nécessaires seulement aux chevaux de luxe.

Les oreillères sont des espèces de cornets d'étoffe qui se fixent, au moyen d'attaches passées sous la gorge et sur le chanfrein ; on devrait en faire un plus fréquent usage pour les chevaux forcés de braver toutes les rigueurs d'un climat froid et humide.

Le licou avec sa muserolle, son montant, sa têtière, ses joues et sa longe doit bien s'adapter à la tête de l'animal. On ne donne généralement pas assez de largeur aux lanières du *licol de force*.

Dans le caveçon, on remplace souvent, avec avantage, la courroie de cuir de la muserolle par une chaîne de fer.

Le collier-licou ne doit jamais être trop serré, car l'animal s'étranglerait ; ni trop lâche, car l'animal se détacherait.

La bride doit être soignée dans toutes ses parties ; il faut que la monture embrasse bien le sommet de la tête ; que la têtière embrasse la nuque ; le frontal, le front et la base des oreilles; que les extrémités de la sous-gorge s'adaptent à la partie postérieure de la têtière ; que les joues s'appliquent exactement sur les côtés de la tête.

Dans le mors, on compte plusieurs pièces : les deux parties latérales ou *branches* dont les extrémités supérieures s'appellent *banquets* et les extrémités inférieures *porte-rênes*. La *gargouille* est l'ouverture par laquelle on fixe les rênes. Le *canon* ou *embouchure* est la partie principale du mors ; elle se place dans la bouche et s'appuie sur les barres.

On appelle *mors brisé* ou *articulé* le mors formé de deux parties réunies au milieu du canon.

La *gourmette* formée d'anneaux tordus ou mailles exerce sa pression sur la barbe.

La *chaînette* réunit les deux branches du mors.

On appelle *rênes* deux lanières en cuir souple attachées chacune par une de leurs extrémités à l'anneau du touret et réunies ensemble par l'autre extrémité ; un anneau en cuir ou *coulant* les tient rapprochées plus ou moins, au gré du cavalier.

Les *guides* sont de doubles rênes attachées à la bride.

Le *bridon* est une bride composée d'une têtière, de deux montants, d'un frontal, d'une sous-gorge, des rênes et d'un canon brisé avec anneaux pour la monture et les rênes.

On appelle *filet* un bridon léger servant en même temps que la bride, mais moins dur qu'elle.

Il faut avoir soin de choisir un mors léger et dont les branches ne fassent pas faire trop de plis à la bouche du cheval ; le canon doit appuyer au milieu des barres, sans toucher ni les crochets ni les dents molaires.

Selle. — Vous veillerez à ce que la selle ne soit ni trop longue, car elle gênerait le mouvement des épaules du cheval; ni trop courte, car elle s'assujetit mal. Les sangles doivent être fortes, résistantes, sans quoi, la selle, n'ayant pas de fixité, glissera et occasionnera des écorchures, etc.; elle doit embrasser la poitrine, près des coudes, sans gêner les mouvements de la poitrine.

Les *bâts* sont destinés aux bêtes de somme.

La *sellette* est une selle étroite servant à supporter la *dossière* ou courroie large et forte, destinée elle-même à recevoir dans ses anses les brancards de la charrette.

Le *mantelet*, plus petit que là sellette, remplit le même office qu'elle.

La sous-ventrière est une courroie qui passe sous le ventre du cheval en allant d'un brancard à l'autre brancard.

L'*avaloire* est un harnais qui retient la voiture dans la descente; elle contourne la croupe et se fixe par deux anneaux sur les flancs.

Le *collier* doit embrasser le cou du cheval, mais sans trop le serrer; les *attelles*, en bois ou en fer, sont fixées contre le collier et portent l'attache des traits; à leurs extrémités supérieures sont les anneaux ou oreilles qui reçoivent les guides.

Le *poitrail* (ou la bricole) formé de larges bandes de cuir superposées, remplace souvent le collier pour les chevaux de trait, mais non pour les chevaux de roulage.

On irrite le cheval quand on lui frotte le mors contre les dents pour le placer où il doit être; mieux vaut introduire doucement le doigt entre les barres et entr'ouvrir ainsi la bouche de l'animal. Calculez bien la longueur des joues; que la muserolle affermisse la bride sans gêner les mâchoires; que la sous-gorge maintienne la bride sans comprimer le cou.

Avant de mettre la selle bien au milieu du dos, vous relèverez les étriers et les sangles; vous retirerez les crins retroussés par la croupière ; vous serrerez d'abord le sanglon de devant.

Les harnais doivent être séchés et battus avec soin après qu'ils ont servi ; le mors doit être lavé et essuyé.

V. pour *la Ferrure* la VIIe partie intitulée : MARÉCHALERIE

CHAPITRE VII

Choix du cheval. — **Étude des parties extérieures.**

Si, pour pouvoir bien choisir un cheval, il n'est pas nécessaire de connaître à fond l'anatomie de l'animal, il faut au moins avoir une idée claire et nette de ses parties extérieures et même de son système musculaire.

§ Ier

D'abord quelles sont ces parties extérieures ?

Nous admettrons trois grandes divisions :

1° Le *train antérieur* ou *avant-main* : tête, encolure, garrot, épaules et membres de devant ;

2° *Corps* : dos, lombes, côtes, ligne des sangles, ventre, etc. ;

3° Le *train postérieur* ou *arrière-main* : croupe, hanches, queue, membres de derrière.

Détaillons les parties les plus importantes :

Yeux : organe de la vision.

Oreilles : organe de l'audition.

Front : partie antérieure et supérieure de la bête, s'étendant entre les yeux.

Nuque : haut de la tête, derrière les oreilles.

Toupet : l'ensemble des crins tombant sur le front et sur le chanfrein.

Salières : deux creux situés chacun de chaque côté du front.

Tempes : éminences osseuses situées au-dessus des yeux de chaque côté de la tête.

Joues : parties formant les longs côtés de la tête.

Naseaux : trous du nez.

Lèvres : parties charnues à l'extérieur de la bouche.

Menton : partie charnue au-dessous de la lèvre inférieure.

Barbe : partie osseuse située en arrière du menton et servant de point d'appui à la gourmette.

Ganaches : bords saillants de la mâchoire inférieure.

Auge : partie comprise entre les deux ganaches.

Gorge : partie située entre l'auge et le bord inférieur de l'encolure.

Gouttière de la jugulaire : partie creuse, visible le long de l'encolure.

Crinière : crins implantés sur le bord supérieur de l'encolure.

Poitrail : partie située à l'avant, entre le bord inférieur de l'encolure et l'inter-ars.

Garrot : partie saillante s'étendant de l'encolure au dos.

Dos : partie située en arrière du garrot.

Lombes : partie située entre le dos et la croupe.

Côtes : côtés du tronc.

Flancs : parties creuses situées, de chaque côté, entre la hanche et les côtes.

Hanches : parties plus ou moins saillantes de chaque côté de la croupe.

Croupe : partie postérieure du tronc.

Queue : prolongement des vertèbres du dos.

Anus : orifice du rectum.

Périnée : partie située entre l'anus et les organes génito-urinaires.

Aine : ligne de jonction entre le bas-ventre et les cuisses.

Ventre : cavité renfermant les intestins.

Hypochondre ou hypocondre : partie supérieure et latérale de l'abdomen située sous les cartilages des côtes, à droite et à gauche de l'épigastre (dont la partie moyenne s'appelle, chez l'homme, creux de l'estomac).

Passage des sangles : parties du corps servant de point d'appui aux sangles.

Ars : espace situé entre l'épaule et la poitrine.

Inter-ars : partie comprise entre les deux ars.

Scrotum : enveloppe des testicules.

Testicules : organes glanduleux, ovoïdes (en forme d'œuf) destinés à fournir le sperme.

Pénis ou *verge :* partie extérieure de l'organe mâle.

Fourreau : peau qui recouvre le pénis.

Vulve : l'ensemble extérieur des parties génitales de la jument.

Mammelles : organes glanduleux propres à la sécrétion du lait.

Fesses : éminences arrondies formant la croupe.

Cuisses : parties charnues des membres postérieurs s'étendant entre la croupe et les jambes.

Saphène : veine de la face interne de la cuisse, manifeste à la vue et au toucher.

Grasset : le genou, la rotule du cheval.

Jambe : partie comprise entre la cuisse et le jarret.

Jarret : partie située entre la jambe et le canon.

Canon : partie antérieure de la jambe comprise entre le genou et le boulet.

Tendon : partie postérieure de la jambe comprise entre le genou et le boulet.

Châtaigne : excroissance cornée à la partie antérieure du canon

Boulet : région située entre le canon et le pâturon.

Fanon : crins en arrière du boulet.

Ergot : excroissance cornée qui se voit en arrière du boulet.

Pâturon: partie comprise entre le boulet et la couronne.

Couronne : la partie la plus basse du pâturon; le sabot y adhère.

Muraille : partie de la corne visible quand le pied s'appuie sur la terre.

Sole : le dessous du pied entre la fourchette et le bord inférieur de la muraille.

Épaule : partie qui s'étend du garrot au bras.

Bras: partie située entre l'avant-bras et l'épaule.

Avant-bras : partie saillante située entre le bras et le genou.

Genou : articulation située entre l'avant-bras et le canon.

Les parties qui se trouvent au-dessous du genou portent, pour les membres de devant, les mêmes noms que pour les membres de derrière.

Poil ou *robe :* on appelle *zain*, un cheval au poil de couleur uniforme; *rubican*, un cheval au poil de couleurs mélangées.

Les principales couleurs sont : le *blanc pur*, le *blanc mat* ou *argenté;* le *noir jais* ou *jayet;* l'*isabelle*, le *louvet;* le *café au lait;* la *pie noir* etc.; le *bai brun*, l'*alezan;* le *gris de souris*, le *gris pommelé*, *tigré* etc.; le *rouan vineux* ou *foncé;* l'*auber* ou *fleur de pêcher*

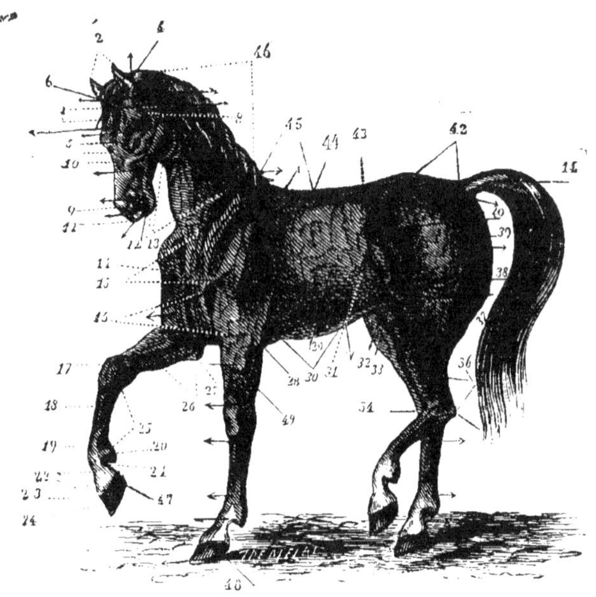

Parties extérieures du corps du cheval.

← Indication des veines où l'on saigne les chevaux.

1. Toupet.
2. Oreilles.
3. Front.
4. Nuque.
5. Œil.
6. Tempes et sourcils.
8. Salières.
9. Museaux.
10. Chanfrein.
11. Lèvres.
12. Barbe.
13. Encolure.
14. Poitrail.
15. Épaule.
16. Bras.

17. Genou.
18. Canon.
19. Boulet.
20. Fanon.
21. Pâturon.
22. Couronne.
23. Sabot.
24. Pince.
25. Tendon.
26. Avant-bras.
27. Ars.
28. Coude.
29. Côtes.
30. Ventre.
31. Flanc.
32. Fourreau.

33. Testicules.
34. Pli du jarret.
36. Jambe.
37. Cuisse.
38. Grasset.
39. Fesse.
40. Hanche.
41. Queue.
42. Croupe.
43. Reins.
44. Dos.
45. Garrot.
46. Crinière.
47. Talon.
48. Pince
49. Châtaigne.

Qualités à rechercher pour les différentes parties du corps ci-dessus énumérées.

Il faut que la tête soit courte, large au sommet, mince à l'extrémité : avec chanfrein droit, ganaches écartées, un peu le *nez au vent*: c'est ce qu'on appelle *tête de taureau* chez les chevaux arabes : de cette façon, cette partie du corps n'alourdit pas l'encolure et pèse moins à la main du cavalier.

Les oreilles doivent être mobiles, minces et fines.

La pupille de l'œil bien conformée se contracte sous l'action de la lumière ; la conjonctive doit être légèrement rosée ; les paupières doivent être bien ouvertes, bien fendues, sans raideur dans les plis ni dans les bords.

Les naseaux mous et flasques indiquent un cheval sans force, sans énergie ; les naseaux sécrétant peu de liquide et prenant bien l'air, sont un signe de force : naseaux dits *gueule de lion*.

Les lèvres pendantes marquent la faiblesse.

Dents : les dents ayant une importance capitale pour déterminer l'âge du cheval, nous donnerons quelques détails sur la date de leur apparition et sur leurs formes.

Les *molaires*, ainsi appelées parce que leur fonction consiste à broyer les aliments (*mola*, meule), occupent le fond de la bouche.

Les *dents angulaires* ou *crochets*, dont les juments sont privées, sont placées en avant des molaires.

Les *incisives*, rangées en arc à la partie antérieure de la bouche, servent à couper les aliments.

On appelle *dents de lait* celles qui apparaissent dès les premiers mois.

Les *dents caduques* tombent pour laisser place à d'autres.

Les *dents d'adulte* ou remplaçantes, remplacent en effet, les dents caduques.

Les *persistantes* (dernières molaires et crochets) restent pendant toute la vie.

Le cheval a 40 dents ; la jument, par suite de l'absence des crochets, n'en a que 36.

On compte douze incisives, quatre crochets, vingt-quatre molaires.

La partie enchassée de la dent s'appelle *racine*; la partie libre, *couronne ;*

La partie extérieure, *émail*, la partie intérieure *ivoire ;* une substance particulière, dite *pulpe dentaire*, établit la communication entre les parties solides des dents, les nerfs et les vaisseaux dentaires.

Ce sont surtout les dents incisives qui aident à connaître l'âge du cheval. Il y a six incisives à chaque mâchoire.

Les deux incisives en avant sont appelées pinces.

De chaque côté de ces pinces (à droite et à gauche) est une *mitoyenne ;*

De chaque côté des mitoyennes (à droite et à gauche) est un *coin*.

Il importe maintenant de bien expliquer comment croît, puis s'altère chaque dent incisive.

Si vous examinez une incisive, après développement entier et avant usure quelconque, vous remarquerez dans la partie libre : 1° le côté externe, touché par les lèvres ; 2° le côté, interne, touché par la langue.

Dès que l'usure se produit, elle détermine, au sommet de la dent ou table (surface frottée), un aplatissement d'avant en arrière, d'abord allongé de droite à gauche, puis oval, puis arrondi, puis triangulaire, biangulaire.

La connaissance de cette disposition est la base principale de la détermination de l'âge du cheval, dans la seconde moitié de sa vie.

Le dessin ci-contre d'une dent sciée dans toute sa longueur, et d'une autre dent présentée avec tranches transversales, rend compte à l'œil de ces différentes modifications.

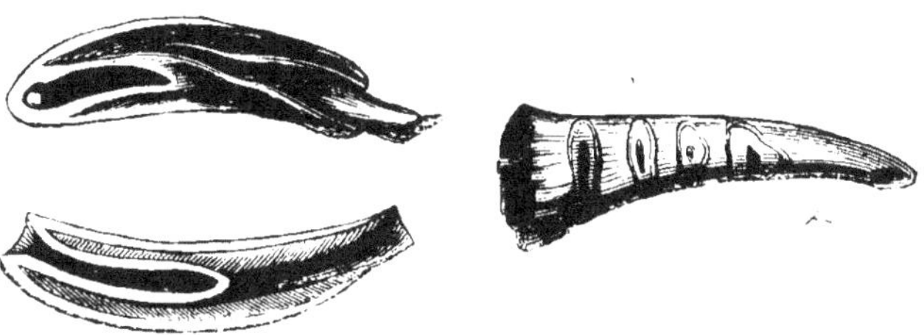

La pulpe dentaire diminuant, puis disparaissant tout à fait dans la vieillesse, est remplacée par une matière jaunâtre dite *étoile dentaire*.

En naissant, le poulain n'a presque jamais d'incisives apparentes ; elles ne se montrent généralement que du sixième au douzième jour; les pinces laissent voir d'abord leur face antérieure, puis, à un mois, leur face postérieure ; alors les mitoyennes sortent; longtemps on ne compte que huit incisives; les coins apparaissent du sixième au dixième mois, quelquefois dès le troisième mois.

De dix mois à un an les pinces et les mitoyennes de lait se *rasent*, c'est-à-dire que le cornet dentaire ou cornet externe s'use graduellement au fur et à mesure que s'accuse le *cornet interne* ou *étoile dentaire* ci-dessus indiqué; l'émail extérieur se replie sur le sommet de la dent et tapisse *l'étoile dentaire*.

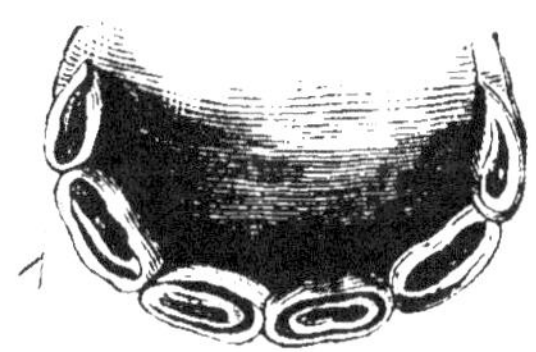

Vers dix-huit mois, les coins de lait se rasent.

A trois ans, les pinces de lait seules tombent et font place aux vraies dents de cheval.

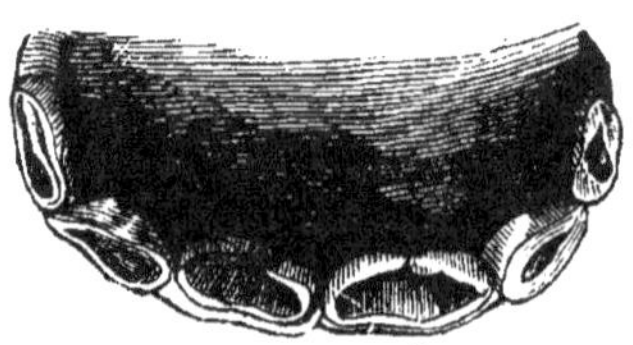

A quatre ans, toutes les dents, excepté les coins de lait, sont remplacées.

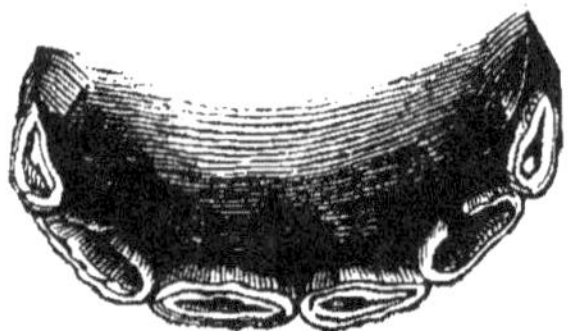

A cinq ans, les coins de lait sont remplacés par les coins de cheval; les pinces et les mitoyennes se rasent.

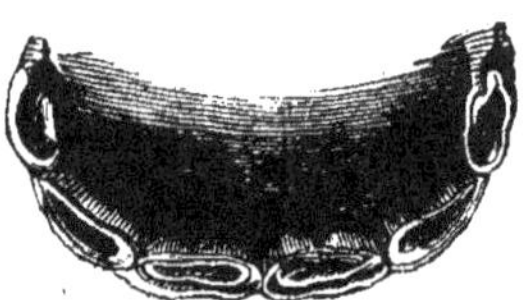

A six ans, le coin de cheval a frotté par son bord antérieur seulement; le rasement des pinces et des mitoyennes est bien plus avancé.

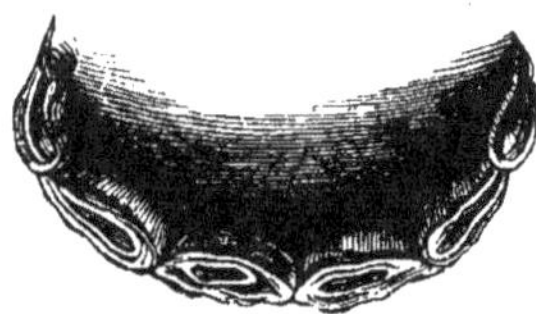

A sept ans, les deux bords du coin se rasent peu à peu; les pinces et les mitoyennes sont rasées; au coin supé-

rieur se manifeste une sorte d'encoche dite *queue d'hiron-
delle*.

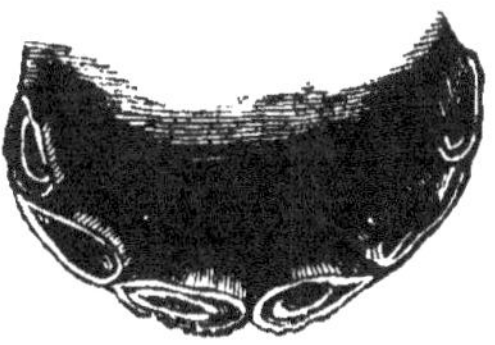

A huit ans, toutes les dents ont subi le rasement, mais
le fond du cornet dentaire se montre toujours large et
noir.

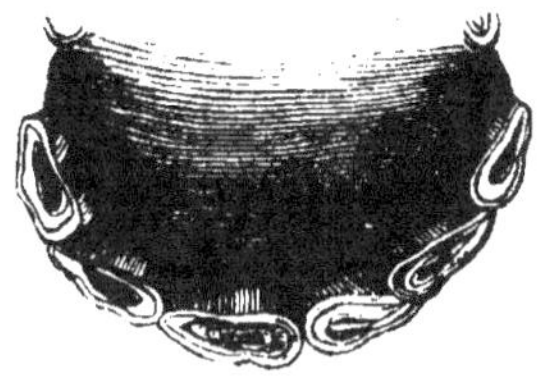

A neuf ans, les pinces arrondies ne portent plus qu'un
reste très-petit du cornet dentaire et accusent un commencement d'étoile dentaire.

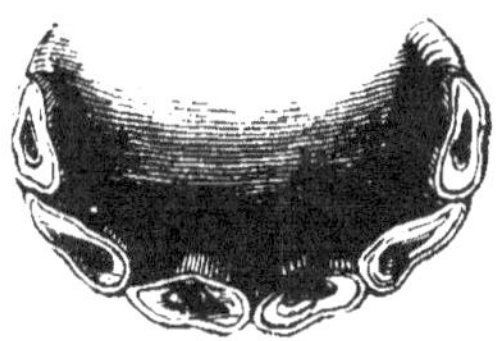

A dix ans, le même changement s'est opéré sur les
mitoyennes.

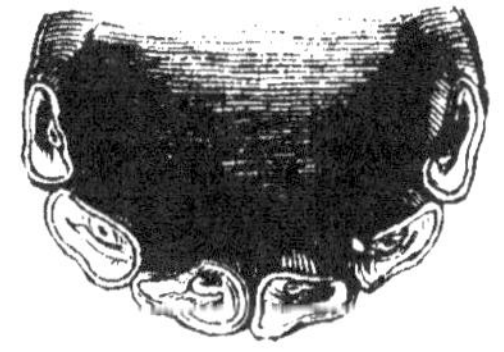

A onze ans, le même changement s'est opéré aux coins.

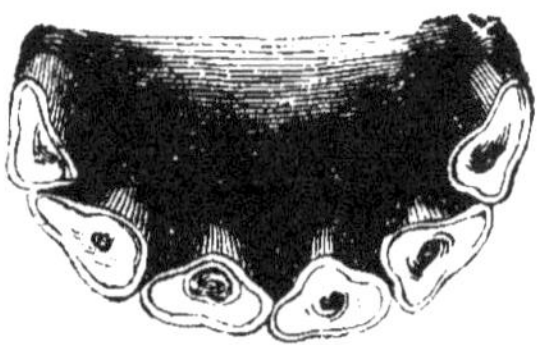

A douze ans, les coins s'arrondissent; l'émail central est fort réduit, et, par contre, l'étoile dentaire s'accuse nettement au centre.

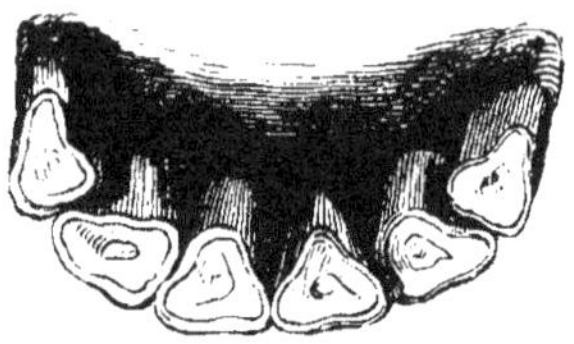

A treize ans, il n'y a plus du tout d'émail central.

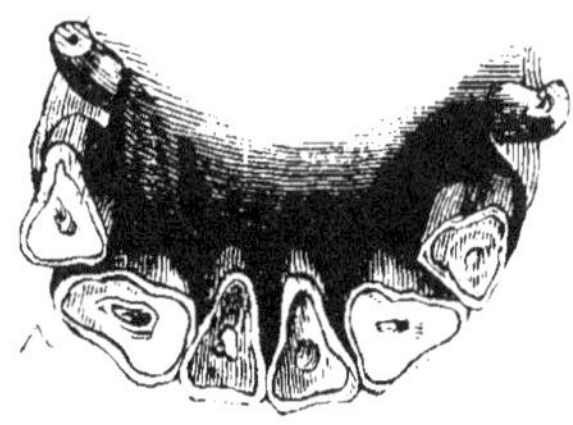

De quatorze ans à dix-sept, les dents prennent la forme triangulaire dans l'ordre suivant : les pinces, à quatorze ans; les mitoyennes, à quinze ans et les coins, de seize à dix-sept.

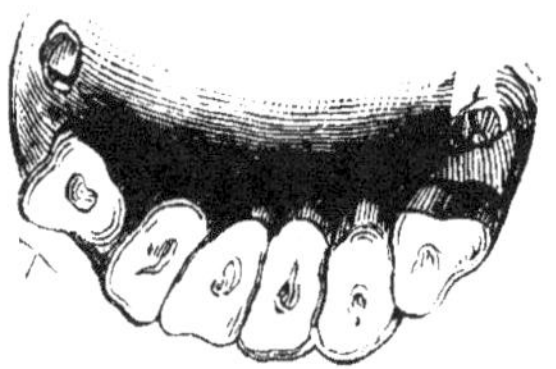

Dans la dix-huitième année, les dents s'allongent, se

rétrécissent sur leurs faces latérales, et, dans la vingt et unième année, elles sont biangulaires ; l'arcade dentaire, elle aussi, diminue de plus en plus et s'aplatit.

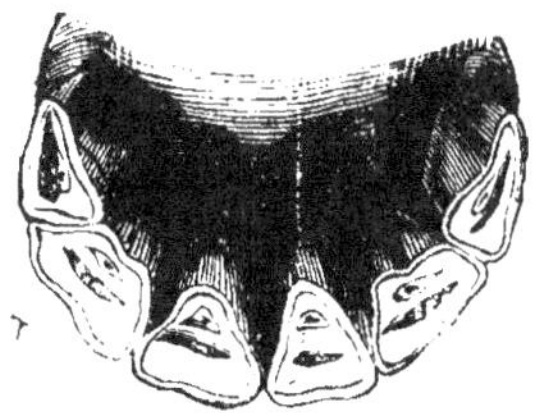

Si la dentition était toujours régulière, les indications précédentes suffiraient pour déterminer l'âge, mais il se présente des cas un peu compliqués.

Le cheval peut être *bégu*, c'est-à-dire que le cornet dentaire persiste par suite de sa profondeur extraordinaire, ou grâce à l'extrême dureté de l'ivoire. La longueur exagérée des dents vous fournira elle-même le moyen d'arriver à une juste appréciation ; ajoutez à l'âge marqué par les dents autant d'années qu'elles ont de fois deux millimètres en trop, comme longueur. Vous remarquerez, en outre, que ces dents se sont rétrécies de gauche à droite ; elles n'ont pas la direction aussi perpendiculaire que l'exigerait l'âge indiqué par les cavités.

Dans les *faux-bégus*, la marque qui fait suite au cornet dentaire est visible encore dans la douzième et même dans la treizième année, mais vous déclarerez hardiment que, malgré ce signe, le cheval a 14 ou 15 ans, si la table des incisives inférieures s'est arrondie, si le cercle jaune visible entre la face postérieure de la table et le cornet dentaire est court ou large.

Si le cheval est *liqueur*, c'est-à-dire s'il a eu les mâchoires déformées par suite d'un accident, du frottement d'un corps dur quelconque etc., il n'y a plus possibilité de rien préciser sur l'âge.

Il faut aussi se défier des *contre-marques* faites par les

maquignons. Ils arrachent les incisives caduques, les pinces, les mitoyennes, un an avant l'époque où elles tomberaient naturellement, pour hâter d'autant la sortie des dents de remplacement et faire paraître l'animal âgé d'un an de plus; mais vous remarquerez alors que les gencives ont souffert et que les dents ne sont pas disposées avec régularité. Les maquignons veulent-ils, au contraire, faire passer la bête pour plus jeune? ils liment les incisives et creusent le milieu de la table dentaire pour simuler le cornet, par cette cavité factice qu'ils brûlent même au fer rouge, etc. Mais alors les incisives inférieures, ne touchant plus les incisives supérieures, paraissent plus larges d'avant en arrière, plus obliques qu'elles ne devraient l'être d'après l'âge qu'on a voulu donner à la bête; l'étoile dentaire est souvent détruite en partie.

Barres. On appelle ainsi la partie comprise entre les premières molaires et les crochets de la mâchoire du cheval, entre les coins et les molaires de la mâchoire de la jument. Selon que l'os de la mâchoire (qui sert de base aux barres) est plus ou moins arrondi, et recouvert d'une membrane plus ou moins épaisse, la *bouche est plus ou moins sensible.*

Barbe. Cette partie, sur laquelle s'appuie la gourmette, doit son plus ou moins de sensibilité à la forme de l'os de la mâchoire et à l'épaisseur de la peau qui recouvre cet os.

Auge. Elle doit être creuse, large et courte.

Ganaches. Il ne faut pas qu'elles soient trop épaisses.

Encolure. Le bord supérieur doit être épais, le bord inférieur mince : on appelle *encolure rouée* celle qui forme un arc convexe dans sa partie supérieure; c'est un défaut.

Dans l'*encolure de cygne* la partie antérieure seule est courbée.

En général, mieux vaut l'encolure trop courte que trop longue.

Tronc. Il doit être plutôt court que long dans les gros chevaux de trait ; plutôt un peu long que trop court dans les chevaux de luxe.

Poitrine. Si elle est vaste, elle indique un fort poumon, une respiration facile.

Poitrail. Étroit, il indique une poitrine resserrée, des membres antérieurs trop rapprochés et exposés à se *couper* : le boulet du pied gauche frappe celui du pied droit et réciproquement.

Ventre. Il doit être souple, pas très-volumineux.

Flanc. Il ne doit être ni bombé, ni tendu, ni cordé ; ce dernier mot signifie l'état du flanc quand il offre, vers son milieu, une sorte de bande saillante et roide.

Garrot. Il faut qu'il soit très-épais à la base, bien sorti au sommet, solidement fixé sur les côtes.

Dos. Il doit être bien soutenu, sans faire ni creux, ni saillie.

Lombes (ou reins). Longs, ils indiquent la faiblesse ; courts, épais, souples et droits, ils indiquent la force et la vigueur.

Croupe. La croupe doit être ferme, épaisse, longue, plus large chez les *juments* que chez les chevaux, avec une direction presque horizontale.

On appelle *croupe double* celle qui est partagée en deux moitiés égales par une rainure.

On appelle *croupe de mulet* celle qui s'incline de chaque côté, comme celle des mulets.

On appelle *croupe coupée* celle qui s'abaisse brusquement et paraît courte.

La croupe est dite *avalée*, si elle oblique brusquement avec inclinaison en arrière.

La croupe est dite *vacillante*, si elle éprouve, pendant la marche, une sorte de balancement.

Anus. Il doit être entouré à l'intérieur d'un petit bourrelet de chair bien ferme; son pourtour est souvent le siége de tumeurs ou *mélanures* incurables.

Queue. Il faut qu'elle soit attachée haut sans se diriger immédiatement en ligne droite vers la terre; on appelle *queue de vipère* une queue bien faite, forte à sa naissance et fine au bout.

Fourreau (enveloppe du pénis). Il doit être sain et propre, souple et élastique, afin de ne pas permettre au cambouis (sorte d'humeur noire et épaisse) de s'accumuler dans ses replis intérieurs, comme cela arrive si souvent, surtout chez les chevaux hongres.

Pénis. Il faut, même chez les chevaux hongres, qu'il sorte un peu du fourreau, pour lancer l'urine et, qu'ensuite il rentre promptement.

Bourses. Il faut qu'elles se contractent facilement et ne soient ni lâches ni pendantes.

Vulve. Les lèvres doivent être exemptes de ces cicatrices qu'on remarque sur les juments qui ont été *bouclées*, à la suite d'un renversement de matrice.

§ III

Membres. Pour bien se rendre compte de ce qui constitue la beauté extérieure des membres du cheval, il faut avoir au moins une idée succincte de son squetette et de son système musculaire.

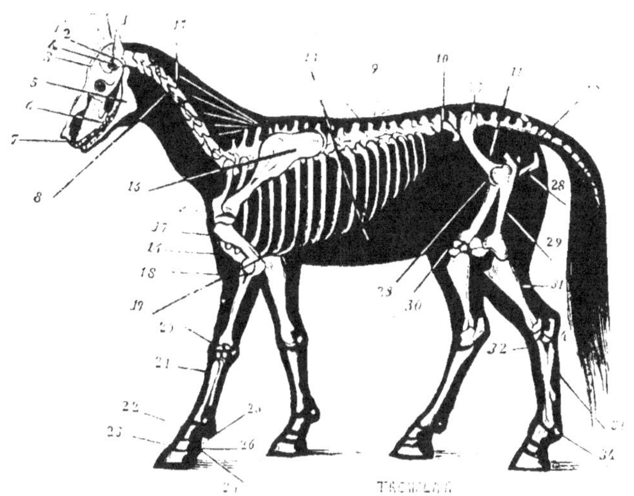

Squelette du cheval.

OS DE LA TÊTE.

1. Occipital.
2. Pariétal.
3. Frontal.
4. Temporaux.
5.) Maxillaires.
6.)
7. Dents.

OS DU TRONC.

8. Vertèbres cervicales.
9. Vertèbres dorsales.
10. Vertèbres lombaires.
11. Sacrum.
12. Os coccygiens.
13. Côtes.
14. Sternum.
15. Ligament cervical

OS DES MEMBRES ANTÉRIEURS.

16. Epaule.

17. Humérus.
18. Cubitus.
19. Olécrane.
20. Os métacarpiens.
21. Os du canon.
22. Os du pâturon.
23. Os de la couronne.
24. Os du pied.
25. Grand sésamoïde.
26. Petit sésamoïde.

OS DES MEMBRES POSTÉRIEURS.

27. Région de l'ilion.
28. Région pubienne.
29. Fémur.
30. Rotule.
31. Tibia.
32. Os métatarsiens.
33. Péronés.
34. Calcaneum.

Les muscles sont à la masse solide du corps comme 40 est à 100. Presque tous les muscles ont leur point d'attache sur les os (excepté les muscles de la bouche, de l'anus, du vagin et les muscles qui constituent, à eux seuls, un organe particulier : le cœur, etc.).

On appelle *muscles congénères* ceux qui concourent à produire un même effet; *muscles antagonistes* ceux qui produisent des effets opposés.

Parmi les muscles principaux nous citerons :

Le *grand dorsal*, le *long dorsal*, etc., ils appartiennent à la colonne vertébrale (épine du dos); ils ont pour fonction de fléchir le rachis, de soulever le corps, etc.

Les *muscles du garrot* et de *l'encolure*, le *trapèze*, le *releveur de l'épaule*; le *commun* au bras, au cou, à la tête.

Au-dessous de ceux-ci, le *grand complexus*, le *sterno-maxillaire* aidant à l'action des précédents et agissant aussi sur les membres extérieurs.

Le *moyen-fessier*, le *long-vaste*, le *vaste-externe*, le *grand-fessier*, le *demi-tendineux* et le *demi-membraneux*, appartiennent au bassin et aux cuisses.

Le *grand-oblique de l'abdomen*, le *grand-dentelé*, les *costaux* et les *inter-costaux* appartiennent au ventre et à la poitrine.

Les *jumeaux de la cuisse* exercent, avec leurs longs tendons, une action multiple sur la jambe, le canon, le pied : ils fléchissent, ils *tendent* en avant, en arrière, en côté, etc.

Le *rhomboïde* fixe solidement l'épaule au tronc.

Sur le scapulum s'appliquent : le *grand-abducteur sus-épineux*, le *long-extenseur*, le *gros-extenseur*, le *court-extenseur*, le *commun-au-sternum et au-bras*, le *court-fléchisseur*, l'*extenseur droit*, le *droit antérieur du canon*.

C'est par leur plus ou moins de développement en longueur, en largeur, en épaisseur, que tous ces muscles et bien d'autres, que nous ne pouvons même pas nommer, accuseront des formes belles ou laides.

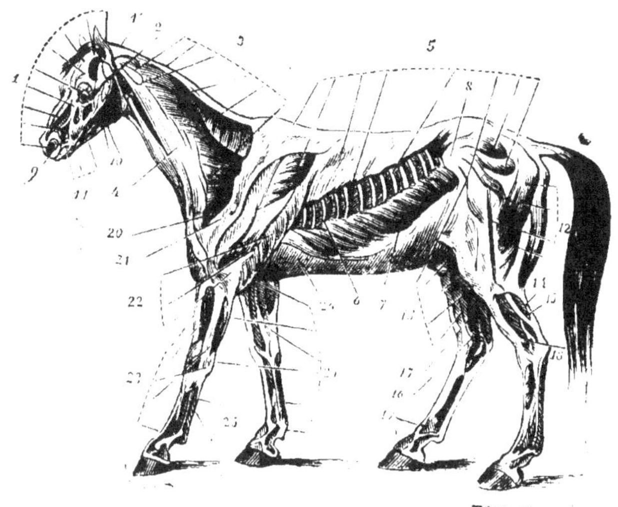

Cheval écorché.

1. Muscles de la tête.
1'. Altoïdo-mastoïdien.
2. Axoïdo-mastoïdien.
3. Muscles releveurs et abaisseurs de l'encolure.
4. Mastoïdo-huméral.
5. Muscles du dos, des reins et de la cuisse.
6. Grand dentelé.
7. Grand oblique.
8. Petit oblique.
9. Muscle labial.
10. Muscle zygomato-maxillaire.
11. Muscles des lèvres.
13. Muscles de la région antérieure.
14. Muscles de la région postérieure de la jambe.
15. Bifémoro-calcanéen et péronéo-calcanéen.
16. Tibio-phalangien.
17. Péronéo-phalangien.
18. Fémoro-phalangien.
19. Suspenseur du boulet.
20. Grand scapulo-huméral.
21. Petit fémoro-huméral.
22. Extenseurs de l'avant-bras.
23. Muscles de la jambe (partie antérieure).
24. Muscles de la jambe (partie postérieure).
25. Muscle perforé et muscle perforant.
26. Muscles de l'abdomen.

Épaule. Elle doit être longue et un peu oblique. Les chevaux à épaule droite avancent peu : ils *trottent sur place.*

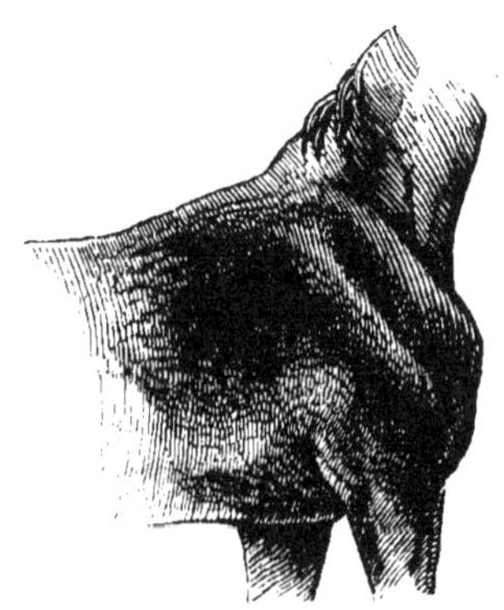

Belle épaule

Avant-bras et coude. Il faut qu'ils aient largeur et épaisseur.

Genou. Arqué ou effacé, il indique la faiblesse.

On appelle *aplombs* la position et la direction des membres dans la station du cheval debout.

On dit qu'un cheval a de *bons aplombs* quand le poids de son corps est réparti régulièrement sur ses membres.

Profil. (aplombs de) L'aplomb est bien pour chaque membre, quand l'axe de ce membre est dans la direction perpendiculaire (direction du fil à plomb).

S'agit-il de vérifier l'aplomb des membres antérieurs ? Supposez une ligne verticale abaissée de la pointe de l'épaule jusqu'au sol, cette ligne rencontrera le sol un peu en avant de l'extrémité du sabot. Si cette ligne tombe en avant, le cheval *est sous lui* du devant. Si cette ligne tombe en arrière, le cheval est *campé du devant.* Si le genou seulement est jeté naturellement en avant de cette même ligne, le cheval est *brassicourt*; si ce défaut-là se manifeste à la suite d'usure, d'accident, le cheval est *arqué*; si le genou se trouve en arrière de cette même ligne le cheval est effacé.

Faut-il vérifier l'aplomb des membres postérieurs? Une verticale abaissée de la pointe de la fesse rencontrera la pointe du jarret en longeant la face postérieure du canon, avant d'atteindre le sol. Si le membre se trouve en avant de cette ligne, le cheval *est sous-lui* du derrière ; dans l'autre cas, il *est campé* du derrière.

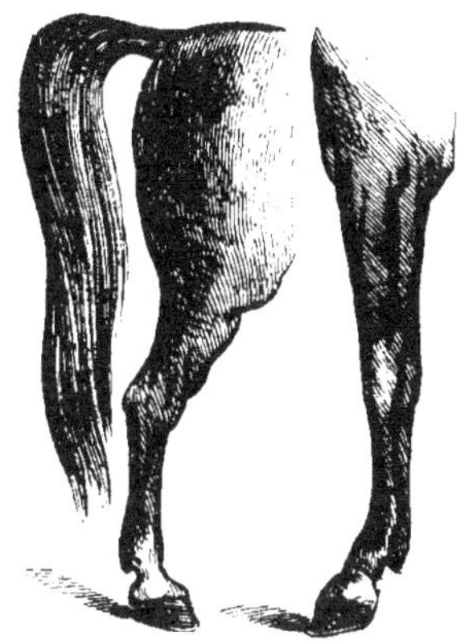
Aplombs de profil.

Face (aplombs de). En examinant un cheval de face vous déterminerez l'aplomb des membres antérieurs au moyen d'une verticale qui, abaissée de la face antérieure de l'avant-bras, doit diviser toute la partie inférieure du membre en deux parties égales. Si les deux membres sont en dedans de cette ligne, le cheval est *serré du devant*; s'ils s'écartent, le cheval est *trop ouvert du devant*; si la pince du pied est tournée en dehors, le cheval est *panard*; si elle est tournée en dedans, il est *cagneux*; si le genou seul est en dehors, le cheval est *cambré* (bancal) ; si le genou est en dedans, on dit que le cheval a un *genou de bœuf*.

On détermine l'aplomb des membres postérieurs au moyen d'une ligne verticale qui, abaissée du milieu de la face postérieure de la pointe du jarret, partagera tout le membre en deux parties égales ; les mêmes anomalies citées dans les membres antérieurs pourront se reproduire dans l'arrière-train et vous aurez un cheval *cagneux* ou *panard du derrière*, etc.

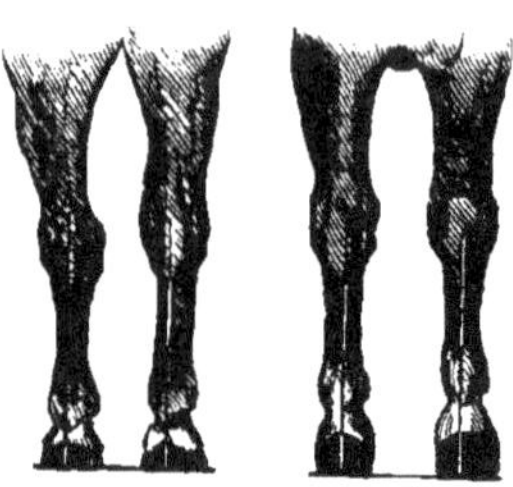

Aplombs de face.

Il faut aussi considérer les angles formés par les rayons des membres.

Règle générale : ces angles doivent toujours être de 45° ou d'un multiple de ce nombre.

L'épaule doit faire, avec le bras, un angle de 90° (angle droit).

La jambe, avec la cuisse, doit faire également un angle de 90°.

La jambe doit faire, avec le canon, un angle de 135°.

Le canon, avec le pied, donnera un angle de 135°.

Le pied, avec le sol, donnera un angle de 45°.

L'angle du jarret trop fermé détermine un jarret coudé ; trop ouvert, il détermine un jarret droit.

L'angle du pied, s'il est trop fermé, détermine le boulet plongeant ; si cet angle est trop ouvert, on dit que le cheval est *droit sur son boulet*.

Si le pâturon est trop long, le cheval est dit *long-jointé*, d'où résulte le *boulet* plongeant.

Un cheval doit être *court-jointé*, c'est-à-dire avoir le pâturon court.

Le pied ne doit être ni trop grand, ni trop petit, ni plat (1) ; ces défauts de conformation portés à l'excès déterminent le *pied comble*.

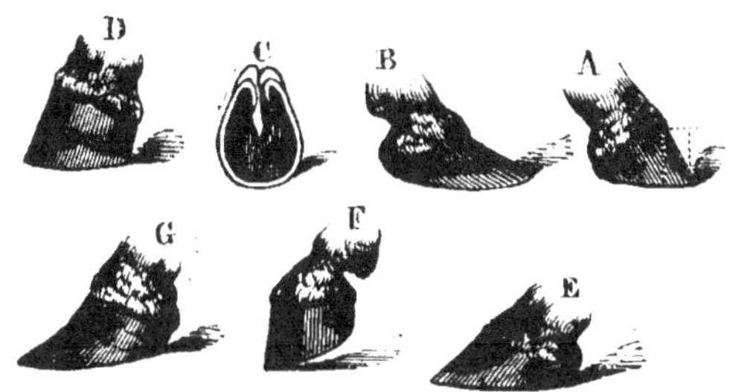

Pieds de cheval.

A. Beau pied.
B. Pied plat.
C Pied à talon serré.
D. Pied à talon haut.

E. Pied à talon bas.
F. Pied pinçard ou rampin.
G. Pied cerclé.

Le *pied dérobé* a la corne cassante.

Le *pied encastelé* est le pied trop étroit, à talon serré.

Le *pied pinçard* ou *rampin* mord mal le sol.

Le *pied bot* appuie trop sur le sol.

§ IV

Proportions pour tout le corps.

D'après Bourgelat, si l'on prend la tête pour unité, pour point de comparaison, les autres parties du corps devront offrir les rapports suivants :

Du garrot à la tête (deux têtes et demi) 2,50
De la pointe du bras à la pointe de la fesse. 2,50

(1) Pour les maladies : Voir le chapitre spécial consacré aux maladies du cheval.

Du garrot à la nuque (en droite ligne). 1,00
Du garrot au coude 1,00
Du côté droit au côté gauche. 1,00
Du dos au ventre 1,00
D'une pointe du bras à l'autre 0,06
De la hanche à la pointe de la fesse. 0,83
D'une hanche à l'autre. 0,83
De la croupe au grasset. 0,83
D'un bord de l'encolure à l'autre bord (là où l'enco-
    lure a le moins de largeur). 0,50
Du garrot à l'insertion de l'encolure dans le poitrail. 0,83
D'un bord à l'autre bord de l'avant-bras. 0,31
Du pli à la pointe du jarret 0,22

Voir, pour le surplus, les détails donnés précédemment à propos des croisements.

CHAPITRE VIII

Age des reproducteurs. — Nourriture. — Monte. — Part. Gestation. — Sevrage.

Les étalons du nord doivent être employés, pour la reproduction, à 4 ans ; les étalons du midi à 6. — Cette loi n'a rien d'absolu : on voit des étalons de 15 à 16 ans encore très-vigoureux, très-propres à saillir les juments.

Les juments ne doivent généralement pas être couvertes avant leur troisième année.

Dans les haras de l'État on donne, dans le temps de la monte :

	Foin.	Paille.	Avoine.
Au pur sang.	3 kil.	5 kil.	10 litres
Au demi-sang carrossier.	4 —	5 —	11 —
A l'étalon de huit ans. . . .	7 —	6 —	11 —

§ Ier

La chaleur, chez les étalons, se manifeste par l'agitation, l'inquiétude, l'érection du pénis, le rapprochement des testicules du ventre, l'écoulement d'un liquide visqueux par le canal de l'urètre, quelquefois même par l'écoulement d'un vrai sperme.

La jument en chaleur perd l'appétit, boit beaucoup, s'agite, hennit ; la vulve se gonfle, rougit et laisse écouler un liquide gluant ; les muscles externes des organes génitaux se resserrent.

L'emploi de poivre, du chènevis, du fenugrec, du gingembre, etc., pour exciter l'ardeur du coït, est souvent dangereux. Mieux vaut recourir au bout-en-train et donner une nourriture forte et un peu échauffante.

La monte se fait ordinairement au commencement du printemps.

Elle a lieu en liberté dans les haras sauvages.

Dans la monte en main, on peut tenir la jument par une longe, ou l'attacher à un poteau ; après lui avoir lié et relevé les crins de la queue et entravé les pieds, si la bête est très-chatouilleuse et disposée aux ruades ; souvent même, on recourt au serre-nez. Quelquefois, il faut couper le *bouton* ou la verrue, repli de la membrane du vagin ; il faut ouvrir l'utérus en y introduisant la main préalablement graissée. Quelquefois on couvre les yeux de l'étalon avec une capote ; et l'on est obligé de diriger le pénis vers l'ouverture naturelle où il doit pénétrer.

Presque toujours il est bon, par excès de précaution, de faire opérer deux saillies immédiates, au lieu d'une.

La monte mixte, assez en usage en Allemagne, consiste à enfermer l'étalon et la jument déferrés dans une sorte de cabane où ils sont à l'aise ; on les y laisse jusqu'après copulation effectuée.

Un bon étalon fécondera facilement de 30 à 60 juments par an, à raison de deux saillies par jour, l'une le matin, l'autre le soir pendant la saison de la monte, avec intervalles de repos.

Les juments couvertes tous les ans sont généralement plus fécondes que celles qu'on n'offre aux étalons que de 2 ans en 2 ans.

Le coït achevé, les juments doivent rester calmes, et éloignées des étalons.

Les signes de la gestation sont difficiles à connaître jusqu'au moment où le fœtus s'avance dans l'abdomen qui, alors, s'avale et descend, tandis que les flancs se creusent. Le pis se déride et les mamelons s'accusent ; le trayon laisse couler un liquide transparent, puis opaque ; dans le cours du sixième mois, le fœtus remue ; on le sent en pressant le flanc droit, surtout quand la jument vient de boire et qu'elle a avalé une grande quantité d'eau froide.

Plus tard, les muscles de la croupe s'effacent ; la vulve s'enfonce dans le bassin.

On n'expose pas la jument pleine à des secousses violentes, mais un travail modéré lui est utile. La présence d'un fœtus mort et resté dans la matrice se manifeste par l'écoulement d'un liquide infecte et sanguinolent.

Plus d'aliments pouvant amener des coliques et des indigestions venteuses ; plus de breuvages trop froids, ni d'eau croupie. Quelquefois la saignée est indiquée.

La gestation dure de 322 à 400 et même à 419 jours.

Le part s'annonce : par un ventre avalé, un anus enfoncé, des hanches écartées, un pis dur et des mamelons raides, un lait gluant et épais ; une vulve dilatée et laissant suinter un liquide visqueux et incolore.

Si le part se fait difficilement, videz le rectum en donnant un lavement ; faites boire un peu de vin miellé ; tirez doucement le fœtus avec la main. Quelquefois la saignée est nécessaire. Onctions, injections émollientes.

Il faut bouchonner la jument aussitôt après la délivrance, lui couvrir le corps et lui faire boire de l'eau blanche.

Si le placenta et le délivre ne tombent pas naturellement, on les tire doucement hors de la vulve à l'aide du cordon ombilical ; ce cordon doit être lié, puis coupé à 15 ou 18 centimètres de l'ombilic, si la mère ne le déchire pas avec ses dents.

Aux juments qui ont trop de lait, fournissez une nourriture peu substantielle, racines, etc. ; à celles dont la mamelle est molle et vide, donnez des grains broyés et délayés dans de l'eau : avoine, orge, etc. ; poudre d'anis, 100 grammes dans un breuvage ; frictionnez le pis plusieurs fois par jour.

Si la mère oublie de lécher son petit qu'on pourrait au besoin couvrir d'un peu de sel, de poivre, etc., vous le sècherez vous-même en le frottant avec de la laine.

Il est toujours utile de laisser le poulain prendre le premier lait de sa mère.

La nourriture de la mère consistera principalement eu orge, blé, fèves, pois, soupes, provendes, etc.

Tourteaux de grains ou de graines, avoine, féveroles écrasées, aux poulains ; pâturages (pas de trèfle incarnat).

Sevrage. — Si la jument est bonne laitière, on diminuera peu à peu la quantité d'aliments et l'on augmentera la durée du travail ; traite de temps en temps ; frictions sur les mamelles avec des matières astringentes ; une ou deux légères purgations.

On sèvre les poulains peu à peu, en 5 ou 6 jours à partir du cinquième mois, sans dépasser le huitième ou le neuvième ; ceux qui têtent trop longtemps, sont quelquefois mous et lourds. Immédiatement après le sevrage, on augmente la quantité des farineux qu'ils consomment.

Allaitement artificiel. — Si la mère nourrit d'une façon insuffisante, ou ne nourrit pas du tout son poulain, on recourt à une autre jument ; à défaut du lait de jument, on fait boire du lait de vache ; à défaut de lait de vache, on donne de la farine de lin délayée dans de l'eau : (1 partie de farine pour 10 d'eau) ; farine de féveroles, etc. On a calculé qu'un litre de lait est représenté, en valeur nutritive, par 1 kilog. 500 gr. de panais, ou par 1 kilog. 200 gr. de carottes, ou par 900 gr. de pommes de terre.

CHAPITRE IX

Élevage. — Dressage. — Castration. — Amputation de la queue. — Marques

Il faut donner aux poulains âgés de 5 à 6 mois, des rations variant de 800 à 1700 et à 1800 gr. d'avoine. On les habituera à supporter le bouchon, le peigne et l'étrille.

Au commencement de la seconde année, les mâles sont séparés des femelles ; on les élève à l'écurie ou au pâturage : les deux méthodes ont leurs avantages et leurs inconvénients ; mieux vaut le régime mixte. Toutes sortes de fourrages.

Accoutumez peu à peu vos bêtes à la bride, au bridon et à la selle.

De deux à quatre ans, c'est l'époque du travail, mais du travail proportionné aux forces des jeunes chevaux et en rapport avec leur conformation ; à ceux-ci, vous ferez traîner la charrue ; à ceux-là, une légère voiture d'abord vide, puis de plus en plus chargée ; aux uns vous mettrez une selle sans croupière, avec courroies pendantes, puis un *cavalier de bois*, sorte de bât disposé en fourche ou en croix ; enfin, vous monterez les autres, vous les obligerez à marcher, à courir sur des terrains inégaux.

C'est à tort qu'on engraisse les poulains prêts à être vendus : la graisse ne donne ni force, ni muscles.

Les chevaux de course exigent un dressage tout particulier; on leur fait consommer, par jour, environ 2 kilog. 500 gr. de bon foin et 15 à 18 litres de très-bonne avoine (pesant de 50 à 54 kilog. l'hectolitre). Froment, féveroles, pois, de temps en temps, paille hachée. Le vert est rarement recommandé. Barbotage de son pour rafraîchir; petite quantité de fenouil, de gingembre, de cumin, d'angélique, pour exciter l'appétit. Pansage deux et même trois fois par jour; gant de crin, au lieu d'étrille, pour les chevaux à peau très-fine; frictions avec la brosse et la flanelle; lotions à l'eau chaude sur les jambes.

Le cheval de course ne doit jamais être mis au trot, car il garderait longtemps cette allure.

Les suées ou transpirations très-abondantes doivent être provoquées par des exercices violents. Couvertures mises avec soin à la rentrée, dans une écurie bien close; puis enlevées au bout d'un quart d'heure environ; on râcle la sueur avec un *couteau de chaleur;* on frictionne avec la flanelle; on bouchonne; le tout très-vite, afin d'empêcher le refroidissement. Couvertures. Quelques gorgées d'eau chaude. On selle et l'on fait faire une promenade au pas ou au galop.

Certains chevaux sont soumis à la suée chaque semaine; d'autres, une fois par mois, selon le tempérament, etc. Les bons résultats des suées s'accusent par le dessin en saillie des muscles devenus de plus en plus fermes et consistants : *le cheval est en condition.*

Si les chevaux ne maigrissent pas, après avoir subi les suées, on a recours aux médicaments purgatifs : savon blanc, jalap, rhubarbe, aloès; aux médicaments sudorifiques et diurétiques (propres à faire suer et uriner): girofle, carvi, cannelle, anis, sel de nitre; ces matières s'administrent en bols et en pilules. Préalablement, diète, barbotage de son et de farine d'orge par parties égales.

30 grammes d'aloès sont nécessaires pour purger un

cheval de 5 à 6 ans; 15 grammes suffisent pour un poulain de 2 ans; on dose proportionnellement à l'âge, à la vigueur de la bête, au résultat à obtenir.

Si l'entraînement est mené avec prudence, le cheval conservera toute sa santé et verra même sa vigueur s'accroître de jour en jour; il sera gai, hardi; il aura l'appétit soutenu, la respiration lente, douce et régulière, les muscles fermes, le poil lisse et brillant.

Castration. Il faut châtrer les chevaux jeunes, aussitôt que les testicules sont descendus dans les bourses; les formes sont plus fines parce que les os diminuent en même temps que les muscles de l'avant-train s'amincissent.

Les casseaux très-recourbés, instrument facile à serrer à volonté, sont d'un emploi plus facile que le feu, la torsion et le bistouri (1).

Il ne faut pratiquer qu'avec beaucoup de précaution l'ablation des ovaires chez les juments trop promptes aux ruades ou chatouilleuses à l'excès.

Pour couper la *queue en brosse*, on ampute les os coccygiens; si l'on se borne à enlever les derniers de ces os, en laissant dépasser les crins, la queue est seulement en *balai;* cette opération amène une perte de sang qui nécessite une cautérisation superficielle immédiate, au fer chaud.

On obtient la queue à l'anglaise, comme nous l'avons dit plus haut, en coupant les muscles qui abaissent les os coccygiens.

Mieux vaut laisser aux chevaux ce que leur a donné la nature : la queue est un ornement et, de plus, elle sert à chasser les mouches.

Les marques se font sur la peau et sur le sabot avec un fer chaud.

(1) Voir, pour le surplus, les détails donnés sur *la castration du bœuf.* 1re partie. ch. VII, § 2.

CHAPITRE X

De l'Ane.

L'Ane appartient au genre cheval, mais il s'en distingue par une tête plus grosse et moins allongée, par des oreilles plus longues, par une queue garnie de crins à son extrémité seulement, par des épaules plus étroites, traversées, chez le mâle, d'une ligne noire que croise une autre ligne noire tracée le long de l'échine ; par un dos plus tranchant, par une croupe moins carrée, par un cri différent : le braiement au lieu du hennissement. L'âne est originaire de l'Arabie. On le trouve encore à l'état sauvage, sous le nom d'*Onagre*, en Afrique et en Asie.

Dans nos pays, il vit de 15 à 25 ans.

Parmi nos races indigènes, nous citerons :

L'âne des Pyrénées, avec deux variétés : l'une au corps épais et trapu, l'autre au corps mince et élevé ; robe noire ou brune, dessous du ventre blanc.

L'âne de Gascogne qui descend du précédent ; il est vigoureux ; trotte bien ; il montre beaucoup de courage et assez de docilité.

Le baudet du Poitou, originaire d'Espagne, haut de 1^m 45 à 1^m 55, tantôt long, mince, élancé, haut sur jambes ; tantôt épais et trapu ; poil long et touffu ; articulations amples ; encolure trop courte ; tête très-forte, garnie d'une sorte de barbe double ; bourre hérissée autour de ses yeux très-petits et très-enfoncés ; oreilles en éventail avec mèches frisées à l'intérieur (*cadenettes* ou *chenettes*) ; robe plutôt noire et baie que grise ; taches blanches à la tête et au ventre.

On appelle *Borrayoux* ou *Bourrayoux* les baudets poitevins à poils longs et frisés se renouvelant à chaque printemps ; on appelle *guenilloux*, les ânes qui ont des mèches de poils longs de 8 à 10 décimètres, disposées en touffes inégales et irrégulières. Souvent la queue se dégarnit complétement de poils chez les animaux âgés : *queue de rat*. Les plus beaux ânes poitevins se vendent de 6,000 à 7,000 francs.

Les signes de chaleur chez l'âne et chez l'ânesse sont les mêmes que chez l'étalon et chez la jument. On leur fait pratiquer la monte au printemps, de façon à ce que les femelles mettent bas dans le mois de juin ou de juillet de l'année suivante.

L'ânesse porte environ douze mois.

« Dès l'âge de deux ans, dit Buffon, la femelle est en état d'engendrer.

« Elle est encore plus précoce que le mâle et elle est tout aussi lascive ; c'est par cette raison qu'elle est très-peu féconde ; elle rejette au-dehors la liqueur qu'elle vient de recevoir dans l'accouplement, à moins qu'on n'ait soin de lui ôter promptement la sensation du plaisir, en lui donnant des coups pour calmer la suite des convulsions et des mouvements amoureux ; sans cette précaution, elle ne retiendrait que très-rarement.... Lorsqu'elle est pleine, la chaleur cesse bientôt, et, dans le dixième mois, le lait paraît dans les mamelles : elle met bas dans le douzième mois ; sept jours après l'accouchement, la chaleur se renouvelle et l'ânesse est en état de recevoir le mâle : en sorte qu'elle peut, pour ainsi dire, continuellement engendrer et nourrir. Elle ne produit qu'un petit et si rarement deux, qu'à peine en a-t-on des exemples.

« Au bout de cinq ou six mois, on peut sevrer l'ânon; et cela est même nécessaire, si la mère est pleine, pour qu'elle puisse mieux nourrir son fœtus.

« L'âne étalon doit être choisi parmi les plus grands et les plus forts de son espèce; il faut qu'il ait au moins trois ans, et qu'il n'en passe pas six; qu'il ait les jambes hautes, le corps étoffé, la tête élevée et légère, les yeux vifs, le naseau gros, l'encolure un peu longue, le poitrail large, les reins charnus, la côte large, la croupe plate, la queue courte, le poil luisant, doux au toucher et d'un gris foncé. »

Un âne bien constitué pourrait facilement, pendant la saison de la monte, féconder, chaque jour, cinq ou six femelles (1).

On châtre rarement l'âne.

De temps en temps, un peu d'avoine; foin, paille hachée, trèfle vert ou sec, luzerne; feuilles de vesce, de pois; pommes de terre, carottes, raves, navets.

Le lait d'ânesse est très-bon pour les personnes malades, faibles de constitution, ou convalescentes.

Avec la peau de l'âne on fait du parchemin, des cribles, des tambours, etc., etc.

____

(1) Se reporter, pour le surplus des soins que les ânons et les ânesses exigent, à ce que nous avons dit plus haut, touchant les juments et les poulains.

CHAPITRE XI

Le Mulet et le Bardot ou Bardeau.

Le Mulet est le produit de l'accouplement de l'âne avec
la jument ou du cheval avec l'ânesse; dans ce dernier
cas, on l'appelle Bardot ou Bardeau. La femelle s'appelle
Mule.

Le mulet tient de l'âne et du cheval; il a les jambes
sèches, comme le cheval; la queue presque nue; sa tête
est plus forte que celle du cheval; ses oreilles presque
aussi longues que celles de l'âne. Sa voix diffère du braiement et du hennissement. Il a le poil ras, bai, gris-isa-
belle, avec ou sans raie sur le dos; ses soies longues
tombent à la fin de la première année.

Les mulets sont impropres à la reproduction de l'espèce; les mules sont quelquefois fécondes.

En général, les mulets sont plus sobres que les chevaux; ils supportent mieux la faim et la fatigue; ils vivent plus longtemps.

L'Espagne, le Portugal, l'Italie, nos provinces du
Midi et le Poitou sont les pays d'Europe où l'on trouve
les mulets les plus beaux et les plus nombreux.

Un bon mulet a les extrémités rondes et grosses; la
croupe charnue un peu avalée et pas trop pendante latéralement; les côtes rondes, le poitrail ouvert, les saillies
osseuses, bien accusées.

Les mules du Poitou, particulièrement propres au labour, ont le corps fort et long.

Les mules du Dauphiné ont le corps trapu et étoffé.

Les mules des Pyrénées sont plus gracieuses de formes, plus légères et plus agiles.

La tête lourde, les oreilles très-grandes, l'encolure très-droite, sont des défauts à éviter autant que possible dans l'âne reproducteur. Il faut que cet animal soit fort, grand, épais, bien musclé, qu'il ait l'œil vif, point de taches rouges à la bouche; des poils aux tendons.

On choisira, pour la donner à l'âne, une jument à tête légère, à encolure longue, à corps épais et trapu, à reins courts, à poitrail large, à croupe charnue et large, à hanches écartées, à membres forts, bien musclés, un peu moustachus; d'une taille d'environ 1^m 45.

Cette jument doit être mise dans un travail au moment du coït et, si elle est méchante, on lui passe un lacs et des entravons.

La double saillie est très-souvent avantageuse, quelquefois même nous la croyons absolument nécessaire.

Les juments couvertes par l'âne avortent souvent; elles portent un peu plus longtemps que quand elles ont été fécondées par le cheval. (Voir, pour le surplus, les détails donnés sur le part des juments).

Il faut presque toujours purger les muletons avec du sulfate de soude délayé dans de l'eau, ou de l'huile mêlée au vin blanc. (Voir, pour le surplus, les détails relatifs aux poulains).

A 15 ou 18 mois, les mulets labourent ou portent le bât.

Les mules châtrées deviennent plus douces, mais plus molles, plus exposées aux maladies des organes génitaux.

Les mules se vendent presque toujours plus cher que les mulets; elles réclament une meilleure nourriture :

grains, avoine, orge, etc., entiers ou écrasés, ramollis ou cuits; foin; pommes de terre cuites au four.

Le Bardot ou Bardeau, produit de l'ânesse et du cheval, est plus petit que le mulet et moins bien conformé : il a la tête trop longue et trop pesante; le dos voûté, la croupe tranchante ; mais il est sobre, robuste et travailleur.

L'ânesse couverte par un cheval est très-sujette à l'avortement et le part est presque toujours laborieux. (Voir, pour le surplus, tout ce qui est relatif aux juments, aux ânesses, aux poulains et aux muletons).

CHAPITRE XII

Maladies du Cheval, de l'Ane et du Mulet. — Symptômes généraux. — Régimes. — Administration des remèdes. — Saignée. — Séton, etc.

Avis important. — Les bêtes de somme (cheval, âne, mulet et bardot), comme les bêtes à cornes, sont sujettes à beaucoup de maladies générales ou particulières dont nous avons parlé très-longuement dans le chapitre X de la première partie; le lecteur devra recourir avec grand soin à ce chapitre, pour :

L'enclouure.
La fourbure.
Le phlegmon.
La fente du sabot.
Les maladies de la bouche (charbon, aphthes, etc.. etc.).
Les maladies des naseaux.
Les tumeurs.
Les abcès.
Le bubon.
Le squirrhe.
Le kyste.
La loupe.
Le venin dormant.
L'œdème.
La bouffissure.
La pierre ou venin haté.

La gangrène.
Le charbon (et ses différentes espèces).
Les breuvages et les lavements contre le charbon.
Le chancre volant ou sur-langue.
Les contusions.
Les plaies.
Les ulcères.
La brûlure.
Les morsures.
Le ver du bouvier.
Les piqûres d'insectes.
La corne cassée ou renfoncée.
Les os brisés.
La carie raboteuse.
Les articulations soudées.

Les tumeurs des os.

La hernie du ventre.

Le poux ou pouillotement.

L'érysipèle.

Le bouton de chaleur.

Les dartres.

La gale.

L'enflure du ventre.

Le flux de ventre (diarrhée ou dévoiement).

Le flux de sang (dyssenterie).

Le ténesme.

L'échauffement.

Les coliques ou tranchées.

La mauvaise-eau.

La tranchée de vers.

Les tranchées inflammatoires.

La jaunisse.

Le pissement de sang.

La suppression et la rétention d'urine.

Les maladies de poitrine.

Les maladies de gorge.

Les maladies de tête.

L'apoplexie.

La paralysie.

L'état maladif général.

La fièvre, etc.

Le lecteur recourra aux chapitres IX et X, Ire partie, et à la VIIe partie (Vocabulaire de la *Pharmacie vétérinaire*) pour :

Les breuvages.

Les lavements.

Les injections.

Les fumigations.

Les lotions.

Les vésicatoires

Les sétons.

La saignée.

Et la composition de tous les remèdes de la pharmacie vétérinaire.

Vous reconnaîtrez qu'un cheval est malade, ou sur le point de l'être, aux signes suivants :

1. Perte d'appétit et de sommeil.

2. Air triste; œil morne, fixe, inquiet; oreilles basses; nez tendu et sec.

3. Soupirs, hennissements plaintifs.

4. Pouls agité et irrégulier.

5. Excréments solides ou liquides rendus en quantité trop petite ou trop grande; glaires mêlés de sang sortant de l'anus; efforts pénibles pour uriner et fienter.

6. Ventre gonflé ou retroussé, etc. (V. ch. X, Ire partie.)

Le régime antiphlogistique ou débilitant consiste dans

la diminution ou dans la privation complète d'aliments solides : foin, avoine ; — les décoctions de plantes émollientes ; les boissons blanches acidulées ou nitrées ; les barbotages d'orge, de son, etc. ; la saignée.

Le régime doux consiste dans l'administration des farineux, des racines fraîches, des boissons miellées, données tièdes plutôt que froides.

Le régime excitant se compose d'avoine, de blé, de foin, de semences légumineuses, de boissons aromatiques ou alcoolisées ; quinquina, camphre, sabine, alcali volatil ; bouchonnement répété ; frictions vives et fréquentes.

Le régime fortifiant est, à peu de chose près, semblable au précédent : cordium ; galenga, aunée, vin miellé, etc.

Le régime analeptique (substantiel) réclame des aliments nutritifs, sous un très-petit volume : orge, froment ; paille hachée ; luzerne, sainfoin ; puis, féveroles écrasées ; bains froids par un beau temps ; genièvre, galenga, aunée, etc.

Pour le régime tempérant, on joint aux aliments indiqués dans le régime débilitant : acide nitrique édulcoré, acétate d'ammoniaque.

Le régime relâchant demande les eaux blanches, les barbotages de farine, le fourrage vert et frais ; les lavements, etc.

Les breuvages s'administrent avec la bouteille, ou mieux, avec la corne de bœuf ou *bidon à breuvages*.

On pose sur la langue les pilules préalablement enduites de miel ou d'huile à manger ; après quoi, on fait avaler une grande tasse de liquide.

Les poudres s'incorporent au son, au miel, etc.

Le *billot enduit du médicament* peut être laissé dans la bouche comme un mors, mais en ayant soin de l'assujétir, d'abord, au moyen d'une corde passée derrière les oreilles.

Lavements. — Ils sont nécessaires dans bien des cas; avant de les administrer, il convient de vider le rectum avec la main huilée. 125 grammes d'huile de noix, d'œillette ou de lin rendent un lavement adoucissant et laxatif : quelques têtes de pavot, quelques gouttes de laudanum rendent un lavement calmant; 125 grammes de sel de Glauber ou 2 poignées de gros sel de cuisine le rendront purgatif. Quelquefois on remplace le sel de Glauber ou le sel de cuisine, par l'huile de ricin, par une décoction de feuilles de tabac.

On appelle *saignée générale*, celle qui consiste à ouvrir un vaisseau; *saignée locale*, celle qu'on opère sur le système capillaire.

La saignée ordinaire est de 2 kilos 500 gram., selon la nature, les circonstances de la maladie, le tempérament, l'âge du cheval, le but proposé. Plusieurs petites saignées valent souvent mieux qu'une grande.

Il faut présenter la pointe de la *flamme* (instrument qui sert à saigner) sur la partie de la veine à ouvrir, mais sans l'appuyer, puis on frappe d'un coup sec le dos de la lame avec un morceau de bois. Quand la quantité de sang retirée suffit, on passe une épingle, à travers la peau, des deux côtés de l'ouverture artificielle, et l'on serre en tournant avec un crin en forme de 8.

Pour préparer le cheval aux purgatifs, on devra, dès la veille et même dès l'avant-veille, diminuer sa ration d'avoine; lui donner du son délayé dans de l'eau chaude. Le breuvage purgatif s'administre tiède : après une pilule, on fait avaler de l'eau blanche chaude; deux heures après le purgatif, son délayé dans de l'eau chaude; s'il y a des tranchées, lavements d'eau ordinaire ou lavement huileux.

CHAPITRE XIII

Maladies particulières du Cheval, de l'Ane et du Mulet. Remèdes.

Voir l'*avis important* placé en tête du chapitre précédent et consulter la table des matières pour toutes les maladies déjà étudiées dans la première partie, ch. X et dont nous n'avons pas dû, par conséquent, parler ici. C'eût été faire double emploi.

Arêtes ou queue de rat. — Croûtes écailleuses qui se forment le long du canon et déterminent la chute des poils ; si les 'arêtes se présentent sous la forme de boutons, on les appelle *grappes*. — Lotion d'eau saturée de sel ammoniac. Liniment savonneux camphré. Pommade ammoniacale ; onguent mercuriel.

Ars (cheval frayé aux ars) ; inflammation et gerçures à l'avant-bras. Décoction émolliente tiède.

Barbes ou fèves. — Engorgement du palais. Cautérisation. Régime rafraîchissant.

Barres blessées. — Bassiner avec du vin tiède miellé. Mastigadour de miel et de poudre de guimauve. S'il y a carie, cautérisation avec un fer chauffé à blanc.

Bleime. — Blessures sous la sole. Pansements avec des plumasseaux enduits de teinture d'aloès. (V. *Maréchalerie*, pour la ferrure spéciale).

Blessures du pied. — Extraire le corps étranger ; enlever doucement la partie malade de la corne ; pansements avec teinture d'aloès, eau-de-vie, essence de térébenthine. (**V.** *Maréchalerie.*)

Brulures. — V. ch. X, § 5, 1re partie.

Capelet. — Sorte d'œdème ayant son siége à la pointe du jarret. Frictions avec de l'eau-de-vie camphrée ; cautérisation avec le fer chauffé à blanc, si le mal résiste.

Cerises. — Excroissances charnues qui naissent à la surface des plaies du pied. On les fait disparaître avec une feuille de sauge bien tranchante. (Instrument chirurgical).

Couronne. — (V. *Genou*).

Crapaud ou fic. — Tumeur ulcéreuse survenant à la fourchette. On coupe la corne et l'on enlève les parties fongueuses ; étoupade fixée avec des éclisses ; plumasseaux enduits d'égyptiac. Pansements tous les jours ; si le mal ne cède pas à cette première médication, on recouvre la plaie de sulfate de cuivre en poudre ; sublimé corrosif ; sétons aux fesses et au poitrail. Médication intérieure : diurétiques et purgatifs.

Le crapaud invétéré avec javarts est très-difficile et souvent impossible à guérir complétement.

Crapaudine. — V. *Gale*, ch. X, § 6, 1re partie.

Crevasses. — Frictions avec l'onguent populeum et l'onguent siccatif.

Dartres. — Si elles sont légères, les lotions à l'eau de mauve suffisent souvent ; si elles sont rebelles, on recourt aux frictions avec l'onguent mercuriel citrin ; lotions avec l'eau sulfureuse. Purgations. (V. ch. X, § 6, 1re partie.)

Eaux aux jambes. — Maladie cutanée qui a son siége au pied et à la partie inférieure de la jambe et dont le signe caractéristique est le suintement, à travers les pores de la peau, d'une humeur séreuse, âcre et fétide, semblable à de la sanie.

Les Eaux se manifestent plus souvent aux pieds de derrière qu'à ceux de devant.

Quand elles sont nouvelles, elles cèdent à l'emploi des émollients, des lavements, des bains, de la saignée; si le mal résiste, lotions avec l'eau de Goulard, l'eau-de-vie camphrée.

A l'intérieur sudorifiques, antimoine diaphorétique; purgations. Sétons.

Le feu, si les remèdes précédents sont restés sans résultat, ou s'il y a rechute.

EBULLITION. — Éruption de petits boutons à l'encolure, à la poitrine, etc. Boissons rafraîchissantes, petites saignées.

ECART OU EFFORT D'ÉPAULE. — V. *Epaule* (écart de l').

ÉCHAUFFEMENT DES POULAINS. — Enflure de la verge et des testicules. Lotions sur les parties engorgées avec de l'eau de guimauve; si le mal ne cède pas, frictions avec un liniment calmant résolutif.

EFFORT. — V. *Mémarchure.*

ENCASTELURE. — Resserrement de la partie supérieure du sabot; incurable; graisser la corne; faites faire une ferrure appropriée.

ENCHEVÉTRURE. — V. *Plaie*, ch. X, Ire partie.

ENCLOUURE. — Accident résultant d'un clou mal placé, mal chassé; pansement avec de l'eau-de-vie, après avoir enlevé la cause de l'accident.

ENGORGEMENT DES JAMBES. — V. *Eaux.*

ENTORSE. — V. *Mémarchure.*

EPARVIN. — Tumeur calleuse à la partie intérieure du jarret. Cataplasmes émollients; liniment résolutif fondant; le feu.

ÉPAULE. (écart de l'). — Eau de Goulard; saignée et

cataplasmes émollients; repos; si le mal résiste, cautère, séton; le feu.

ÉPONGE. — Tare molle du coude; liniment résolutif fondant; le feu.

ÉTONNEMENT, ÉBRANLEMENT DU SABOT. — Saignée en pince; bain de pied dans une solution de vitriol vert, s'il n'y a pas inflammation.

FIC. — V. *Crapaud*.

FORME. — Tumeur osseuse formée sur la couronne ou sur le cartilage latéral de l'os du pied. Le feu.

FORTAITURE. — Raideur des muscles; repos, régime rafraîchissant. Quelquefois saignée.

FOURBURE OU FORBATURE. — Raideur dans les membres; inflammation du tissu réticulaire du pied (intérieur du sabot). Diète; délayants; saignées; topiques résolutifs et astringents. On détermine une inflammation dérivative aux genoux ou aux jarrets par de fortes frictions avec l'essence de lavande ou de térébenthine; liniment ammoniacal; cataplasmes de suie de cheminée avec vinaigre et sulfate de fer.

FOURCHETTE POURRIE. — Le mal se manifeste par le suintement d'une humeur noire et fétide. Étoupes d'alun calciné avec vitriol bleu. Enlèvement des parties gâtées.

FOURMILLIÈRE. — Décollement produit, entre la chair du pied et la muraille, par une mauvaise ferrure. On régénère quelquefois la corne en enlevant la partie de la muraille qui se trouve séparée sur le devant du pied. Souvent la fourmillière entraîne la perte du sabot.

FUSÉE. — V. *Suros et tares*.

GENOU COURONNÉ OU COURONNE. — Contusion au genou. Rapprocher les chairs disjointes; laver avec de l'eau-de-vie camphrée; quelquefois, si le gonflement persiste, vésicatoire ordinaire ou ammoniacal.

GOURME. — V. *Maladies des naseaux*, ch. X, § 3, Ire partie.

11.

Si la gourme suit son cours régulier et naturel, contentez-vous d'imposer un régime bien sain ; boissons adoucissantes ; si les organes respiratoires sont fortement atteints, vous recourrez au séton, à la saignée. Toniques, sudorifiques ; injections d'eau de mauve dans les naseaux.

GRAS-FONDURE. — Inflammation de la membrane des intestins ; évacuation de glaires, de matières sanguinolentes. Saignée ; ni purgatifs ni cordiaux ; boissons rafraîchissantes. Diète ; orge écrasée (de préférence au foin et à l'avoine que vous ne donnerez que quand la convalescence s'accusera nettement).

JARDON. — Tumeur calleuse qui se forme à la partie inférieure externe du sabot. Le feu.

JAVART. — Tumeur qui se forme sur les tendons du canon ou du pâturon, ou dans le pied. Cataplasmes émollients ; compresses imbibées de vin chaud.

Si le javart est *encorné*, il faut enlever les portions de corne soulevées et gâtées ; étoupes imbibées d'esprit-de-vin étendu d'eau.

S'il y a carie, il faut enlever la partie de l'os atteint, sans offenser la capsule synoviale de l'articulation. Purgations.

LAMPAS. — V. *Barbes.*

LANGUE COUPÉE. — Si la blessure est peu profonde, des lotions avec le vin miellé suffisent pour amener la cicatrisation. Repos. S'il n'y a pas d'espoir de voir les parties se réunir, il faut enlever le morceau déjà plus ou moins séparé des parties voisines.

LOUPE. — Si cette tumeur est molle, indolente et mobile, elle cède à l'emploi des forts résolutifs ; si elle est très-grosse et adhérente, on doit l'extirper.

LUNATIQUE. — V. *Maladies des yeux*, ch. X, § 1, Ire partie.

On dit qu'un cheval est lunatique, s'il a une fluxion périodique des yeux.

Saignées; sétons à la partie supérieure de l'encolure; collyres résolutifs; régime rafraîchissant; eau blanche acidulée. Purgations.

MALANDRE. — Crevasses au pli du genou avec suintement d'une humeur âcre et brûlante; lotions émollientes; onguent dessiccatif astringent.

MAL DE CERF OU TÉTANOS. — Mal caractérisé par la tension douloureuse et convulsive des muscles. — Causes : refroidissements; castration; mauvaise suppuration d'une plaie, etc. Remèdes : opium à fortes doses (8 à 15 gr. et même plus); saignée. Frictions avec l'eau-de-vie camphrée; fomentations et lavements émollients.

MAL DE TAUPE OU DE NUQUE. — Tumeur au sommet de la tête. Résolutifs. Maturatifs. Ouverture de l'abcès. En laver soigneusement l'intérieur avec de l'eau-de-vie étendue d'eau.

MAUX D'YEUX. — V. ch. X, § 1, Ire partie.

MÉMARCHURE OU ENTORSE. — Tendons et ligaments froissés et meurtris; plus particulièrement distension des tendons et des ligaments du boulet; gonflement; — bain froid prolongé, si le cheval n'est pas en sueur au moment de l'accident. Saignée. Friction avec le baume vulnéraire. Si l'entorse résiste : diète; lavements; saignée; cataplasmes émollients avec extrait de saturne. Repos absolu jusqu'à complète guérison. V. ch. X., § 4 : *Maladies des membres et des articulations.*

MOLETTE. — Tumeur au-dessus du boulet. Lotions résolutives. Si le mal résiste, un vésicatoire ou le feu.

MORFONDURE. — V. *Poitrine* (maladies de) ch. X, Ire partie.

MORSURES. — V. *Maladies externes*, ch. X, Ire partie.

MORVE. — Inflammation générale des membranes muqueuses, particulièrement de la membrane pituitaire : d'abord aiguë, la morve passe bientôt à l'état chronique.

L'animal rend par les naseaux, souvent par un seul, beaucoup de mucosités opaques et quelquefois mêlées de sang. Cet écoulement appelé *jetage*, est accompagné d'ulcération de la membrane pituitaire, d'engorgement et d'induration des glandes lymphatiques de la ganache. La morve se complique quelquefois du farcin; alors elle est mortelle.

Pas de toux, à moins de complication de phthisie pulmonaire; l'appétit et la vivacité ne disparaissent que quand le mal est arrivé à son dernier période; alors il y a toux, abattement, enflure et consomption.

La morve est incurable, excepté si, dès le début, on la combat par une très-bonne nourriture, des frictions d'hydriotate de potasse sur les glandes de la ganache, des fumigations stimulantes de gayac dans les naseaux; l'antimoine à l'intérieur. La morve passe généralement pour un mal contagieux et héréditaire.

MUSARAIGNE. — V. *Charbon*, ch. X, § 2, Ire partie.

OPHTHALMIE. — V. *Maladies des yeux*, ch. X, § 2, Ire partie.

PEIGNES. — V. *Arêtes*.

PLAIES. — V. *Accidents*, ch. X, § 5, Ire partie.

POITRINE (maladies de). — V. *Maladies internes*, aux mots : Pleurésie, Pneumonie, etc., ch. X, § 7, Ire partie.

POUSSE (sorte d'asthme). — Maladie caractérisée par l'essoufflement, par le battement des flancs, par une interruption du mouvement d'inspiration, de manière que ce mouvement se fait en deux temps : ce qu'on appelle *soubre-saut, contre-coup, coup de fouet*. La pousse ancienne est incurable. On prévient cette maladie en ne donnant pas trop de foin aux chevaux; en ne les laissant pas longtemps dans l'oisiveté, pour leur imposer **tout à coup** un travail qui excède leurs forces.

PUSTULES. — V. ch. X, § 6, Ire partie.

RAGE. — V. *Morsures* (maladies par accident), ch. X, Ire partie.

REINS. — V. ch. X, § 7, Ire partie.

RÉTENTION D'URINE. — V. ch. X, § 7, Ire partie.

RHUMATISME. — V. ch. X, § 4, Ire partie.

RHUME. — V. ch. X, § 7, Ire partie.

ROUVIEUX. — V. ch. X, § 6, Ire partie.

SEIMES. — Fentes et fissures de la corne du pied, dirigées de haut en bas, au-devant, sur les côtés et principalement au quartier interne : emplâtre d'onguent de pied ; cataplasmes de farine de lin. Si le mal résiste, on enlève les bords de la fissure. C'est une opération délicate qui demande une main exercée.

SOLANDRES — V. *Malandre.*

SOLE (maladies de la). — Si la sole a été battue ou foulée, cataplasme d'argile avec vitriol vert ; si elle a été brûlée, enlèvement de la partie atteinte et pansement avec de l'eau-de-vie étendue d'eau ; onguent d'althéa.

SQUIRRHE. — Tumeur dure et indolente qui peut dégénérer en cancer ; au début, liniment ammoniacal camphré ; pommade ammoniacale ; injections détersives ; pansements avec digestifs ; à l'intérieur, antimoine ; purgatifs. Si le mal résiste, extirpation de la tumeur et cautérisation.

SUROS. — Sorte d'exostose qui se produit à la partie latérale du canon ; deux ou trois petits suros à côté l'un de l'autre s'appellent : *suros en chapelet* ; deux suros placés vis-à-vis l'un de l'autre, sur le même tendon, constituent le *suros chenillé.* Pommade ammoniacale ; onguent mercuriel double ; le feu.

La *fusée* est un suros allongé.

TARES. — Les tares proprement dites sont des tumeurs développées spontanément dans les parties voisines des articulations et sur les tendons ; elles gênent les mouvements et souvent rendent le cheval impropre au service.

Si les tares produisent au toucher la sensation d'un corps dur, on les appelle *tares dures;* si elles cèdent à la compression, comme une vessie gonflée de liquide, on les appelle *tares molles.*

Vous remarquerez que les tares dures constituées par des végétations osseuses adhèrent à l'os et se trouvent à l'insertion des ligaments ou des tendons, souvent sur des points où existent déjà des saillies naturelles. V. *Eparvin, jardon, suros.*

Les tares molles ont pour cause la dilatation anormale des synoviales articulaires et tendineuses. V. *Vesigon, molette.*

La figure placée ci-dessous présente à l'œil les principales tares et défectuosités extérieures du cheval.

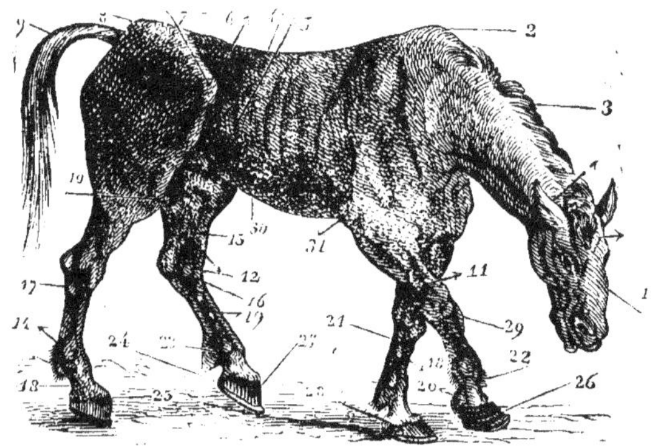

Tares et défectuosités du cheval.

1. Chanfrein busqué.	9. Queue de rat.
2. Siège du mal du garrot.	10. Vessigon rotulien.
3. Siège du rouvieux (gale).	11. Vessigon de la gaine.
4. Dos ensellé.	12. Capelet.
5. Flanc cordé.	14. Molettes.
6. Reins mal attachés.	15. Courbe.
7. Hanches cornues.	16. Eparvin.
8. Croupe avalée ou croupe	17. Jarde.
de mulet.	18. Suros simple.

19. Suros en chapelet.
20. Forme.
21. Tendon failli.
22. Bouleté.
23. Boulets plongeants.
24. Grappes, eaux des jambes.

25. Pied pincard.
26. Pied déformé.
27. Seime en pince.
28. Seime quarte.
29. Genou couronné.
30. Ventre couronné.

TAUPE. — V. *Mal de taupe.*

TEIGNES. — V. ch. X, § 6. Ire partie.

TÉTANOS. — V. *Mal de cerf.*

TOUX. — V. *Calmants ou béchiques*, ch. X, § 5, Ire partie.

TRANCHÉES OU COLIQUES. — V. ch. X, § 7, Ire partie.

TRAVERSINE. — V. *Crevasses.*

TUMEUR. — V. ch. X, § 4, Ire partie.

ULCÈRES. — V. ch. X, § 4, Ire partie.

VARICE. — Dilatation permanente et anormale d'une veine. Cause : accumulation du sang ; — topiques astringents ; alun ; acétate de plomb ; noix de galle ; brou de noix ; écorce de grenadier ; racines de bistorte, etc.

VERS. — V. *Tranchée des vers*, ch. X, § 7, Ire partie.

VERTIGE OU VERTIGO. — V. *Vertigo*, ch. X, § 7, Ire partie.

VÉSIGON OU VESSIGON. — Tumeur molle qui survient souvent aux parties latérales du jarret du cheval, à la suite d'un effort ; pommade ammoniacale ; alcali volatil ; liniment savonneux camphré ; quelquefois le feu.

TROISIÈME PARTIE

LE MOUTON, LA BREBIS

ET

LA CHÈVRE

CHAPITRE PREMIER

Le Mouton. — Races françaises. — Leur amélioration,

Le nom de cet animal vient d'un d'un mot italien (*monte*) qui veut dire *montagne*, parce que, à l'état sauvage, le mouton aime à paître dans les lieux élevés et escarpés ; il appartient au genre des ruminants ; il est caractérisé par l'absence de barbe au menton, par la courbure du chanfrein et par la direction de ses cornes contournées latéralement en spirales, creuses, anguleuses, persistantes, ridées en travers.

L'agneau naît ordinairement sans dents, mais, en vingt-cinq jours, elles poussent toutes. Vers dix-huit mois, les pinces d'adulte remplacent les pinces de lait, (on dit alors que l'agneau est antenais). Vers deux ans, les premières mitoyennes sont remplacées ; (l'antenais prend alors le nom de bélier, de mouton ou de brebis). De trois ans à trois ans et demi a lieu le remplacement des secondes mitoyennes. De quatre ans à quatre ans et demi se fait le remplacement des coins. A cinq ans la mâchoire est au *rond*. — A neuf ans, rasement de toutes les dents.

La narine est allongée, sans mufle ; les oreilles sont petites et pointues ; le corps, de grandeur moyenne, est couvert de poils ; les jambes sont fines et minces ; la queue est plus ou moins courte. Peu d'intelligence; caractère timide et doux.

Les races principales de moutons sauvages sont : le mouflon d'Amérique, au poil brun, grossier et court; il a de très-fortes cornes, la queue courte et noire; pas de crinière. Le mouflon argali ou mouflon d'Asie, à grosses cornes triangulaires, aplaties en avant, plus minces et en forme de faucille chez la femelle; poil fauve et roussâtre; beaucoup de force et d'agilité; on le considère, avec raison, comme auteur du mouflon ordinaire ou mouflon d'Europe : à poil fauve sur le dos, blanc au ventre, à cornes fortes, courbées en dessous, arquées en arrière. La femelle est souvent privée de cornes.

Du mouflon vient notre mouton ordinaire si profondément modifié par l'homme; il change son poil roux pour la vraie laine; il se divise en une multitude de races dont nous étudierons seulement les plus importantes.

On appelle bélier le mouton mâle entier.

La brebis est sa femelle.

Le mouton est un bélier coupé.

Si l'on considère les moutons par rapport à la production, à la qualité et à l'emploi de leur laine, on peut les diviser, avec quelques auteurs modernes, en quatre groupes principaux :

1. Mouton à laine grossière;
2. Mouton à laine commune;
3. Mouton à laine intermédiaire et à laine fine;
4. Mouton à laine très-fine et de qualité supérieure.

Il faut se rappeler, dans le cours de cette 3e partie, que ces divisions n'ont rien de très-rigoureux.

§ Ier. — MOUTONS A LAINE GROSSIÈRE.

Moutons du Berry et de la Marche.

Les moutons de ces deux pays sont, en général, de petite taille, bas sur jambes ; ils ont la tête fine, les oreilles droites, le cou mince ; la laine très-grosse et disposée en mèches pointues ; on ne doit les rechercher que pour la boucherie. Beaucoup de ces animaux sont dépourvus de cornes. Grande sobriété ; engraissement facile.

Croisement avec des moutons meilleurs porte-laine.

Moutons de Faux ou de montagne.

Ces moutons doivent leur nom à la petite ville de Faux située sur les limites du Limousin et de la Marche.

On les reconnaît à leur couleur noire, brune, blanche, à leur longue laine divisée, d'ordinaire, en mèches pointues et mêlées de beaucoup de jarre ; à leurs cornes souvent grosses et contournées en spirales ; taille petite ou moyenne. Beaucoup de sobriété ; engraissement facile.

Il faut ranger parmi les moutons de Faux les moutons du Périgord de plus forte taille que les précédents et recherchés pour la boucherie ; les moutons du Quercy à laine un peu meilleure que celle des moutons de Faux ; les moutons du Limousin à laine variée.

Croisement avec des moutons meilleurs porte-laine, mais en prenant garde de diminuer les qualités rustiques (force, vigueur, sobriété) des moutons de Faux.

Moutons du département des Landes.

Ces moutons se reconnaissent à leur couleur noire, blanche, brune, à leur tête et à leurs membres presque

toujours tigrés de plaques rousses, à leur tête fine et busquée, avec ou sans cornes, à leur tête, à leur ventre et
leurs membres chauves. On leur reproche des membres
trop longs, une poitrine trop étroite.

Amélioration par croisement avec le bélier anglais de
Southdown, ou même avec les béliers landais bien choisis, à garrot fort et bas, à tête fine, à membres un peu
moins longs que les bêtes ordinaires de ce pays.

Moutons du Béarn.

Vous les reconnaîtrez à leur corps mince, à leurs
membres gros et nus, à leur encolure longue et épaisse,
à leur tête trop étroite, lourde, trop busquée, à leur garrot trop élevé ; aux mèches pointues de leur laine rude et
grossière, brune, noire ou blanche, tigrée à la tête et aux
cuisses.

Bien engraissés ils donnent une bonne viande de boucherie.

Croisements avec des métis-mérinos français ou espagnols.

Moutons de Saintonge ou de Champagne.

Ils sont de taille élevée ; ils ont l'encolure épaisse ; la
tête longue et busquée, les oreilles grandes et pendantes ;
la laine dure, longue, pendante, pas très-fournie. Assez
bonne viande de boucherie.

Croisement avec le bélier dishley-mérinos. La race
pure des moutons de Saintonge se trouve près de Cham-
pagne-Monton (Charente).

Moutons de la Vendée.

En général, ces bêtes sont de taille moyenne et bien
proportionnée ; tantôt elles ont des cornes longues, tantôt

elles n'en ont pas du tout; chanfrein très-peu busqué; os saillants au-dessus des yeux; oreilles petites, grosses et dressées; laine plus ou moins rousse, de qualité secondaire.

Croisements avec le bélier dishley-mérinos.

Moutons de la Bretagne.

Ils ne forment pas une vraie race. En général, ils sont petits; ils ont la tête fine, armée ou non armée de cornes longues en spirales; la laine noire, brune, rousse, grise ou mélangée de ces quatre couleurs.

Croisement avec des métis-mérinos du Finistère; meilleure nourriture.

Moutons de la Normandie et de l'Anjou.

Vous les reconnaîtrez, en général, à leur taille élevée, à leur tête forte, chauve, excepté au front, à leur chanfrein droit ou busqué, à leurs oreilles larges et pendantes; à leur laine longue, tantôt blanche, tantôt brune, tantôt blanche avec mouchetures brunâtres etc; la conformation du corps laisse presque toujours à désirer, excepté chez les choletais.

Croisements avec le bélier dishley-mérinos, avec les bons mérinos français.

Moutons de Flandre et de Picardie.

Ces bêtes ont, en général, la tête grosse, forte, souvent nue et privée de cornes; le chanfrein assez busqué, les oreilles larges, longues et pendantes; la poitrine peu profonde, les jambes trop hautes; la laine tantôt pendante et roide, tantôt douce et soyeuse; elle manque souvent aux fesses et aux jambes.

Croisements avec des mérinos français ou anglais (cotswold, new-kent et dishley.)

§ II. — MOUTONS A LAINE COMMUNE.

Moutons du Morvan.

Ils sont petits ; ils ont la tête, le ventre et les membres nus ; la laine est généralement brune, grosse et assez fournie ; engraissement facile.

Moutons des Vosges et de Bresse.

En général, ils sont petits ; ils ont les cornes fortes, la laine brune et non bouclée, d'assez médiocre qualité.
Croisements avec les mérinos ou les métis-mérinos.

Moutons d'Auvergne.

Dans la Limagne ils sont plus forts que dans les autres parties du Puy-de-Dôme et que dans le département du Cantal ; tête busquée dépourvue de cornes ; corps long ; laine rude, souvent noire. Force, sobriété ; engraissement assez facile.

Moutons du Lyonnais, du Vivarais et du Forez.

Ils ont, en général, le corps petit, la tête fine, la laine brune ou noire et d'assez médiocre qualité. On élève et l'on soigne surtout les brebis dites *millerottes* (des environs de Millery) qui donnent une laine meilleure et du lait très-bon et en abondance.

Moutons du Dauphiné.

Les moutons dits de Bayonne et des environs de Gap disparaissent de jour en jour ; nous ne citerons que les moutons briançonnais à grosse tête, à larges oreilles; taille moyenne; laine brune, dure, jarreuse.

Croisements avec les métis-mérinos.

Moutons de la Provence

Les moutons qui se trouvent au midi des Alpes de Provence, ont la laine longue et fournie; on les recherche pour la boucherie. Le mouton d'Aix ou *Puy-Ricard* est de haute taille; les brebis sont très-fécondes.

Le mouton de Barcelonnette a la laine frisée. Le mouton de Vence a la laine noire et donne une bonne viande. Le mouton d'Arles est remarquable par sa riche toison.

Croisements avec les mérinos

Moutons du Languedoc.

Le mouton de Narbonne a la laine blanche sur le corps, brune ou noirâtre aux jambes. Le mouton de Pardailhan, de taille moyenne, s'engraisse facilement. Le *barbarin* (Hérault) de grande taille, à large queue, offre une laine grosse et longue; la brebis est très-féconde. Tous ces moutons sont robustes et sobres.

Amélioration avec les béliers barbarins bien choisis et avec les mérinos espagnols.

Moutons des Cévennes et du Larzac.

Ces bêtes sont généralement d'assez forte taille; elles ont le corps trapu et garni d'une laine longue; la tête et les jambes nues; brebis très-bonnes laitières (fromage de Roquefort). Dans le Gévaudan, les moutons sont plus petits; ils ont la laine grosse Les uns et les autres donnent une bonne viande de boucherie; et, comme les croisements pourraient facilement diminuer les qualités laitières des brebis de Milhau, de Saint-Affrique, de Lodève et du Vigan, il faut ne les tenter qu'avec beaucoup de prudence. Grande sobriété, engraissement assez facile.

Moutons du Rouergue.

Les moutons de Causse ont le corps long, le garrot mince, la côte aplatie ; les cuisses un peu maigres ; la tête grosse avec ou sans cornes.

Les moutons de Ségala sont petits ; tête pointue ; jambes fines ; laine douce et frisée, noire ou brunâtre etc. ; ils s'engraissent facilement, quand on les met dans de riches herbages. Préférez, pour la reproduction, les béliers bien conformés à laine douce et fine, recouvrant tout le corps.

Moutons de l'Ariège.

Ils ont le corps petit et épais ; la tête un peu busquée et armée de cornes en spirales ; le poitrail large, l'encolure forte ; les membres forts et longs ; la laine brune, noirâtre, etc., dure et pourtant d'assez bonne qualité et bien fournie. Pour l'améliorer, choisir les béliers ariégeois à laine fine et non jarreuse et recouvrant bien tout le corps. Croisements avec les mérinos.

Moutons de Castelnaudary ou Lauraguais.

Ils sont de taille moyenne ; corps allongé ; poitrine souvent peu développée ; tête fine dépourvue de cornes ; laine brune et tassée ; force et sobriété ; brebis fécondes et bonnes laitières.

Croisements avec les béliers anglais-mérinos.

Moutons du Poitou et de la Touraine.

Ils ont le corps long ; la tête sans cornes ; les oreilles pendantes ; les jambes longues ; le dos mal soutenu et ensellé ; l'encolure épaisse ; la laine dure et peu abondante ; elle manque même entièrement à la tête, au ventre et aux membres. Les romagnols sont mieux proportionnés et meilleurs porte-laine. Les moutons de bruyère, petits et trapus, donnent une bonne viande de boucherie. Les moutons tourangeaux viennent de croisements entre la race du Berry et la race du Poitou.

Amélioration par croisements avec les métis-dishley.

Moutons de la Sologne et du Gâtinais.

Vous les reconnaîtrez à leur laine blanche sur le corps, roussâtre aux membres, fine et un peu frisée aux extrémités. Les gâtinais ont la tête légèrement busquée ; la toison grise avec mouchetures noirâtres ou brunes à la tête. Bonne viande de boucherie. — Grande sobriété. Choisir, pour béliers reproducteurs, les mérinos-dishley.

Moutons du Berry et du Nivernais.

Le mouton du Berry, dit quelquefois mouton de Champagne, a la tête petite et fine, la laine courte, un peu ondulée et de bonne qualité ; engraissement facile ; viande recherchée.

Le mouton barrois ou mouton de Brion est plus gros et fournit une laine plus fine que le précédent.

Le mouton de Crevant a la tête mouchetée : le corps long ; le ventre nu ; la laine grosse et rude ; — engraissement facile.

Le nivernais est plus gros que les précédents et meilleur porte-laine.

Amélioration : croisez avec les béliers anglais (southown, dishley et new-kent) surtout avec les brebis de Brion.

§ III. — MOUTONS A LAINE INTERMÉDIAIRE ET A LAINE FINE.

Moutons mérinos et métis-mérinos.

Le mouton mérinos de Rambouillet a le corps élevé et fort; les membres solides; le flanc large; la côte aplatie; le garrot saillant; le dos souvent ensellé; la tête grosse; les cornes en spirale; il pèse jusqu'à 100 kilos. Les femelles sont souvent dépourvues de cornes; laine douce, bien égale; plus dure au fanon, aux cuisses et à la queue; beaucoup de force; nourriture simple, mais très-abondante; engraissement difficile; viande en petite quantité. Il y a deux variétés dans les mérinos français : le mérinos à *peau plissée* et le mérinos à *peau lisse*.

Croisements avec nos brebis de la Beauce, de la Bourgogne, du pays de Caux.

Les moutons beaucerons ont le corps long et mince; les jambes hautes; la poitrine peu développée; l'encolure forte; la laine rare et assez commune. Amélioration par des béliers bien choisis, à tête fine, à poitrine profonde, à encolure légère, à tronc arrondi.

Les moutons de la Brie et du pays de Caux ont la laine dure, mais bonne et estimée.

Les moutons de Santerre sont grands et fournissent une laine longue et forte, de bonne qualité.

Les moutons du Soissonnais ont la laine douce et très-fine, divisée en longues mèches ondulées.

Les moutons champenois, au corps mince, à lèvre supérieure marquée souvent d'une tache brune, ont la laine fine et belle.

Les moutons de la Bourgogne, divisés en variétés grande et petite, fournissent une laine douce, fine et longue.

Les moutons de l'Aude ou de Corbières sont de taille moyenne ou petite. Ils ont la tête munie ou dépourvue de cornes; laine mince, douce, soyeuse et longue. Engraissement facile.

Croisements avec les béliers dishley.

Les moutons du Roussillon sont de taille moyenne; laine assez fine et très-variée. Exclure les béliers à toison lustrée et ondulée vers la nuque.

Les moutons d'Arles sont trapus et fournissent de fort belles toisons dites *arlésiennes*. Bien choisir les béliers reproducteurs.

§ IV. — MOUTONS A LAINE TRÈS-FINE ET DE QUALITÉ SUPÉRIEURE.

Race de Naz.

Les moutons de cette race sont petits, trapus, mais vifs et ardents; ils ont la tête forte et armée de grosses cornes en spirales; la peau fine et sans fanons; la laine courte, peu tassée, mais d'une finesse remarquable; ils fournissent peu de viande.

Les moutons du Sahara ont la tête un peu rouge; les membres forts, solides et souples; l'encolure épaisse; les brebis sont très-bonnes laitières; leur toison est très-fournie, et si longue même, sur la tête, qu'elle la cache de façon à laisser à peine voir les yeux. Les béliers africains bien choisis suffiraient à une prompte amélioration de la race algérienne.

12.

CHAPITRE II

De quelques races ovines étrangères, considérées au point de vue de l'amélioration de nos races ovines indigènes.

Moutons anglais.

Le mouton dishley a le corps court, trapu, ramassé, rond et épais de haut en bas, de droite à gauche ; le garrot peu saillant ; le poitrail bien développé ; le cou petit et mince ; peu de ventre ; la tête est petite et sans cornes ; oreilles fines ; chanfrein droit ; squelette large, mais léger ; cartilages peu volumineux. Laine grosse, longue, soyeuse ou rude, peu tassée, disposée en mèches pendantes, avec taches brunâtres aux yeux et aux oreilles. Tempérament délicat ; engraissement facile.

Les moutons de New-Kent ont le corps gros ; la tête longue et busquée ; les oreilles épaisses, larges et pendantes ; le ventre très-développé ; les membres solides et forts ; la laine longue et assez douce ; bonne viande de boucherie.

Il faut les croiser avec nos races à laine douce.

Le mouton cotswold ressemble au précédent ; d'ordinaire, il est plus grand ; sa toison est plus fine et mieux fournie ; sa viande plus estimée ; il est plus rustique que le dishley. Croisements avec nos bêtes mal fournies en chair.

Le cheviot est petit et très-rustique; il ressemble aux précédents, mais il doit leur être préféré pour les croisements avec les races françaises qui vivent sous un climat rude et froid.

Le bélier southdown a le corps grand, fort et bien proportionné; le dos bien soutenu; le garrot épais; le poitrail développé; la côte ronde; la tête moyenne et sans cornes; le chanfrein un peu busqué; les oreilles courtes ou de grandeur moyenne; toison généralement blanche et brune; tempérament robuste et se faisant aux climats assez rudes de l'Angleterre et même de la France. Bonne viande de boucherie.

Par les croisements de nos races ovines françaises, on obtient des métis anglo-français vraiment remarquables et dont nous ferons connaître les principaux :

Le dishley-mérinos demi-sang tient de son père par son lainage de qualité commune et qui manque à la tête et aux membres; il tient de sa mère par sa tête busquée, souvent armée de cornes, son garrot saillant, sa poitrine peu développée; tempérament robuste et capable de supporter les chaleurs et les froids moyens de nos climats.

Les dishley trois-quarts-mérinos viennent des brebis demi-sang couvertes par les béliers mérinos; ils ont le garrot peu saillant, le corps plus épais, l'encolure plus ou moins garnie de fanons; la tête souvent un peu busquée; laine fine; on peut les perfectionner comme race de boucherie en choisissant bien les reproducteurs pendant trois ou quatre générations; si l'on tient surtout à la laine, il faut se contenter de métis n'ayant qu'un quart de sang dishley.

Les dishley mérinos trois-quarts-dishley viennent des brebis demi-sang couvertes par des béliers anglais; ils ont le corps épais ; le garrot fort ; le poitrail large ; l'encolure fine ; le chanfrein droit ; les oreilles petites ; la laine longue et soyeuse, rare à la tête et aux membres.

Croisements conseillés surtout avec nos brebis de Normandie, d'Artois et de Flandre. Il faut préférer un pur sang dishley, quand on a beaucoup de brebis à fine toison ; pour un petit troupeau, le bélier métis-dishley-mérinos suffit. Dans les deux cas, choisir des individus ayant beaucoup de rapports comme force et vigueur ; malgré ces précautions, les métis provenant de la race dishley et de la race mérinos laissent prédominer en eux, dès les premières générations, tantôt les caractères de la femelle, tantôt les caractères du mâle reproducteur.

Mérinos allemands.

Les mérinos allemands ressemblent beaucoup, en général, aux mérinos des vieilles races espagnoles ; ils sont trapus ; ils ont la tête forte, busquée, armée de grosses et assez longues cornes en spirales ; les fanons plissés ; la laine fine, mais peu abondante sur tout le corps.

La race saxonne ou race *électorale* est petite, mince, et donne une laine remarquablement moelleuse et fine ; les bêtes les plus estimées de cette race sont : les moutons de Silésie, de Moravie, de Saxe, de Bohême, de Hongrie et de Gallicie. Ils exigent beaucoup de soins, une nourriture choisie.

Mérinos espagnols.

Les mérinos espagnols ont le corps trapu et ramassé, la tête forte, le chanfrein busqué, les membres courts, le dos mal soutenu, le garrot saillant ; les fanons souvent plissés ; la toison fine, frisée et courte.

Les variétés les plus remarquables sont : la *léonaise*, divisée en *négrette;* la *sorianne*, divisée en *navarraine* et en *ségovienne*. C'est aux races espagnoles que nous devons les moutons de Naz, de Rambouillet et les races de Saxe électorale. Croisements très-nombreux et très-justement conseillés avec nos races françaises.

CHAPITRE III

De la formation du troupeau. — Du berger. — Des chiens.

Il est difficile de fixer, d'une manière certaine, le nombre de moutons que contiendra un troupeau, puisque ce nombre varie nécessairement selon les lieux , le sexe des animaux, le but qu'on se propose ; en général, il peut se composer de 400 ou de 500 bêtes, et ne jamais dépasser 900 ou 1,000 portières. D'abord on s'en tiendra à la race particulière du pays; les améliorations, par croisements étrangers, doivent être faites avec beaucoup de prudence ; examinez avec soin vos animaux nouvellement achetés; assurez-vous qu'il n'y a pas de maladie dans les régions d'où ils viennent; habituez-les à la société des bêtes indigènes en les mêlant à elles pendant la nuit : une brebis noire suffit pour jeter le désordre et l'épouvante parmi les brebis blanches.

Si vous confiez vos bêtes à cheptel, convenez toujours bien que l'homme qui les prend , aura à supporter les pertes partielles comme la perte totale ; de cette manière, vous échapperez à toutes les conséquences si souvent funestes au bailleur dans le cheptel simple ou dans le cheptel à moitié. Les essais de croisements doivent être répétés à plusieurs reprises, avant adoption définitive : le plus beau bélier anglais peut vous donner des moutons qui ne conviennent pas à vos pâturages, etc.

Le berger doit avoir l'expérience et même le goût de sa profession ; il doit être encore jeune, robuste, d'un caractère doux et d'une probité incontestable ; il faut surtout qu'il connaisse les bêtes du pays où il se trouve, afin d'éviter la routine ou des tentatives inconsidérées de perfectionnements très-beaux, en théorie, difficiles à réaliser et souvent préjudiciables dans la pratique.

Dans les grandes fermes, les gages du berger se débattent entre lui et le propriétaire ; on permet assez souvent au gardien des troupeaux d'avoir quelques bêtes à lui ; c'est presque toujours un tort ; car il s'occupe à peu près exclusivement des moutons qui lui appartiennent au détriment des moutons de son maître ; refusez-lui aussi sa part dans les dépouilles des bêtes mortes ; on a vu des bergers tuer ou faire tuer, par *accidents volontaires*, une centaine de moutons, dans une seule saison, pour bénéficier de leur toison ; mieux vaut promettre un certain boni sur la vente des agneaux, des moutons gras, etc ; alors se réalisera pour vous le proverbe que les bergers s'appliquent souvent à eux tout seuls « *mouton de berger ne meurt pas.* » Fournissez une limousine bien chaude et bien épaisse ; une cabane close soigneusement ; un fusil, au besoin, dans les pays où il y a des loups ; une houlette, un racloir, une lancette, des ciseaux, un couteau-bistouri, de l'onguent contre la gale et la poche à sel.

Le berger communal conduit les moutons de toute la commune ; il les soigne peu ; il se croit quitte de ses devoirs, s'il ne perd aucune de ses bêtes, s'il ne laisse commettre par elles aucun dégât. Il s'en remet trop à l'instinct et au zèle de ses chiens.

Le berger de ferme doit avoir quelques notions de médecine vétérinaire pour appliquer, au besoin, de prompts remèdes dans certaines maladies que nous traiterons en un chapitre à part. Les bergers qui ont fait leur apprentissage dans les grandes fermes ou dans les bergeries de l'État offrent souvent d'assez sérieuses garanties.

Le berger doit connaître le pays où il mènera paître ses bêtes, afin de savoir promptement combien de jours de nourriture leur fournira un espace de terrain déterminé.

Choisissez des chiens bons contre le loup et habitués, dès leur jeunesse, à ne pas avoir peur de cet ennemi redoutable; garnissez-leur le cou de colliers à pointes de fer; qu'ils soient intelligents et très-prompts, dociles à la voix, au simple regard. Nous préférons les chiens briards à tous les autres, comme gardiens de troupeaux; on les accoutume facilement à ne pas mordre ; on leur met une muselière, et même, si c'est nécessaire, on leur casse les dents canines et les incisives.

Mettez des sonnettes pas trop lourdes à vos *bréhaines* ou *turques* (brebis qui n'ont pas retenu la semence du mâle) ; le petit carillon avertit le berger, la nuit, dans les parcs, le jour, dans les taillis fourrés, dans les bois profonds.

CHAPITRE IV

De la bergerie. — Des parcs. — Pâturage. — Nourriture.

Quoique les moutons aient, avant tout, besoin d'un air pur, vif et sec, la bergerie n'est inutile ni aux mères ni aux agneaux. Qu'elle soit chaude pour les mères et les bêtes mises à l'engrais ; propre et toujours bien aérée. On fait les bergeries en pierre, en pisé, en planches : on réserve à chaque individu un espace d'à peu près un mètre carré. Les fenêtres et les portes s'ouvriront en dehors ; on peut les remplacer par des claies mobiles ; des ouvertures permanentes permettront de renouveler l'air vicié. Élevez la crèche à environ 1^m 45 du sol ; donnez-lui 0^m 10 de profondeur, sur 0^m 20 de large ; fixez-la au-dessus du râtelier avec une inclinaison telle, en avant, que son bord supérieur soit éloigné du mur d'environ 0^m 40, et son bord inférieur de 0^m 30 : les barreaux seront à 0^m 10 l'un de l'autre ; mieux vaut maçonner à plein la partie qui se trouve sous la crèche.

Pour litière, vous donnerez une paille longue et peu brisée ; du gazon, de la terre ou du sable bien secs. Balayez tous les huit ou dix jours ; le vieux fumier de trois ou quatre mois laissé sous les bêtes leur pourrit la corne, détériore la laine et occasionne le piétin.

Le parc domestique est un espace entouré de claies,

de planches, de palissades ou d'un mur en pierre sèche, etc.

Les grands parcs en cordes, en claies, etc., d'environ
1ᵐ 50 d'élévation, sont fixés à des piquets enfoncés en
terre de distance en distance; on calcule qu'il faut une
trentaine de claies de chacune 1ᵐ 50 de haut sur 3ᵐ de
long enfermant une surface de 300 à 400ᵐ carrés, pour
faire parquer une centaine de moutons.

Par les nuits très-longues, il faut faire deux parcages;
le premier depuis le coucher du soleil jusqu'à quatre
heures du matin; le second, jusqu'à dix ou onze heures,
quand le troupeau est conduit au pâturage.

Le parcage commence généralement en avril, mai,
juin, pour finir avec l'été, quand arrivent les pluies
froides et que l'herbe manque.

Il faut faire parquer sur les terrains sains et non humides.

Il est nécessaire, dans les pays habités par les loups,
d'établir, en dehors des parcs, des trappes et des filets.

En été, vous conduirez vos moutons, le matin, sur des
terrains exposés au couchant; le soir, sur des terrains
exposés au levant; en hiver, vous choisirez les collines
tournées au midi.

Dans les landes, mettez les petits moutons; mettez les
moutons plus gros dans les prés que les bœufs et les vaches quittent en automne parce qu'ils n'y trouvent plus
la nourriture suffisante.

Si les chaumes ont gardé beaucoup d'épis échappés à
la faucille, les moutons qui mangent ce grain, en trop
grande quantité, attrapent souvent le *sang de rate*; les
légumineuses, en général, leur donnent des indigestions.
Les meilleures plantes pour eux sont : le sainfoin en automne; la minette, l'ivraie vivace, le trèfle rampant en
toute saison; les pois, la moutarde blanche, la vesce, les

gesses, les topinambours, l'orge, l'avoine et le seigle en été; au printemps, le colza, la pimprenelle, l'isatis (plantes précoces). Le persil, les plantes amères excitent l'appétit des moutons.

Évitez les pâturages humides, même lorsqu'ils offrent une herbe abondante.

La luzerne et le trèfle commun pris sur pied, quand le temps est humide, occasionnent le *météorisme;* la rosée produit la pourriture.

Eau claire, pas trop froide ; un mouton de taille ordinaire boit de 1 à 3 litres d'eau par jour.

Les moutons qui émigrent font facilement 20 à 25 kilom. par jour.

Dans les bons pâturages, ces animaux consomment une quantité d'aliments proportionnelle à leur poids ; dans les pâturages maigres, les petits animaux se nourrissent mieux que les grands.

Voici, d'après Lefour (1), la meilleure manière de faire consommer aux moutons les pâturages naturels :

« Ceux qui conviennent le mieux aux moutons sont
« les pâturages élevés, à herbe courte, sur terrain sec et
« imperméable, tel qu'un terrain sablonneux, sable-argi-
« leux, bien égouté, calcaire, poreux.

« Les pâtures où le mouton réussit rarement sont celles
« des vallées ou terrains bas, imperméables, plus ou
« moins humides ou marécageux, à sous-sol imperméa-
« ble. «

« Les pâtures naturelles à moutons varient de valeur
« dans une assez grande limite; celles du dernier rang
« ne peuvent plus même être utilisées souvent que pour
« les chèvres. Telles sont certaines cimes abruptes des
Hautes-Alpes, des Pyrénées, de l'Ardèche, de l'Hé-

____

(1) *Le Mouton,* p. 213 et suivants.

« rault, etc. ; la plaine pierreuse de l'Auroc et les côteaux
« des Alpines rentrent dans cette catégorie.... Les meil-
« leures pâtures sont celles qui reposent sur les sols
« crayeux de la Champagne... les grands plateaux de la
« Côte-d'Or, de la Haute-Marne, des Vosges ; les plateaux
« calcaires de l'Aveyron, du Lot ; les calcaires alpins du
« département de l'Isère, des Hautes-Alpes, etc. ; quel-
« ques plaines à sous-sol calcaire, telles que la Beauce,
« le Gâtinais. »

Lefour regarde, avec raison, comme de médiocres pâturages les landes du Midi ou garrigues qui se composent « de broussailles, de chênes kermès, de romarin,
« de lavande, et dans le centre et l'est de la France, de
« bruyères, de genêts épineux.... Dans les bois, l'herbe
« est de mauvaise qualité et la laine des toisons est arra-
« chée par les épines. Les bois d'arbres verts, tels que
« pins et sapins, convenablement aménagés, fournissent
« cependant des ressources utiles au pâturage.

« Nous plaçons ensuite les pâtures de montagne, des
« causses (grands plateaux pierreux), les pâturages de
« l'Isère et des Alpes ; à un degré supérieur, viennent les
« pâtures naturelles que le mouton trouve dans quelques
« friches qui subsistent encore dans la Bourgogne, la
« Champagne, etc. Enfin les prairies naturelles plus spé-
« cialement consacrées à l'espèce bovine, reçoivent éga-
« lement, comme dans la Normandie, le Charolais, des
« moutons pour y être engraissés.

« A l'automne ou dans le premier printemps, on fait
« quelquefois passer les moutons sur les prairies, soit
« après la coupe des regains, soit avant que l'herbe com-
« mence à entrer en pleine végétation. Le pâturage d'au-
« tomne des prairies ou des herbages pour les moutons,
« ne paraît pas nuisible, lorsqu'on ne les fait pas brouter
« trop au vif ; le tassement même du sol, par le piétine-

« ment, produit un effet salutaire ; mais il n'en est pas de
« même du déprimage ou de la pâture par les moutons au
« printemps, qui, suivant que l'année est plus ou moins
« humide ou sèche, que le pâturage est plus ou moins
« prolongé, peut amener une diminution sérieuse dans le
« produit de la fauchaison.

« Le nombre des moutons que peut supporter un pâtu-
« rage, par hectare, dépend de la nature de ce pâturage,
« de sa fertilité, de l'espèce qu'on veut y mettre, du but
« qu'on se propose dans la spéculation, du mode d'amé-
« nagement, telles que l'entrée en pâture, la division en
« enclos successivement occupés, etc... Il est donc diffi-
« cile de déterminer le nombre de moutons qu'on mettra
« sur un pâturage ; on a d'ailleurs des données locales
« fournies par l'expérience ; s'il s'agissait de calculer
« certains pâturages temporaires tels que jachères, chau-
« mes, regains. etc., on trouverait la même incertitude ;
« on peut, toutefois, pour établir ses prévisions, baser ses
« calculs sur le rendement présumé du pâturage en va-
« leur de foin. On détermine de la même manière l'espèce
« de moutons qu'on veut y mettre et la nourriture jour-
« nalière nécessaire à chaque animal suivant le but qu'on
« se propose dans son entretien ; on spécifie alors le nom-
« bre des moutons qu'on peut mettre soit pendant toute
« la saison, soit pendant un certain temps. Weckherlin
« donne comme modèle de ce genre de calcul une expé-
« rience faite à Hohenheim. Les pâturages à livrer aux
« moutons se composaient de 24 hectares de gazon arti-
« ficiel dont le rendement était estimé à 6 quintaux de
« foin chacun, soit 144 quintaux ; de 140 hectares de
« chaumes et jachères, estimés 2 quintaux et demi pour
« les jachères et 59 kilog. pour les chaumes, soit 420
« quintaux ; de 12 journaux de prairies à 27 quintaux,
« soit 304 quintaux ; de 3 hectares 5 de verger, chemins

« à gazon, de 27 quintaux, ci 74. 50 quintaux ; de 42 hec-
« tares de prairies sur pâture au printemps à 4 quintaux
« par hectare, ci 168 quintaux : 26 hectares de chemins,
« cours, fossés, etc., dont la moitié seulement comme
« pâturage naturel, soit 12 hectares 5 à 150 kilog. à 187
« quintaux.

« En calculant, à raison de 2 livres (1 kil.) de foin par
« tête pendant deux cent dix jours que dure ordinaire-
« ment, chaque année, la saison de pâture, on aura pour
« chaque mouton 210 kil. ; nombre par lequel on divisera
« les 1,297 kil. ce qui donnera 618.

« Un bon aménagement de pâturage peut en augmenter
« beaucoup les ressources ; on devra, par exemple, ne pas
« trop le surcharger et lui laisser des intervalles de repos,
« afin que l'herbe prenne plus de vigueur ; on choisira,
« dans ce but, des moments où l'on peut profiter d'autres
« ressources. Il est bon d'avoir en réserve un pâturage
« suffisamment garni d'herbes, pour qu'il puisse, par
« exemple, en cas de mauvais temps, permettre aux
« moutons de se rassasier promptement pour être rame-
« nés à la bergerie ; on ne doit pas cependant abuser de
« ces pâturages, et y laisser trop souvent le troupeau,
« dont les excréments finiraient par le fumer au delà de
« toute mesure et y détermineraient une végétation tro-
« luxuriante, peu favorable au mouton et peu recherp-
« chée par lui.

« La répartition des bêtes du troupeau en divers lots
« auxquels on attribue différents pâturages, suivant leur
« nature, est très-importante.

« Cette répartition se fait ordinairement d'après les
« principes suivants : les agneaux doivent avoir la meil-
« leure herbe, celle d'une digestion plus facile ; les béliers
« et les mères, ayant à la fois à fournir à la production
« et à la croissance de la laine, recevront une nourriture

« moins délicate, mais relativement aussi abondante et
« substantielle; les moutons qu'on entretient seulement
« pour la laine, y seront moins exigeants; néanmoins
« la nourriture devra être suffisante et salubre; les
« animaux d'engrais recevront en abondance une nour-
« riture riche en principes nutritifs et pour laquelle le
« principe de salubrité est moins rigoureux, ces animaux
« devant être livrés à la boucherie après un temps très-
« court.

« D'après ces principes, les pâturages qu'on donnera à
« ces différentes classes se différencieront de la manière
« suivante :

« 1° Aux agneaux, les pâturages les plus rapprochés,
« ayant une herbe courte et épaisse, d'une digestion facile;
« ces prairies doivent encore être situées sur un sol sain,
« pas trop sec cependant.

« 2° Pour les béliers et les mères, on conservera un
« pâturage assez rapproché, et assez riche et salubre,
« pour les mères surtout.

« 3° Les agneaux gris et les antenais pourront être
« envoyés sur des prairies passables assez éloignées, sur
« terrain sec, ayant une herbe courte et nourrissante;
« on y mettra également les moutons qui auraient besoin
« de se refaire.

« 4° Les moins bons pâturages et les plus éloignés de
« l'habitation seront réservés pour les moutons qui ne
« sont pas à l'état d'engrais; enfin les pâtures grasses,
« humides, peuvent être livrées à des moutons d'engrais
« et à des brebis qui n'ont pas porté.

« Le nombre des animaux à répartir dans chaque trou-
« peau pour être confiés à un berger, doit être tel que
« les animaux puissent être facilement conduits et sur-
« veillés, puissent, en même temps, pâturer à l'aise,
« sans trop piétiner le pâturage. Lorsqu'on doit passer

« dans des chemins étroits, au milieu de champs
« étrangers difficiles à garder, les troupes seront moins
« nombreuses; elles seront également en rapport avec
« l'étendue des pâturages, à moins que ceux-ci ne soient
« enclos et ne réclament pas la présence d'un berger.

« L'époque du pâturage varie suivant le climat. Dans
« le sud de l'Europe, les moutons ne rentrent que très-
« peu de temps à la bergerie; il en est même des con-
« trées plus au nord, mais à température hivernale plus
« douce, comme l'Angleterre, dont les races souffrent
« moins d'ailleurs que les mérinos, de l'influence de
« l'humidité. Dans le centre et le nord de la France et de
« l'Allemagne, l'hivernage des moutons est plus pro-
« longé.

« Pendant les belles journées d'hiver on laisse les
« moutons sortir pendant quelques heures; mais ce
« n'est qu'au printemps qu'on commence sérieusement
« la pâture. L'herbe nouvelle, encore aqueuse, convient
« peu au mouton, le nourrit moins; il y a donc avan-
« tage à attendre qu'elle ait pris un peu plus de consis-
« tance; d'un autre côté, en commençant le pâturage
« trop tôt, on s'expose à voir survenir la température
« d'hiver, ce qui force de remettre le mouton au pâtu-
« rage sec, qu'il refuse quelquefois.

« Dans les plaines du nord et du centre de la France,
« le pâturage commence quelquefois en mars, mais le
« plus souvent en avril.

« Lorsqu'on commence de bonne heure, on donne aux
« moutons du fourrage sec à la bergerie, avant leur sor-
« tie; l'estomac du mouton éprouve ainsi moins d'in-
« convénient par l'ingestion d'une herbe fraîche et quel-
« quefois humide : c'est, du reste, un moyen de passer
« insensiblement de la nourriture verte à la nourriture
« sèche.

« Le pâturage se prolonge selon les localités jusqu'au
« milieu et même jusqu'à la fin de novembre.

« Les moutons et les brebis qui n'ont pas porté, ainsi
« que les troupeaux communs, peuvent supporter un
« pâturage plus prolongé. Des considérations particu-
« lières, telles que les regains, des fanes de betteraves ou
« de navets, des navets même à utiliser sur place, déter-
« minent quelquefois une prolongation de pâturage,
« surtout quand les ressources fourragères sont mi-
« nimes.

« C'est surtout pour la conduite du troupeau au pâtu-
« rage que le concours d'un berger capable est essentiel ;
« lui seul peut profiter des ressources du pâturage et les
« répartir avec soin, évitant, suivant la température et
« l'état de l'atmosphère, les endroits nuisibles, soit par
« l'humidité, soit par la nature des plantes qui s'y trou-
« vent, choisissant, au contraire, les parties saines dans
« les temps humides ; il ménage l'herbe et limite les es-
« paces sur lesquels peuvent s'étendre les moutons, leur
« fait tondre d'abord de plus près les parties broutées
« avant de les faire entrer dans l'herbe fraîche. Il a éga-
« lement soin de tenir ces animaux suffisamment écar-
« tés. Il sait à quelle heure il doit les rentrer à la ber-
« gerie, quand il doit les conduire en des endroits plus
« ou moins éloignés. Il sait éviter la poussière des che-
« mins, qui salit, dessèche et dégraisse la laine en même
« temps qu'elle fait souffrir le mouton ; il évite avec le
« même soin les terrains marécageux, ferrugineux, tour-
« beux, insalubres, quand ils sont humides, et qui nui-
« sent, quand ils sont secs, à la laine, par la poussière
« noire qu'ils y déposent.

« Le berger doit disposer les choses de manière à pou-
« voir, pendant la saison chaude, faire reposer ses mou-
« tons de dix à onze heures du matin et vers trois ou

« quatre heures de l'après-midi. Quand l'éloignement de
« la bergerie ne permet pas d'y rentrer, il place ses mou-
« tons à l'ombre, sous un abri ou sous un groupe d'ar-
« bres. Dans les pâturages éloignés, il est permis d'éta-
« blir, à peu de frais, des hangars-bergeries qu'on utilise
« pour cet objet. »

Parmi les condiments les plus convenables aux aliments des moutons, nous citerons :

1° Le sel dont il faut user d'ailleurs avec discrétion et
surtout pour les animaux qui vivent loin de la mer dans
des terres grasses ou siliceuses; ne dépassez guère 4 gr.
par jour et par tête, si la nourriture est sèche et salubre
à tous égards; donnez-en à discrétion, si la nourriture
est aqueuse ou très-dure;

2° Le gland que l'on écrase préalablement;

3° Le marron d'Inde.

CHAPITRE V

De l'engraissement des agneaux, des moutons et des brebis. — Maniement des moutons gras. — Rendement.

Les jeunes agneaux s'engraissent promptement avec le lait de leur mère; avec des bouillies de farines d'avoine, de fèves, de pois, de maïs, de graines écrasées, etc.; on leur fait lécher de temps en temps une pierre de craie pour exciter leur appétit; quelques éleveurs les châtrent 15 ou 20 jours après leur naissance, dans le but de rendre leur viande plus fine et plus délicate; mais, par là, le développement se trouve fort ralenti.

Il faut, pour l'engraissement, choisir, autant que possible, des bêtes châtrées jeunes, auxquelles on a enlevé complétement les testicules, au lieu de leur faire subir un simple bistournage; qu'elles aient les flancs larges, les cuisses fortes, les extrémités minces, la tête légère, l'encolure pas trop grosse, les fanons amples et souples; les moutons à laine fine s'engraissent moins facilement que les moutons à laine grossière; que vos bêtes soient dans des conditions à peu près semblables à celles de leur pays d'origine, à moins qu'elles ne passent des régions pauvres, dans des régions tres-riches, et que vous n'ayez a votre disposition, en abondance, graines, tourteaux et bon foin ; alors, elles ne peuvent que gagner au change.

Les bêtes vieilles sont plus difficiles à engraisser que les jeunes.

Donnez du fourrage à discrétion ; les pâturages doivent être peu éloignés de la bergerie et avoir des hangars et des abris contre les froids et les chaleurs trop fortes ; varier les aliments : gazons semés, navets, chanvres moissonnés depuis peu, prairies voisines de la mer ou des sources salées.

Si vous engraissez vos moutons à la bergerie, commencez par les tondre ; donnez-leur d'abord de l'herbe, du foin, des racines, puis des grains, des graines, des tourteaux, des résidus substantiels ; de l'orge, des légumineuses.

On a calculé que, pour cent moutons mis à l'engrais, on dépense environ chaque jour, pendant six semaines, 90 ou 100 kilog. de foin, 50 kilog. de tourteaux de lin et 50 kilog. d'orge écrasée ou grossièrement moulue ; 1 litre et demi d'eau par jour, 10 grammes de sel par tête et par 24 heures. Nous recommandons, en particulier : le trèfle, la luzerne, les vesces, le sainfoin, la jarosse, le trèfle incarnat, l'escourgeon, le seigle, le lupin, les navets, les betteraves, les carottes, les topinambours.

Les résidus aqueux devront être mélangés aux pailles hachées, aux siliques de colza. — Sorties d'une ou deux heures pendant les beaux jours, le matin ; en hiver, vers midi, s'il ne fait pas trop froid.

On connaît qu'un mouton est suffisamment gras lorsqu'on sent de chaque côté de la queue des amas de graisse assez considérables ; il en coûterait presque toujours trop cher d'attendre que la surface entière du corps présentât partout ce même aspect ; on peut prendre aussi, comme *maniements*, les parties voisines des mamelles, des bourses; le poitrail, la côte en arrière du coude, etc.

La viande du mouton se divise en trois catégories :

PREMIÈRE CATÉGORIE.

1° Le gigot, comprenant la cuisse, la fesse et la partie postérieure de la croupe;

2° Le filet, partie intérieure et extérieure des lombes;

3° Le carré ou partie supérieure de toutes les côtes.

DEUXIÈME CATÉGORIE.

L'épaule.

TROISIÈME CATÉGORIE.

Le collet ou poitrine, les parois du ventre.

Les moutons fins, mais gras, donnent de 40 à 70 p. 100 de viande nette; les bons moutons ordinaires rendent de 50 à 60 p. 100 de viande nette.

CHAPITRE VI

Choix des reproducteurs. — De la lutte.

En principe, cherchez moins à avoir des bêtes rares, remarquables par leurs belles proportions, que bien appropriées aux régions où elles doivent vivre.

Les petites races donnent plus de laine et fournissent de bonne viande, même avec une nourriture médiocre qui ne suffirait pas aux races de forte taille.

Nous avons toujours préféré, comme reproducteurs, les animaux à ventre moyen, à poitrine ronde et large, à garrot épais, à dos bien soutenu, à flanc bien pris, à lombes larges, à chanfrein étroit et pas trop busqué.

Les animaux destinés à la boucherie auront le corps épais, trapu, rond, les jambes courtes, le ventre moyen, les os légers, la tête fine plutôt que grosse, les oreilles minces; c'est à la croupe, aux fesses, aux lombes que s'amasse la meilleure viande, tandis que la viande inférieure, les issues, garnissent le bas des côtes, l'encolure et la tête.

Tant qu'aux cornes, voici ce que Carlier en dit, et son opinion nous paraît très-acceptable :

« Ceux qui mettent les cornes au nombre des imperfections qui diminuent le mérite et le prix du bélier, du mouton et de la brebis se fondent sur des raisons qui nous paraissent péremptoires.

« Ces sortes d'excroissances, disent-ils, ne servent de rien aux bêtes à laine et elles leur nuisent beaucoup. L'animal veut-il tourner sa tête d'un côté ou de l'autre? Il se froisse avec leur extrémités le haut des épaules où elles touchent, au point que la laine laisse quelquefois ces endroits découvert.

« Les cornes droites et pointues ont encore ceci de dangereux, que les bêtes qui les portent peuvent blesser celles qui les approchent, au râtelier surtout, sans daguer et sans se battre.

« La tête d'un mouton cornu étant beaucoup plus dure que celle des bêtes qui n'ont point de cornes, elle porte en luttant des coups plus dangereux.

« L'ancien préjugé favorable aux béliers cornus se détruit peu à peu, même dans nos provinces méridionales où il paraît avoir été fort enraciné. »

Comme porte-laine, choisissez les moutons dont la laine aura le moindre de *jars* ou poil de chien, qui se trouve surtout aux fanons, aux cornets, aux fesses et à la queue; le moindre de *poil simple* qui se trouve, en particulier, à la tête et aux extrémités.

Le verre grossissant, le microscope sont les seuls instruments qui fassent bien connaître la grosseur du brin de laine. Pour examiner la laine, il faut prendre, de préférence, une mèche de l'épaule.

La laine a du *nerf* quand elle ne se rompt pas facilement.

La bonne laine s'allonge beaucoup quand on la tire; en d'autres termes, elle est *très-élastique.*

La laine *lisse* a le brin droit et les mèches à surface unie.

La laine *ondulée* présente beaucoup de petits replis sur elle-même.

Elle est *vrillée,* si elle imite les spirales d'un tire-bouchon.

Elle est *cotonneuse*, quand elle prend un aspect velu.

La laine abondante est *tassée*, emplissant bien la main, quand on en saisit fortement une poignée.

La plus belle laine couvre les côtes et les parties comprises entre l'épaule et le flanc; en s'éloignant du milieu des côtes, elle devient de qualité inférieure; c'est sous le ventre, à la queue, aux cuisses, aux pattes, sur le dos et au cou que se voit la plus mauvaise.

La plus longue laine garnit le garrot, le cou, le dos, la poitrine et la croupe; la plus courte garnit les côtes et les pattes.

On appelle *toisons ouvertes*, celles qui sont formées de mèches pointues et pendantes : *toisons fermées*, celles qui sont formées de mèches bien carrées et courtes.

La laine blanche a toujours plus de valeur, dans le commerce, que la laine noire ou brune.

En général, il ne faut pas se servir du bélier, pour la reproduction, avant l'âge de 18 mois à 2 ans, quoiqu'il soit apte à couvrir les femelles dès son septième mois; il a assez de force et de vigueur pour remplir ses fonctions de mâle jusqu'à la dixième année; nous avons toujours préféré les jeunes béliers de 15 à 20 mois pour féconder, à l'arrière-saison, les brebis en retard.

Les brebis peuvent être fécondées à 7 mois; mieux vaut attendre qu'elles aient 18 mois à 2 ans, à moins qu'on ne veuille beaucoup d'agneaux précoces aux dépens de la mère; ces produits hâtifs laissent à désirer comme force.

Le régime alimentaire importe souvent plus que les croisements à l'amélioration des races ovines.

Les mâles, dès qu'ils sont en chaleur, s'excitent, se poursuivent entre eux et poursuivent les femelles.

Les brebis en chaleur ont la matrice rouge et gonflée; elles s'approchent des béliers, les flairent, leur tiennent fidèle compagnie au pâturage et ne leur résistent pas, quand ils veulent les couvrir.

Les chaleurs paraissent immédiatement après le sevrage et se prolongent jusqu'à la fin de la belle saison ; en cas de non-fécondation, elles reparaissent tous les 16, 17 ou 18 jours, mais avec une durée moindre que la première fois.

Tâchez de faire couvrir vos brebis à peu près dans la même semaine, afin qu'elles mettent bas en même temps ; évitez donc de laisser toute l'année vos béliers avec les femelles.

Il est bon de donner aux brebis en chaleur des graines légumineuses, des grains, une certaine quantité de sel ; aux béliers qui sont sur le point de les couvrir, faites manger, de préférence, de l'orge, des pois, de l'avoine, sans les rendre gras, car alors ils seraient peu empressés à s'acquitter de leurs fonctions reproductives ; 8 ou 10 centigrammes de cantharides rendent ardent un bélier naturellement froid.

Les brebis portent cinq mois ; il y a presque toujours avantage à les faire féconder à partir du commencement de juillet jusqu'à la fin d'août : de cette manière les naissances auront lieu en hiver et l'agnelage se produira au printemps.

Dans la *lutte en liberté* le bélier ne doit pas couvrir d'une façon avantageuse plus de 50 brebis ; il faut diviser celles-ci par lots.

Si l'on pratique la *lutte en main*, c'est-à-dire, si l'on conduit successivement, en un lieu séparé, les brebis en chaleur pour les livrer au bélier, celui-ci, bien nourri, bien soigné, pourra en couvrir facilement 70 ou 80.

Il est difficile de reconnaître les premiers signes de la fécondation chez les brebis ; elles deviennent de plus en plus molles, de plus en plus craintives ; puis le pis grossit, la matrice se gonfle. Vers la fin de la gestation, arrivent les *mouillures*, écoulement par le vagin.

Les gestations des portées femelles sont généralement plus longues que celles des portées mâles.

Il ne faut pas donner aux brebis pleines une nourriture qui les engraisse trop, car la mise-bas leur deviendrait plus pénible. Bons pâturages en été ; fourrages secs et fourrages aqueux en hiver. Évitez qu'elles se pressent trop brusquement contre les portes, contre les murs, les claies, etc.; ne laissez pas les chiens les tourmenter.

CHAPITRE VII

Avortement. — Agnelage. — Soins à donner aux mères, aux agneaux. — Traite. — Amputation de la queue. — Agneaux. — Béliers. — Agneaux de boucherie.

L'avortement n'est indiqué par aucun signe, s'il arrive peu de temps après la fécondation ; s'il survient à une époque avancée de la gestation, il s'annonce comme le part.

Outre les accidents violents, les frayeurs, il a pour causes : les fourrages de mauvaise qualité, l'absorption des gousses de genêt, etc.; il faudra diminuer la nourriture, s'il y a trop d'abondance de sang et de graisse ; l'augmenter, s'il y a faiblesse.

Lorsqu'approche le moment du part, on surveillera les brebis pleines, on les retiendra à la bergerie ou bien on les mettra dans un endroit isolé.

Il est rare qu'on soit obligé d'aider les brebis pour la mise-bas ; quelquefois on donne des infusions excitantes, si la mère est faible ; on la saigne, si elle est trop forte et trop sanguine. Si elle oublie de sécher son petit, il faut essuyer celui-ci avec un morceau de laine. On laisse la mère et le nouveau-né pendant cinq ou six jours dans un compartiment dit *triquet;* on provoque l'expulsion de l'arrière-faix, par un breuvage de vin chaud.

Il y a des portées doubles ou triples.

Dès que les agneaux peuvent manger, on leur donne du fourrage tendre d'abord, puis des grains aplatis ou moulus.

L'herbe convient particulièrement aux brebis qui allaitent ; à défaut d'herbe, elles mangeront volontiers du regain ou du foin, puis des choux, des carottes, des betteraves et des raves, des féveroles, des pois cuits ou écrasés, du son, etc.

Les agneaux qui ont perdu leurs mères seront nourris d'abord avec le lait d'autres brebis ; on les habituera à manger 15 jours après leur naissance, en mettant dans un compartiment, où seuls ils pourront atteindre, du son, du regain, des racines coupées, de l'orge, de l'avoine ramollies et mêlées au son.

On attendra que les agneaux aient atteint leur quatrième mois pour les sevrer ; on les empêche d'abord de téter souvent leurs mères, puis on les mène dans de bons pâturages, si cela est possible ; s'ils sont obligés de rester dans la bergerie, on leur donne du regain, des racines pas trop dures, du foin.

Les mères seront traites le soir, puis le soir et le matin, et l'on permettra à leurs petits de sucer le lait resté dans le pis, après cette opération.

Nous ne saurions que louer l'usage généralement répandu de couper la queue à tous les jeunes agneaux avec un couteau ou des ciseaux ; il y a une perte de sang peu considérable.

Il faut choisir pour agneaux-béliers les plus vigoureux, supportant bien le sevrage, mangeant volontiers les fourrages secs ; la nourriture qui leur est destinée doit développer beaucoup plus les muscles que le ventre ; dès qu'ils auront pris goût à l'avoine, on les séparera de leurs mères au moins pendant une partie de la journée ;

en été : plantes vertes ; racines et regain en hiver ; orge, pois, féveroles, toute l'année ; puis vesce, gesse déjà en graine, betteraves, carottes, topinambours, rutabagas.

Jusqu'au cinquième ou sixième mois le jeune bélier recevra, chaque jour, un demi-litre d'avoine ; trois quarts de litre, à partir du sixième mois jusqu'à la fin du septième ; puis un litre et demi et même deux litres. Les autres aliments à discrétion.

Pour les moutons de boucherie, on préférera d'abord des tourteaux de grains cuits ou ramollis ; on les conduira de bonne heure dans les pâturages ; — ablation complète des testicules.

CHAPITRE VIII

**Tonte. — Lavage. — Castration. — Marque. — Registres
des troupeaux.**

La tonte générale se fait, d'ordinaire, au printemps et
en été ; il vaut mieux la pratiquer une fois plutôt que deux,
mais tous les ans, à moins qu'il n'y ait des causes particulières qui décident à débarrasser plus souvent les moutons de leur laine, par exemple : l'engrais de pouture, la
gale, etc.

Il y a toujours avantage à débarrasser d'abord la toison du suint qu'elle contient par un bon *lavage à dos* ou
lavage sur la bête vivante.

La tonte se fait aussi ras que possible, avec des ciseaux,
ou mieux, avec des forces dont les lames se rapprochent
l'une de l'autre au moyen d'un ressort ; les *forces* dites *de
Bohême* à lames courbées sont préférables.

La bête est tenue renversée sur le derrière, le cou
appuyé sur la cuisse du tondeur, la tête et les membres
antérieurs serrés par le bras gauche ; on commence par
la laine du ventre, du dessous du cou et de la poitrine,
puis des cuisses, jusqu'aux hanches.

Alors on force la bête à se coucher d'un côté, puis de
l'autre, et l'on tond les flancs jusqu'aux reins et à la
queue par lesquels on termine.

Quelques personnes tiennent liés les quatre membres du mouton et le portent sur une table pour le tourner de la façon la plus favorable à l'opération ; cette méthode est très-bonne et d'une pratique plus facile que la première.

La toison roulée et ficelée est conservée dans un lieu sec et soustraite à l'action du soleil.

La castration des femelles est une opération aussi cruelle qu'inutile; nous ne la conseillons dans aucun cas.

Il faut châtrer les agneaux dès que les testicules sont descendus, c'est-à-dire quinze jours environ après la naissance ; généralement on attend jusqu'au huitième ou dixième mois.

Si l'on suit la méthode de castration par arrachement, préférable selon nous, on ouvre les bourses par le fond et l'on en tire successivement les deux testicules, puis l'on rapproche les bords de la plaie.

Le *châtrage en agneau* consiste à faire sortir les testicules et, de plus, à couper le cordon au-dessous des épididymes. La ligature se fait avec une aiguille à suture et du fil ciré.

Si la plaie devient livide, on la panse avec de la poudre de charbon et du kina.

Le *fouettage* consiste à lier fortement, avec de la corde à *fouet*, les testicules bien attirés d'abord au fond des bourses; on appelle encore le fouettage *billonnage*, parce qu'on tire le fouet avec des *billots*.

La castration *par les casseaux à vis* se pratique ainsi : les testicules étant bien attirés au fond des bourses, on embrasse celles-ci près du ventre; on rapproche doucement les branches de l'instrument au moyen de la vis de pression; la section opérée, on tire la peau du côté du ventre; l'opération faite, tout maniement aura disparu au-dessous de cette partie. Il faut rapprocher alors les deux branches et laisser à la bête quelques minutes de repos ; on serre de nouveau et on délivre le patient. On laisse les testicules tomber d'eux-mêmes, après leur décomposition ; ou bien on les coupe, quatre ou cinq jours après l'opération à environ 0^m 25 du casseau, qui reste en place sept ou huit jours.

Les marques se font de différentes manières ; tantôt l'on coupe quelques mèches de laine, tantôt l'on applique sur la toison de l'ocre délayée dans de la salive, etc., des mélanges de goudron, de résines etc.; ce sont des marques de peu de durée.

Les marques permanentes préférées, avec raison, se font aux oreilles avec l'emporte-pièce. S'agit-il d'établir un nombre des numérotages? On est convenu que les entailles du bord antérieur de l'oreille gauche représentent les unités simples; celles du bord antérieur de l'oreille droite les dizaines; celles du bord postérieur de l'oreille gauche les centaines; enfin, celles du bord postérieur de la droite, les mille.

On peut aussi tatouer la conque de l'oreille en couleur bleue, noire, etc. à l'aide d'une sorte de pince qui, serrée fortement, imprime les chiffres dans la peau, sans amener d'écoulement de sang ; on frotte les empreintes ainsi faites avec un mélange d'esprit-de-vin, de noir d'ivoire, etc.; ce moyen ne réussit pas toujours.

On grave aussi les marques et les numéros avec un fer chaud sur les cornes des moutons.

Les registres des troupeaux sont de deux sortes : le registre des agneaux, le registre matricule.

Le registre des agneaux contiendra :

1° Le numéro de la mère ;

2° Le numéro du père ;

3° Le jour de la lutte ;

4° Le jour de la naissance ;

5° Le numéro de l'agneau qui, jusqu'au sevrage, n'a eu

qu'un numéro provisoire sur plaque de fer-blanc attachée autour du cou avec une corde.

6° Le sexe de la bête;

7° Les faits particuliers à signaler chez elle depuis sa naissance; ses aptitudes pour l'engraissement, etc., etc.

Le registre matricule contiendra :

1° Le numéro matricule ;

2° La race ;

3° Le sexe ;

4° La date de la naissance ;

5° La date de l'immatriculation ;

6° Le poids de l'animal au jour de son immatriculation ;

7° Les numéros de ses père et mère ;

8° Les faits relatifs à sa conformation, les qualités de sa toison ;

9° Les dates des tontes ;

10° Le poids de la toison ;

11° Les dates de lutte et de mise-bas pour les brebis; portées simples, doubles ou triples ;

12° Les numéros des béliers qui les ont couvertes ;

13° La date des sorties des bêtes par réforme, vente, mort ;

14° Le rendement de la viande fournie par elle ;

15° Les faits relatifs à leur santé, à leur développement, à leurs aptitudes particulières.

Avec ces deux registres, faciles à tenir, indispensables dans les grandes fermes, rien n'est plus abandonné au hasard ni à la routine.

CHAPITRE IX

Maladies des bêtes ovines.

Pourriture.

Causes : l'humidité, les vapeurs des marécages; nourriture mauvaise, nourriture trop copieuse; marches et fatigues excessives.

Remèdes généraux : il est plus facile de prévenir cette maladie que de la guérir. On conseille, avec raison, l'emploi du gland, du persil, de la chicorée, de la tanaisie, de l'absinthe, etc.; le sel marin mêlé aux pailles, au foin, aux fourrages; les baies de genièvre, la poudre de gentiane. Emigration, déplacement; choix de pâturages salubres sur des terrains calcaires.

La pourriture dite *gomer*, *foie-pourri*, s'accuse par le dégoût des aliments, la perte de la laine, la couleur blanche des paupières; — les vers rongent le foie.

Remèdes particuliers : tous les matins, vous donnerez aux bêtes atteintes de pourriture un verre de bière, de cidre ou de vin; infusions de romarin ou de sauge.

Vertige, torni ou tournis.

Encore une maladie qu'il faut prévenir avec d'autant plus de soin qu'elle résiste presque toujours aux remèdes les plus vantés.

Cause : la présence dans le cerveau d'un ver appelé le *cœnure cérébral*. C'est le ténia-cœnurus dans son état primitif.

La bête malade tourne sur elle-même, court affolée, s'arrête brusquement, frappe les arbres et les pierres.

Il faut tuer le mouton attaqué du tournis ; enterrez avec soin la tête pour empêcher la propagation du mal parmi votre troupeau. (La viande peut être consommée sans inconvénient).

Falère.

Cette maladie a pour cause l'indigestion par excès de mauvaise nourriture verte. — Stupeur, convulsions, perte de l'ouïe ; immobilité ; nouvelles convulsions, grincement de dents ; bave ; tuméfaction du ventre ; excréments liquides verdâtres : le mal dure trois heures et se termine par la mort, à moins qu'on ne fasse, dès l'apparition des premiers symptômes de la falère, une ponction au rumen avec un trocart et que l'on n'administre des breuvages stimulants. La viande de la bête est bonne à manger.

Indigestion d'herbe verte (météorisme).

Ponction avec un canif au côté gauche et introduction, par cette ouverture, d'une branche de sureau vidée, de la grosseur d'un doigt, (à défaut d'une canule de ce calibre) pour donner une issue à l'air. Ensuite introduction, par cette même ouverture, d'un liquide aromatique.

Comme breuvage : 1/4 de litre d'eau de chaux ; une quinzaine de gouttes d'alcali fluor ou d'ammoniac dans un double décilitre d'infusion de sauge. Lavements de pariétaire. — V. de plus, les indications données, dans le cas de météorisme, au chapitre des *Maladies des bêtes bovines.*

Morve ou catarrhe.

Causes : le froid humide ; pâturage dans la rosée, dans la neige.

Remèdes : fumigations de plantes toniques et excitantes : sauge, romarin, etc.; presque toujours les remèdes échouent : prévenez donc le mal.

Mal rouge ou mal de Sologne.

Saignée immédiate et vente aussitôt après la guérison ; car, neuf fois sur dix, il y a rechute. V. *Lourdie.*

Lourdie ou apoplexie sanguine.

Causes : la pléthore ; chaleurs excessives ; insolation ; fatigues. Symptômes et marche de la maladie : râle, battements de flancs ; sortie du sang par les naseaux ; rougeur du globe de l'œil.

Remèdes : saignée immédiate à la veine du bas de la joue. Repos à l'ombre, en un lieu tranquille ; diète pendant un jour ou deux.

Ulcère du boutri.

Il faut couper la laine sale, imbibée d'urine qui entoure l'extrémité du boutri (pénis) ; laver la partie malade avec une forte décoction de racine de guimauve ; puis la frotter de temps en temps avec un peu de cérat.

Pouillottement ou Poux.

Cause : la malpropreté.

Remèdes : bains prolongés après la tonte ; frictions avec l'onguent gris.

Piqûres d'insectes.

Il faut d'abord extraire les larves de l'hippobosque, insecte qui dépose ses œufs dans la chair même du mouton; puis laver les tumeurs avec de l'eau légèrement camphrée; enfin, frictions avec du saindoux

Fourchet.

Inflammation de l'onglon, par suite de l'introduction de la poussière, d'un corps dur, etc., dans cette partie du pied. Bains; quelquefois ouverture, à l'aide d'un canif, de la peau du partage de l'onglon et lotions avec l'eau de guimauve; recouvrez avec un linge ou de la filasse. — Accordez un peu de repos à la bête malade.

Piétin.

Humeur puante et corrosive qui détermine une inflammation grave à la face intérieure et supérieure de l'onglon et force l'animal affaibli et souffrant à se traîner sur les genoux.

Coupez la corne attaquée et lavez l'onglon avec du sulfate de cuivre, de l'eau de rabel ou de l'egyptiac.

Mamelles engorgées.

Cause : un sevrage trop brusque des agneaux.

Remèdes : eau avec du sel marin; frictions avec liniment volatil. V. de plus, le chapitre qui traite des *Maladies des bêtes bovines.*

Clavée, claveau ou petite-vérole, picotte, etc.

Fièvre inflammatoire; éruption de pustules tantôt larges comme des lentilles, tantôt atteignant jusqu'à la largeur d'une pièce de vingt sous; enflure de tout le corps et, en particulier, de la tête; tuméfaction des paupières; dépôts gangréneux dans les joues, etc.; écoulement d'humeurs épaisses et puantes par le nez; pas de remède : il faut tuer la bête sur-le-champ et l'enterrer aussi profondément que possible.

On met les moutons à l'abri de cette horrible maladie par l'inoculation qui se pratique de la manière suivante :

Vous prendrez, avec la lame d'une lancette, le liquide contenu dans une des pustules du mouton atteint de la picotte, et vous le déposerez doucement sous l'épiderme de la bête saine, par des piqûres faites : au plat des cuisses pour la brebis; à l'avant-bras pour le bélier.

Boisson aromatique et vineuse (hysope, romarin, etc.), matin et soir pendant quelques jours. Si la gangrène se déclarait, fendez les pustules et pansez-les avec le digestif animé.

Gale.

Peau dure; boutons d'abord rouges et enflammés, puis blanchâtres et verts.

Remèdes : frictions avec l'essence de térébenthine et l'huile; si le mal résiste, employez la térébenthine pure avec du suif; coupez la laine aux places atteintes; souvent il faut faire une tonte complète et frictionner plusieurs fois par jour avec la pommade anti-galeuse : Gomme arabique, 16 grammes; poudre de racine d'ellébore, 31 grammes; mercure divisé, 31 grammes.

Bains de vapeur de soufre.

Lotions avec l'eau de tabac.

Tous les jours, infusion de fumaria (fumeterre).

Gratelle ou bouquet, noir-museau, biquet, charbon, paire,
verveine, etc.

Tous ces noms désignent une sorte de gale qui a, d'ordinaire, son siège depuis le museau jusqu'aux tempes et jusqu'au dessous de l'oreille.

Remèdes : frictions avec l'onguent de soufre et d'huile d'olives, une fois par jour ; si le mal est ancien, s'il résiste à vos premières frictions, faites l'onguent suivant, en mêlant par parties égales : soufre, ellébore noir, euphorbe, chènevis pilé ; — quelquefois saignée à la jugulaire : 1/4 de litre de sang. — Lotions avec du vinaigre, de l'eau-de-vie camphrée avec égale quantité d'eau.

Le bouquet est contagieux.

Pour les tumeurs, en général, voir ce que nous avons dit en traitant des maladies des bêtes bovines ; on se sert pour les moutons de remèdes analogues en diminuant les doses, selon les indications du vétérinaire.

Cocotte.

Maladie contagieuse qui attaque surtout la bouche et les yeux et détermine une inflammation générale dans tout le corps.

Régime et remèdes : aliments tendres non irritants ; gazons plutôt que chaumes, pour pâturages. — Eau salée ou acidulée pour laver la bouche. Bains d'eau de chaux avec 4 ou 5 kilog. d'acétate de plomb ou de sulfate de cuivre pour 100 litres d'eau.

Sang de rate.

Causes probables : chaleurs et fatigues excessives, longues sécheresses, aliments trop nutritifs ; absorptions, en grande quantité, d'épis de blé laissés dans les chaumes par les moissonneurs.

Le *sang de rate* peut tuer en une heure, en une demi-heure, en quelques minutes même : le mouton tombe comme foudroyé et ne se relève plus ; ce mal se répand avec une rapidité effrayante.

Pour arrêter les ravages du *sang de rate*, il faut faire passer les moutons dans les terres à seigle ; on leur donne à manger, de préférence, de l'orge, de la navette, des pois, de l'avoine, des pulpes humides, des racines aqueuses ; très-peu de légumineuses.

Laissez jeûner les moutons le soir et menez-les paître pendant la nuit.

Les bêtes frappées sont perdues sans ressource ; on doit enterrer leurs ordures profondément, enlever les litières souillées de leurs excréments, purifier les bergeries, etc., avec 60 grammes de nitrate de potasse et 40 gr. d'acide sulfurique mis ensemble dans un vase vernissé, sur un feu de charbon (portes et fenêtres étant closes avec soin, pendant cinq ou six heures), après quoi, on ouvre la bergerie et l'on renouvelle la ventilation pendant dix ou douze heures.

Les maladies regardées comme rédhibitoires par la loi sont : la clavelée et le sang de rate constatés légalement dans le délai déterminé pour la garantie, sur des animaux portant la marque du vendeur.

Le sang de rate n'est rédhibitoire que s'il a amené la mort d'au moins une quinzaine de moutons vendus dans le délai de neuf jours (délai de garantie), sans compter le jour de la livraison des bêtes ; on ajoute un jour, en plus, pour chaque distance de cinq myriamètres entre le domicile du vendeur et le lieu où le mal s'est manifesté.

CHAPITRE X

La Chèvre. — Espèces et races principales. Amélioration.

Le genre chèvre appartient à l'ordre des ruminants ; il est caractérisé par ses cornes dirigées en haut et en arrière ; par ses oreilles droites, sa langue douce, son corps svelte, ses jambes robustes, ses mamelles au nombre de deux, et sa queue courte.

Le pelage est composé de deux espèces de poils : les uns, extérieurs, longs, droits et raides, servent à faire des étoffes grossières ; les autres, cachés sous les premiers, sont moelleux et fins ; ils servent à la fabrication des tissus les plus précieux. Le chanfrein est droit et quelquefois concave au lieu d'être busqué, comme chez les moutons ; le menton est barbu, le bout du nez frisé de poils.

« La chèvre, dit Buffon, a, de sa nature, plus de sentiment et de ressource que la brebis ; elle vient à l'homme volontiers ; elle se familiarise aisément ; elle est sensible aux caresses et capable d'attachement ; elle est aussi plus forte, plus légère, plus agile et moins timide que la brebis ; elle est vive, capricieuse, lascive et vagabonde. Ce n'est qu'avec peine qu'on la conduit et qu'on peut la réduire en troupeau ; elle aime à s'écarter dans les solitudes, à grimper sur les lieux escarpés, à se placer et même à dormir sur la pointe des rochers et sur le bord des précipices ; elle s'accouple avec ardeur et produit de très-bonne heure : elle est robuste, aisée à nourrir ; presque toutes les herbes lui sont bonnes, et il y en a peu qui l'incommodent. »

C'est la *vache du pauvre* ; elle se laisse volontiers téter par le petit enfant et s'attache à lui avec l'affection d'une bonne nourrice pour son nourrisson.

L'espèce principale est la chèvre sauvage, considérée comme la souche de nos chèvres domestiques. Sa tête est noire en avant, rousse sur les côtés ; elle a la barbe brune ; le corps gris-roussâtre avec la ligne du dos noire ainsi que la queue ; elle vit dans les montagnes escarpées de la Perse.

Les principales chèvres domestiques sont la *chèvre commune* et la *chèvre sans cornes*.

La chèvre commune est noire, blanche, marron ou pie ; elle a les poils durs, tantôt ras, tantôt longs et pendants.

La chèvre sans cornes a le lait plus doux que la précédente ; d'ailleurs, elle en diffère trop peu pour mériter ici un article détaillé.

La race d'Angora se trouve principalement dans l'Asie-Mineure ; elle a les cornes arquées ou en spirale allongée ; les oreilles larges ; le pelage fin, soyeux, doux, brillant, très-fourni et ondulé ; les mamelles peu développées, mais donnant beaucoup de lait ; elle réussit en Europe, (surtout en France, en Italie et même en Suède).

La *chèvre de cachemire* ou *thibétaine* se trouve particulièrement dans les montagnes de l'Himalaya (Asie) ; elle a la taille, les formes et les mœurs de notre chèvre commune ; les oreilles larges, longues, minces et pendantes; les cornes droites, penchées en arrière et quelquefois croisées à leurs extrémités (surtout chez les boucs); les poils gros, rudes, pendants plus ou moins long, et mêlés d'un duvet fin, doux et soyeux : c'est ce duvet très-souple qui sert à la fabrication du *cachemire*, le châle sans rival.

On peut perfectionner nos races en choisissant les bêtes remarquables par leur tronc épais et leur tête fine, en prenant les meilleures laitières pour les donner aux plus beaux boucs; mais le mieux est d'importer de plus en plus la race de Cachemire, ou celle d'Angora, ou toutes deux, pour les conserver à leur état pur, ou opérer quelques croisements, mais avec discrétion et prudence, les métisses laissant trop souvent à désirer pour la qualité du lait et entraînant des frais considérables pour le peignage.

L'Algérie serait plus favorable que beaucoup de nos provinces du continent pour créer des troupeaux thibétains; des essais heureux ont été tentés depuis quelques années par la Société d'Acclimatation.

CHAPITRE XI

Nourriture des chèvres. — Engraissement.

Il faut aux chèvres, comme au mouton, un logement propre et bien aéré; c'est à tort qu'on les relègue dans les coins les plus sales des écuries, des étables, etc; elles ont droit à des râteliers et à des auges.

Elles craignent l'humidité, les chaleurs et les froids excessifs; placées dans de mauvaises conditions, elles donnent peu de lait.

Si vous les laissez, sans discrétion, paître des légumineuses, elles attrapent des indigestions; si elles mangent trop de jeunes pousses d'arbres, elles ont souvent le pissement de sang et le *mal de brou*. Menez-les dans les vignes, après la vendange; dans les prés, après la récolte du regain; sur les collines rocailleuses où elles broutent volontiers herbes fanées ou ligneuses, bruyères, etc. Sur les chemins, il faut les museler ou les tenir en laisse, pour qu'elles ne rongent pas les haies de clôtures et l'écorce des arbres; quelquefois on les accouple avec des bâtons; on leur passe au cou des colliers très-larges qui les empêchent de franchir les taillis, etc.

A l'étable, on leur donne : vesces, gesse, luzerne, feuilles de choux (chou-chèvre), feuilles de vigne conservées et pressées dans des baquets avec de l'eau;

son, racines, tourteaux, etc. ; orpin blanc ; résidus de bière, de vin, de cidre, d'huile, marc de raisin ; *lavailles*, *buvailles* faites avec des betteraves, des pommes de terre, des pelures de fruits, du son, de la farine et de l'eau de vaisselle ; glands, etc. ; quelquefois un peu de sel pour ranimer l'appétit.

On peut évaluer, d'après le professeur Grognier, la ration journalière d'une chèvre, à 10 kilog. d'herbe ou à 3 kilog. de foin, ou à l'équivalent de l'un ou de l'autre de ces fourrages. En été, vous donnerez : le matin, dès l'aube, herbe ou trèfle, luzerne, herbe des prés ou sainfoin, une brassée de l'un ou de l'autre de ces fourrages avec épluchures, sarclures, etc. A peu près les mêmes aliments à onze heures. Vers quatre heures de l'après-midi, une brassée d'herbe ou de lavailles. En hiver, remplacez l'herbe des deux premiers repas par les fourrages secs ; à quatre ou cinq heures du soir, son et résidus ; pommes de terre, feuillards, racines, etc.

Grognier a établi d'une façon qui nous semble incontestable, les avantages de la stabulation (nourriture à l'étable) pour les chèvres(1).

« Le bénéfice qu'on obtient des chèvres (par la stabulation) est considérable, dit-il. Un de ces animaux, bien nourri, fournit pendant neuf mois de l'année assez de lait pour faire, tous les jours, deux ou trois fromages qui valent chacun 20 cent., c'est au moins 12 francs par mois ; le chevreau est vendu, à un mois, 2 fr. 50 ; le fumier de l'année peut être porté à 15 francs. Ces sommes réunies dépassent 120 francs.

« D'après tous les renseignements que je me suis procurés, une chèvre coûte à nourrir 80 francs ; en éva-

(1) *Archives historiques et statistiques du département du Rhône*, t. XII, p. 327.

luant à 15 francs le montant des soins, le bénéfice net de 25 francs, c'est ce que vaut une chèvre. Ainsi la rente annuelle de cet animal équivaut à sa valeur vénale; quel est l'animal domestique qui pourrait offrir un pareil bénéfice?

« Qu'on ajoute à cela que l'entretien des chèvres du mont d'Or (lyonnais), utilise des feuilles de vigne, des plantes réputées parasites, qui, dans tous pays, ne servent à rien, pas même à faire des engrais; que cet entretien n'occupe point de bras robustes, étant confié exclusivement à des femmes, à des enfants, et l'on se convaincra qu'il y a en France peu d'industries agricoles plus lucratives que l'entretien sédentaire des chèvres du mont d'Or. »

L'engraissement des chèvres est difficile; il ne peut produire de la bonne viande de boucherie que si on le commence de bonne heure sur des boucs châtrés et sur des chèvres encore jeunes.

On doit traire les chèvres souvent et toujours d'une façon complète; on peut faire donner du lait aux chèvres qui n'ont pas porté, en frappant de temps en temps leurs mamelles avec de l'ortie et en les pressant comme pour la traite ordinaire.

Le duvet des chèvres tombe de lui-même au printemps. Quand il se forme en pelote et se détache (en mars, avril), c'est le moment de le peigner et de prévenir sa chute naturelle; la récolte se fait avec un long démêloir et dure de 8 à 30 ou 40 jours.

On tond les chèvres angora en avril, en Asie; en mai et en juin, en Europe, etc.

Il faut couper les onglons qui s'allongent démesurément quand les chèvres sont soumises au régime de la stabulation.

CHAPITRE XII

**Choix d'une race. — Reproducteurs. — Monte. — Gesta-
tion. — Part. — Soins à donner à la chèvre et aux
chevreaux. — Castration. — Maladies. — Produits.**

La race de Cachemire n'a pas tenu toutes les promesses
qu'elle avait faites. Si l'on se borne aux chèvres communes, il faut prendre, de préférence, les chèvres blanches non-cornues ; les grandes plutôt que les petites.
Choisissez des bêtes à petite tête, à large croupe, à dos
bien soutenu, à reins forts, à cuisses charnues.

Le bouc peut féconder les femelles dès qu'il a atteint
son huitième mois, mais mieux vaut l'employer à deux
ou trois ans.

La bonne chèvre doit avoir le corps long, la mamelle
grosse, les tétines bien saillantes ; la peau fine, le poil
fin, touffu et doux ; beaucoup de légèreté dans les mouvements ; l'œil vif et doux ; le poil blanc avec des teintes
jaunes aux pattes comme le poil du lièvre ; l'épi de poils
entre la mamelle et la matrice bien fourni.

Il ne faut faire saillir les chèvres que quand elles ont
douze ou quinze mois, quoiqu'elles puissent être fécondées dès le sixième mois ; elles continuent à donner de
bon lait jusque dans leur quinzième année et portent
encore.

Les chèvres font souvent des portées doubles, quelquefois triples. Si l'on veut élever un bouc on le choisit, de préférence, d'une portée double où il y a une femelle; on recherche aussi les chevrettes nées avec les chevreaux.

On reconnaît que les chèvres sont en chaleur quand leur pis se gonfle tout en donnant moins de lait; quand elles bêlent souvent et d'une manière plaintive; quand elles ont le regard languissant et qu'elles remuent beaucoup la queue, si l'odeur seule du mâle parvient jusqu'à leurs narines; les chaleurs de la fin de décembre durent huit jours et reviennent toutes les trois semaines, si les femelles n'ont pas été fécondées; si elles donnent du lait, elles demandent particulièrement le mâle en septembre, octobre, novembre et décembre.

Les bonnes laitières ne sont souvent couvertes que tous les deux ans. Il faut calculer les saillies de manière à avoir les naissances au commencement du printemps, car, alors, le lait est plus abondant et l'élevage plus facile.

La monte peut se faire à toutes les heures du jour.

Un bon bouc copieusement nourri, âgé de deux à trois ans, couvrira, à partir de la mi-octobre jusqu'à la fin de novembre, quinze ou vingt femelles par jour; c'est trop; en moyenne, on ne doit pas lui demander de faire plus de deux cents saillies par saison.

Dès que les chèvres sont fécondées, leur lait, qui avait diminué pendant leurs chaleurs, augmente sensiblement, puis diminue de nouveau en même temps que le ventre grossit. Elles portent cinq mois et quelques jours.

Nourrissez-les à discrétion; tâchez qu'elles vivent tranquilles : une frayeur, un chien, un coup de corne, détermine l'avortement. Aidez-les au moment du part en amenant, à l'aide de la main, le fœtus dans une position convenable; faites-leur boire l'infusion suivante :

un litre d'armoise avec 5 grammes de seigle ergoté ; injection d'eau de guimauve vinaigrée dans le vagin ; après le part : eau blanche de farine, petit-lait. Aux jeunes chevreaux, donnez une litière fraîche et propre ; ne les sevrez pas avant leur sixième semaine ; petit-lait, puis soupes au pain, farines délayées dans l'eau ; herbe, racines, tubercules dès qu'ils sont capables de prendre une nourriture solide. Inutile de les châtrer s'ils doivent être vendus à trois semaines ; mais pratiquez cette opération sur ceux que vous ne voulez livrer que plus tard aux bouchers, car les boucs prennent vite une mauvaise odeur ; ils s'engraissent mieux et fournissent une viande assez bonne s'ils ont été privés des organes de reproduction. On conseille la castration même pour les chèvres.

Les chèvres sont sujettes à presque toutes les maladies dont nous avons parlé plus haut, à propos des brebis ; elles recevront, par conséquent, les mêmes soins ; elles ont souvent l'hydropisie, l'enflure et le mal sec dont nous dirons quelques mots.

L'excès d'eau absorbée amène l'hydropisie : percez avec un trois-quarts au-dessous de l'épaule, laissez écouler le liquide ; étuvez avec du vin chaud ; appliquez un emplâtre de poix de Bourgogne.

L'enflure de la matrice a pour causes les douleurs de la mise bas, les difficultés du rejet de l'arrière-faix : vin chaud, bière ; injections d'eau de guimauve tiède dans le vagin ; fleurs de sureau, s'il y a perte de sang.

Le mal sec consiste dans le dessèchement complet des mamelles, à la suite des chaleurs excessives d'un long été : frictionnez le pis avec de la crème ; faites manger des herbes tendres et rafraîchissantes.

Outre le lait qui sert à faire du fromage et le duvet fin des chèvres de Cachemire avec lequel on fabrique des étoffes si belles, si précieuses, on emploie le poil dans bien des industries : les teinturiers en composent la préparation dite rouge de bourre; — filé, il est la partie essentielle du camelot, du bouracan, etc.; ganses, mercerie, passementerie.

Le suif entre pour une proportion considérable dans la stéarine.

Le Maroc fournit annuellement à la corroierie douze à quinze milliers de peaux de chèvre *maroquinées*.

QUATRIÈME PARTIE

DU PORC

CHAPITRE PREMIER

Le porc. — Races étrangeres et françaises.

Le genre de mammifères auquel appartient le porc est caractérisé par des dents canines fortes, sortant de la bouche et se recourbant vers le haut, quelquefois très-longues, manquant de racines proprement dites et croissant pendant toute la vie de l'animal. — Il se divise en deux groupes et renferme ceux qui ont trois doigts aux pieds postérieurs et quatre aux pieds antérieurs :

1° Le pécari, le chœropotame dont nous ne nous occuperons pas.

2° Ceux qui ont quatre doigts à chacun des quatre pieds, le Phacochœre et le Cochon proprement dit.

Les cochons proprement dits ont le corps couvert de poils raides ou soies, six dents incisives, deux canines et quatorze molaires à chaque mâchoire ; un groin sur lequel sont percées les narines ; les yeux petits à pupilles rondes ; les oreilles assez développées et pointues, la queue courte et tortillée.

Ils forment cinq espèces : 1° le *bène ou sanglier des Papous ;* 2° le *sanglier à masque ;* 3° le *cochon à tubercules ;* 4° le *cochon à bandes blanches ;* 5° le *sanglier d'Europe,* souche du *cochon domestique* ou *porc* qui fait l'objet de cette partie de notre ouvrage.

15.

Porcs de l'Asie et de l'est de l'Europe.

Ils sont, en général, petits, trapus, à jambes fines et courtes, à tête pointue, à oreilles dressées. Parmi les principales variétés, citons :

Le porc chinois, tonquin ou cochinchinois, petit, à corps trapu, à jambes très-fines et très-courtes, à cou court, à tête large en haut, très-mince au museau, à oreilles petites et dressées, à peau fine ; soies blanches, noires, brunes, quelquefois de couleur pie avec teinte verdâtre ou cuivrée.

Le porc de Siam, ou porc-pie d'Asie, bien conformé, à poil roux, fin, assez peu fourni, avec taches brunes sur fond rougeâtre.

Le porc turc, à jambes fines et courtes, à tête pointue, à oreilles petites et dressées, à soies noires, brunes ou grises, rares, quelquefois frisées ; il fournit beaucoup de graisse.

Porcs du midi de l'Europe.

Le porc napolitain ou calabrais a le corps petit, la poitrine bien développée, le dos large, le museau pointu, les joues grosses, les oreilles courtes, les soies noires, brunes, rousses, fines et peu fournies ; engraissement facile ; viande justement estimée.

Porcs du nord-ouest de l'Europe ou porcs anglais.

C'est avec les porcs de l'Asie et les porcs napolitains que les Anglais ont perfectionné, ou pour mieux dire, créé leurs races porcines remarquables à tant d'égards et dont les caractères généraux peuvent se résumer ainsi :

Soies petites, douces et peu fournies ; os minces ; jambes courtes et fines ; onglons petits ; tête courte et légère ;

oreilles minces et droites; encolure courte et presque nulle dans les bêtes engraissées.

Le porc du Berkshire et celui du Hampshire sont de même taille, et ont les soies noires avec plaques blanches; la tête courte, le museau relevé, le dos bien soutenu; très-faciles sur le choix de la nourriture; bonne viande.

Le porc d'Essex, de taille plutôt petite que grande, a le dos bien soutenu et bombé, la tête fine, les joues grasses, le museau pointu, le cou rentré; les soies noires, fines et peu fournies; engraissement peu coûteux et rapide.

Le porc New-Leicester a le corps petit, épais; le cou rentré, la gorge épaisse, le museau droit, les oreilles fines et dressées, les ganaches écartées; les soies blanches, fines, peu fournies et la peau presque transparente. Parmi ces variétés, une des plus connues est le porc Coleshill, très-bas sur jambes; très-gras.

RACES PORCINES FRANÇAISES.

Porcs des Pyrénées.

Ils sont hauts sur jambes, minces, assez mal conformés dans les montagnes, beaucoup mieux faits dans les plaines.

Les porcs de l'Ariége ont les oreilles étroites, longues et pendantes; — très-rustiques. Nourriture : herbes sauvages, asphodèle et patience crues ou cuites.

Les porcs cerdagnais ont le corps allongé, mince, les jambes hautes, le dos mal soutenu, le museau droit et long, les oreilles grandes, le poil pie, avec beaucoup de blanc.

Croisements avec les petits porcs d'Espagne, avec les verrats du Hampshire.

Porcs de l'Aveyron.

Ils sont petits, pies ou presque noirs; ils se dévelop-pent moins que les races dont ils tirent leur origine.

Porcs du Quercy.

Ils sont trapus, petits; ils ont les oreilles petites et droites, le poil assez fin ; beaucoup de vigueur et assez de sobriété.

Porcs d'Agen.

Ils sont de taille assez haute, mais trop minces ; leur poitrine ne présente pas assez de développement; ils sont de couleur pie ou noire; soies fortes ; — croisés avec les porcs des Landes ils forment la *race de Gascogne*, remarquable par sa force et sa vigueur.

Porcs du Périgord.

Corps bien conformé et fort; poil pie, lisse et brillant. C'est dans le Quercy et le Périgord qu'on choisit les porcs destinés à découvrir les truffes : « Pour l'élève d'un porc truffier, dit M. Châtin, dans son ouvrage si estimé sur la *Truffe*, on a égard aux qualités des parents. On essaye d'ailleurs la sensibilité olfactive (sensibilité de l'odorat) de l'animal en cachant de petites truffes et observant la facilité avec laquelle il les découvre. Le porc peut chasser depuis l'âge de 2 ans jusqu'à 15, 20 et même 25 ans; comme le chien de chasse il n'a toutes ses qualités qu'à l'âge de 3 ou 4 ans. S'il est jeune et fort, il peut chasser tous les jours; mais, le plus souvent, on lui donne quelque repos, soit à certains jours, soit vers le milieu de la journée. »

Porcs du Limousin.

Ils ont presque toujours le poil pie et assez fin ; taches blanches aux flancs, taches noires aux extrémités ; tête longue, museau droit, oreilles petites et inclinées ; corps bien fait, quoique peu trapu ; ils pèsent jusqu'à 180 kil. ; beaucoup de vigueur.

Porcs du Dauphiné.

Presque complétement noirs ou blancs ; ce n'est point une race à proprement parler.

Porcs de Bourgogne, du Morvan.

En général, ils ont le corps allongé, la côte aplatie, les reins peu développés, les jambes longues ; beaucoup de facilité à s'engraisser.

Les porcs du Morvan sont presque blancs ou pies et assez minces ; engraissement prompt et facile avec le gland, le blé noir et la pomme de terre.

Les porcs de Charolais sont noirs ou blancs ou quelquefois pies, assez bien proportionnés ; oreilles de grandeur moyenne.

Les porcs de la Bresse ont le corps mince, la côte plate, la poitrine peu développée, le dos souvent arqué, les soies blanches ou noires ou pies ; les oreilles pendantes.

Porcs de la Franche-Comté.

Poils blancs avec taches noires à la tête et aux reins. Pour tous ces porcs des régions est de la France, on conseille les croisements avec les races anglaises essayées déjà, et depuis longtemps avec succes.

Porcs de l'Auvergne.

Ils ont le corps mince et grand, les jambes assez longues et assez fortes, le poil blanc ou pie, les oreilles longues et pendantes; — croisés avec les races de l'Aveyron, ils donnent des bêtes trapues plus faciles à engraisser.

Porcs de la Marche.

Ils ont le corps blanc et la tête presque toujours entièrement noire avec des oreilles moyennes; corps grand et mince; dos un peu voûté.

Porcs du Bourbonnais.

Ils ont le corps moyen, mince, le dos un peu voûté, le poil blanc ou presque blanc, les oreilles larges au bas, pointues au haut et un peu renversées.

Porcs du Berry.

Ils ont le corps moyen; les oreilles longues et pointues, le poil presque toujours entièrement blanc.

Tous ces porcs du centre de la France se nourrissent facilement avec les produits de la laiterie, et se croisent avec les porcs anglais du Leicester ou du Berkshire; les porcs blancs ou pies passent pour être plus faciles à engraisser; ils fournissent une viande plus ferme que les porcs noirs. Les métis ont le corps blanc avec taches noires

Porcs de l'Alsace.

Ils ont le corps de grandeur moyenne, le poil blanc ou pie; on les mène paître avec les moutons, les vaches te

même avec les oies; ceux qui sont bien nourris se déve-
loppent assez vite.

Porcs de la Champagne.

Ils sont grands, assez élancés, assez bien faits; d'ordinaire, ils ont le poil blanc, le dos un peu voûté, la côte
un peu aplatie.

Porcs lorrains.

Leur conformation laisse beaucoup à désirer; ils ont
les os trop gros; les poils longs, rudes, blancs ou presque
blancs; le chanfrein droit, les oreilles pointues.

Porcs picards, artésiens et flamands.

Ils ont, en général, le corps épais, les membres fins,
la tête petite et les oreilles dressées; croisements avec
les verrats du Hampshire, du Berkshire et du Leicester.

Porcs bretons.

Ils ont le corps mince, les jambes un peu grêles, les
pieds fins, le museau long, les oreilles dressées, les poils
presque toujours blancs; on leur reproche, avec raison,
un poitrail trop serré, des épaules trop maigres, des reins
mal garnis; croisements avec les verrats du Leicester,
d'Essex et du Hampshire.

Porcs du Poitou et de la Vendée

Ils ont le corps grand, long, assez mince, la tête grosse,
les oreilles charnues, les jambes hautes, les pieds gros,
les poils grossiers, la peau rude; ils se mêlent avantageusement avec les porcs du Limousin et du Berry.

Porcs angoumois.

Ils ont le corps épais et trapu; dos de carpe, cuisses bien garnies, pieds petits, tête moyenne avec oreilles à moitié pendantes et assez courtes; bonne viande.

Tous ces porcs du centre de. la France sont engraissés dans les prairies artificielles et avec les résidus de la laiterie, les tourteaux, les fèves, les farines, les graius, les graines, etc. A huit ou neuf mois, on vend les porcelets sous le nom de *laitons*.

Croisements avec les craonais et les porcs de Leicester.

Porcs de Craon.

Ils ont le corps grand, épais, bien proportionné, la côte arrondie, les flancs larges, le dos bien soutenu, les jambes bien musclées, la tête petite, le chanfrein court et droit, les oreilles moyennes, la peau fine, les soies courtes et peu fournies. On peut les ranger hardiment parmi les meilleurs porcs connus.

Beaux croisements avec les porcs du centre de la France.

Porcs manceaux, percherons et saumurois.

Ils ont le corps grand, trapu, les jambes courtes, le nez raccourci, les oreilles moyennes; les manceaux *montagnards* ont les oreilles larges et pendantes, le dos épais et bien soutenu, les cuisses bien garnies, les pieds petits. Les percherons ont la tête forte, les oreilles grandes, mais étroites, les pieds gros, les cuisses bien garnies, la peau épaisse, les poils longs et rudes; les saumurois ressemblent aux précédents, mais sont plus forts, plus riches en bonne viande.

Porcs normands.

Ils sont grands et longs, mais quelquefois un peu trop minces ; ils ont le dos droit et bien soutenu, les oreilles larges, pendantes et légèrement repliées à la base, le chanfrein un peu relevé. Les augerons ont les oreilles aussi longues que le reste de la tête ; la poitrine bien développée, les cuisses charnues, les pieds forts ; — jambons très-estimés. Les cotentins ont la peau plus grosse, les poils plus rudes, les cuisses plus longues, mais toujours bien garnies, comme les précédents. Les cauchois sont grands et élancés. Les alençonnais sont plus petits, plus tardifs à l'engrais ; viande fine et délicate.

CHAPITRE II

Du toit à porc. — Des loges. — De la nourriture.

On calomnie le porc, quand on le cite comme le type
de la malpropreté; seul, entre tous les animaux de la
ferme, il sort, quand cela lui est possible, pour déposer
ses excréments hors de son habitation; il aime à se baigner; s'il se vautre dans la boue, c'est qu'il est en proie
à des démangeaisons et qu'il ne trouve pas une mare à
sa disposition.

Il ne faut donc pas, obéissant à un préjugé trop commode et qui dispense des soins auxquels cet animal a
droit, laisser la porcherie dans un état de saleté dégoû-
tante, comme cela arrive presque partout en France.

La loge d'un porc doit avoir au moins 1 mètre 75 de
long sur 1 mètre 50 de large; doublez ces dimensions,
s'il s'agit d'une truie et de ses petits; que le sol soit
imperméable, avec une pente bien ménagée pour l'écoulement des urines et de l'eau qu'ils répandent en mangeant. Renouvelez la litière tous les huit ou dix jours.

Choisissez, pour votre porcherie, l'exposition au nord,
de préférence à l'exposition au midi, car les porcs redou-
tent plus l'extrême chaleur que le froid.

Vous placerez les auges au ras du sol ou à 15 ou
20 centimètres au-dessus, avec ouverture à l'extérieur

de la loge pour pouvoir les remplir et les vider sans déranger vos bêtes.

Vous les nourrirez avec la viande des chevaux abattus, les restes de la table, les lavures, le petit-lait, les criblures, les sarclures, les fruits avariés, les vesces, les fèves, le trèfle, les choux, les chicorées, les laitues, les pois, le sainfoin, les herbes de la prairie, les feuilles, etc.; les consoudes, l'oseille, les patiences, les tiges et les feuilles de dahlia, les fanes de carottes, de betteraves, etc.; le blé-noir.

Malgré l'opinion contraire de quelques auteurs, les porcs préfèrent les débris de l'équarrissage à tout autre aliment; ils s'en trouvent d'ailleurs fort bien; l'excès seul amène quelquefois l'étranglement, si les morceaux de viande sont trop gros ou trop durs; la cuisson obvie à beaucoup d'inconvénients de ce genre.

Au pâturage on peut attacher les porcs à des piquets; on leur mettra des entraves pour les empêcher de vagabonder; conduisez-les dans les prairies de légumineuses, dans les bois de châtaigniers, de chênes et de hêtres. Si vous voulez les empêcher de fouiller la terre, bouclez-les, c'est-à-dire armez leur groin d'une ferrure disposée de telle sorte que, touchée violemment par un corps dur, elle fasse ressentir une douleur très-vive à l'animal. Ces *ferrures* se font tantôt avec du fil de fer, tantôt avec des lames battues à chaud, pointues à une de leurs extrémités, ayant une boucle à l'autre.

CHAPITRE III

De la multiplication du porc. — Du part.

Il ne faut prendre exclusivement ni les races à courtes jambes qui donnent trop de graisse et pas assez de viande, ni les races de forte taille qui donnent assez de viande, mais trop peu de graisse; les races intermédiaires nous paraissent préférables.

Choisissez, pour verrats reproducteurs, les porcs à large poitrail, à côtes longues et bien recourbées, à tronc aussi profond de haut en bas derrière les épaules que vers le ventre, à garrot épais, à encolure courte, à membres solides et bien écartés, à squelette mince; les signes de leur fécondité s'accusent par des testicules bien développés, bien apparents. Les verrats peuvent faire des saillies dès leur septième mois; mieux vaut attendre jusqu'au dixième ou au douzième, pour les châtrer à deux ans et demi et les engraisser.

Les truies auront la tête pyramidale, le corps haut et long, les flancs bien développés, la croupe large; faites-les couvrir vers les neuvième óu dixième mois; elles pourront produire avantageusement jusqu'à leur cinquième année.

Dès l'âge de trois ou quatre mois, les truies entrent en chaleur et ce phénomène se reproduit tous les vingt ou vingt-cinq jours. Elles s'agitent, grognent, dédaignent un peu la nourriture, tourmentent les porcs; la vulve se gonfle.

Le verrat en chaleur grogne, se montre plus indocile que de coutume; de ses mâchoires, souvent agitées avec violence, il laisse écouler une sorte d'écume. A vous de calculer l'époque de la fécondation des truies de manière que les porcelets naissent en temps favorable. Fécondées en décembre, elles mettront bas en mars; il faut laisser les truies enfermées avec les verrats pendant quelques heures et ne les séparer qu'après deux ou trois saillies bien constatées.

Un verrat de deux ans, copieusement nourri, couvrira, sans s'épuiser, trois cents truies par an; il fait quelquefois huit et même dix saillies par jour; les femelles portent cinq fois en deux ans; mieux vaut ne leur demander que quatre mises bas, dans cet espace de temps.

Vous reconnaîtrez que la femelle a retenu la liqueur séminale du mâle en voyant le ventre grossir, s'*avaler*, le pis augmenter de volume, la vulve se gonfler; dans les truies qui ont porté plusieurs fois, le ventre est tombant. Les signes de la fécondation sont assez difficiles à bien voir.

Les truies portent environ cent douze à cent quinze jours.

Des aliments trop copieux ou insuffisants amènent souvent l'avortement des truies; il faut donc bien les nourrir, mais non pas les engraisser, quand elles sont pleines. Précautions : rations modérées et variées, mets adoucissants. En cas de menace d'avortement : diète, saignée.

Quand le moment du part approche, le ventre touche presque à terre, se gonfle et, tirant sur l'épine du dos, il la courbe vers l'intérieur du corps; les mamelles se distendent; grognements, regard troublé.

Quelquefois les truies mangent leurs petits; si vous craignez cela, frottez le corps des porcelets avec de l'eau d'absinthe, etc.

Si les truies éprouvent trop de difficultés à mettre bas, faites-leur boire du vin chaud. Lavements pour dégager les intestins; injections d'eau de guimauve dans le vagin.

Après le part, donnez : eaux grasses, eau blanchie, un peu tièdes. Petit-lait, viande crue, si vous pouvez vous en procurer à peu de frais.

Les gorets ont quelquefois des crochets qu'il faut couper, car ils perceraient le mamelon de leur mère. Ils tètent souvent plusieurs mères; si les truies ont mis bas plus de porcelets qu'elles n'ont de mamelles, chargez une autre truie du surplus de cette progéniture. Lait chaud avec de la farine; maïs écrasé.

Le sevrage se fait à deux ou trois mois, selon que la mère est bonne ou mauvaise nourrice : lait et farine; litière bien propre.

CHAPITRE IV

Élevage des reproducteurs. — Engraissement. — Castration. — Rendement.

Comme animaux reproducteurs, vous préférerez les porcelets à tête petite, à cou court, à dos bien soutenu, à corps long, d'humeur tranquille; nourrissez-les avec des aliments qui fournissent plutôt de la viande que de la graisse.

Voici, d'après M. Parant, comment l'accroissement se produit :

	Porc poitevin.	Porc hampshire.	Porc métis.	Moyenne.
De 1 à 20 jours.	0,305	0,188	0,222	0,238
De 20 à 50 —	0,202	0,235		0,224
De 50 à 100 —	0,329	0,310		0,331
De 100 à 150 —	0,384	0,389		0,386
De 150 à 200 —	0,492	0,650		0,575
De 200 à 250 —	0,174	0,247		0,236
De 250 à 300 —	0,174	0,248		0,211
De 300 à 400 —	0,192	0,247		0,212

	Porc poitevin.	Porc hampshire.	Porc métis.
Ces animaux pesaient à la naissance.	1,300	1,200	1,250
Et au 400e jour. . . .	108,750	130,000	119,700

Si vous destinez vos porcelets à l'engraissement, donnez-leur, immédiatement après le sevrage, du lait de beurre, du petit-lait, du lait écrémé; faites-les sortir le jour, quand le soleil luit, mais sans être brûlant; litière propre; toit à porc bien aéré; viande d'équarrissage, si vous pouvez vous en procurer à peu de frais.

Pour l'engraissement, vous préférerez les animaux châtrés jeunes (une quinzaine de jours avant le sevrage ou, au plus tard, à trois ans), à peau fine, propre, à soies solidement plantées et luisantes.

Comme saisons, la fin de l'automne et le commencement de l'hiver nous ont toujours paru très-convenables pour l'engraissement.

Repas réguliers, fréquents, variés.

Parmi les substances végétales à donner aux porcelets mis à l'engrais, il nous suffira de citer :

Les tubercules, les racines, les glands, les faînes, les châtaignes, les résidus des féculeries, d'eau-de-vie, d'huile; les tourteaux et nougats de noix, de chènevis, de colza, de pavot, de chou, de lin, etc.; l'orge, les féveroles, le blé-noir, l'avoine, le son, etc. ; toutes sortes de graines et de grains écrasés, moulus, cuits dans l'eau bouillante.

Parmi les substances animales, citons :

Bouillons gras d'eau de vaisselle, lait de beurre, petit-lait, lait écrémé, viande crue, mêlée aux substances végétales déjà indiquées.

Viborg conseille de réveiller l'appétit paresseux des jeunes porcelets en leur donnant, pendant quelques jours, 2 ou 3 grammes d'antimoine natif; si vos bêtes cessent de manger, tuez-les ou vendez-les.

Plus les porcelets sont châtrés jeunes, moins ils souffrent de cette opération. On fait au scrotum (enveloppe extérieure des testicules) deux longues fentes par lesquelles on tire les testicules, on les coupe et on lie avec un fil ciré. Se rappeler ce que nous avons dit plus haut sur l'emploi des casseaux.

Pour les truies, on fait une fente au flanc et l'on arrache les ovaires, puis on recoud la plaie ; il faut attendre que les femelles soient bien développées pour pratiquer cette opération.

Pour juger du degré d'engraissement des porcs on leur presse les lombes, les côtes et la croupe ; l'animal au dos large donne beaucoup de lard ; l'animal au ventre traînant a les reins bien garnis et beaucoup de panne.

Voici quelques indications de rendement fournies par l'administration des concours :

	Leicester craonais.	Normand.	Flamand.	Essex.
Poids vif.	254,00	559,00	327,00	224,00
Viande nette.	205,05	285,00	262,00	180,00
Tête.	13,05	27,00	14,00	11,05
Ratis et crépine.	7,05	9,00	9,00	6,00
Frésure.	4,00	5,00	7,50	3,00
Sang.	5,05	8,00	9,50	4,05
Intestins	5,00	7,00	7,00	5,00
Excréments, raclures, évaporation	14,80	18,00	18,00	14,90
Pour 100 de viande nette.	80,73	79,39	80,12	80,36

CHAPITRE V

Des maladies du Porc.

Hydropisie.

Ventre très-gros ; peau sale, poil terne ; membranes
de la bouche pâles. — Engorgement aux extrémités.

Remèdes : de 2 à 8 ou 10 grammes de sel de nitre dans
la boisson ; ou de 1 à 4 ou 5 grammes de scille en poudre
dans les aliments solides. — Purgatifs ; diurétiques. Toit
à porc chaud et aéré ; exercice modéré au soleil, sur un
terrain sec.

Si, comme cela arrive presque toujours, l'hydropisie
est la suite d'une maladie du foie ou du cœur, il n'y a
pas d'espoir de guérison, le mieux est de tuer l'animal.

Epilepsie.

L'épilepsie est presque toujours incurable ; il vaut donc
mieux, dans la plupart des cas, engraisser la bête et l'a-
battre. Si on veut la saigner, voici les remèdes. Poudre
de valériane ou assa-fœtida ; de l'une ou de l'autre 6 à 10
grammes, selon l'âge et la force de l'animal. L'épilepsie
a-t-elle pour cause la présence du ténia ou d'autres vers
dans les intestins ? administrez, comme vermifuge :

poudre d'écorce de grenadier de 60 à 100 grammes; ou bien fougère mâle en poudre de 30 à 60 grammes; ou, enfin, de 4 à 8 grammes d'huile empyreumatique dans une infusion de romarin; puis lavement purgatif avec 3 ou 4 grammes d'aloès.

Scrofules.

Tumeurs en différentes parties du corps; puis, abcès à l'aine, etc.

Causes : toit à porc sale, obscur, malsain; manque absolu d'exercice, mauvaise nourriture. Prévenir le mal par la propreté, l'alimentation convenable, les promenades au soleil; les frictions aux membres atteints avec l'eau-de-vie camphrée etc.

Scorbut.

Causes : malpropreté, humidité du toit à porc, mauvaise nourriture, manque d'exercice, etc. — Signes : chute du poil, gonflement des os, etc.

Régime et remèdes : aliments substantiels et sains, propreté; promenades au soleil et au grand air; extrait de genièvre; prenez saindoux ou miel en quantité suffisante pour bien mêler 10 grammes de gentiane en poudre et 1 gramme de deutoxide de fer.

Rage.

Il n'y a pas de remède; abattez le porc mordu par une bête enragée.

Fièvre inflammatoire.

Vous reconnaîtrez que le porc est atteint d'une fièvre inflammatoire quand il aura les yeux injectés, les paupières rouges, les oreilles brûlantes, la respiration gênée.

Remèdes : diète, substances végétales cuites, rafraîchissantes ; lavements à l'eau tiède, s'il y a constipation. Quelquefois saignées, si la fièvre résiste aux premiers moyens et se montre même de plus en plus forte.

MAUX D'YEUX.

Déchirures des paupières.

Lotions avec de l'eau et du vin, avec un verre d'eau contenant quelques gouttes d'extrait de saturne.

Ophthalmies.

Lotions avec des décoctions de mauve, de plantain, avec du lait ou de l'eau tiède ; si le mal résiste, eau de sureau avec quelques gouttes d'extrait de saturne ; s'il y a gonflement de la conjonctive, lotions avec la dissolution suivante : 1 gr. de sulfate de zinc dans 500 grammes d'eau. — Soins de propreté.

Inutile de chercher à guérir taies, cataracte et amaurose.

MALADIES DE LA PEAU.

Cocotte.

Abcès, puis plaies à la langue, aux gencives, aux mamelles, entre les onglons ; dégoût de la nourriture, amaigrissement, gêne dans les mouvements.

Lavez les plaies de la bouche avec de l'eau acidulée, avec un peu d'acide hydrochlorique, ou de l'eau vinaigrée ; lavez les plaies des pieds avec l'eau de chaux ; pansez-les avec l'onguent égyptiac.

Teigne.

Pustules, puis croûtes à la tête et aux paupières.
Lotions avec l'eau de mauve, l'eau de pavot, le lait chaud.

Rougeole et picotte (variole).

Ces deux maladies sont contagieuses. Remède de Viborg : vomitif composé de 1 à 7 grammes d'ellébore blanc pulvérisé ; — ou bien : émétique, de 10 à 80 centigrammes ; — kermès minéral, de 2 à 6 grammes ; — ipécacuanha, de 50 centigrammes à 1 ou 2 grammes. On introduit l'un de ces médicaments dans une boule de farine que l'on fait avaler à l'animal malade. — Lotions sur les paupières avec du lait tiède.

MALADIES PAR EXCÈS DE SANG.

Apoplexie ou coup de sang.

Saignées à la queue et aux oreilles ; lavements ; eau salée avec 10 à 20 grammes d'aloès dans un litre d'eau ; on ne doit pas tarder à abattre l'animal.

Épanchement de sang au cerveau.

Cause : coup de soleil.
Signes : agitation fiévreuse, marche saccadée, yeux injectés, oreilles brûlantes.
Remèdes : saignées à la queue et aux oreilles ; sinapismes à l'intérieur des cuisses ; lavement indiqué ci-dessus contre l'apoplexie ; aliments rafraîchissants.
Presque toujours il faut se résigner à abattre l'animal.

CHARBON.

Mal rouge ou fièvre du charbon.

Presque toujours mortel.

Signes : plaques rouges au ventre et sous la gorge, puis sur tout le corps.

Soie piquée, soyon, bosse, etc.

Tumeur douloureuse et d'un développement rapide; elle se montre particulièrement à la gorge. Si le mal gagne la langue, il s'appelle *charbon de la langue ou glossanthrax*; il se manifeste par des tumeurs d'où sort une humeur visqueuse.

S'il gagne le fond de la bouche, il constitue l'*angine charbonneuse*, facile à reconnaître à un gonflement de couleur grisâtre.

Parmi les causes plus ou moins directes des maladies charbonneuses, il faut citer la malpropreté, la mauvaise disposition de la porcherie.

Remèdes : — presque toujours le charbon est mortel — on peut cependant, quand les tumeurs sont extérieures et bien déterminées, les brûler avec un fer rougi au feu; puis application d'onguent vésicatoire, de liniment ammoniacal, de teinture de cantharides.

On brûle les vésicules de la langue (dans le glossanthrax) avec de l'acide hydrochlorique étendu d'eau, ou avec l'eau de Rabel.

Dans l'angine charbonneuse il faut brûler les tumeurs et les laver avec la teinture ammoniacale. — Vin chaud avec 3 ou 4 grammes d'esprit de Mindererus à donner en breuvage. — Quinquina; gentiane; lavement, 10 à 40 centigrammes d'émétique.

On ne doit pas vendre la viande d'un porc atteint de charbon; c'est tout au plus si sa graisse peut être utilisée par l'industrie.

MALADIES PRODUITES PAR DES PARASITES.

Elles ont presque toujours pour causes la malpropreté et la mauvaise nourriture.

Ladrerie.

Cause : présence dans le corps de l'animal malade du *cysticerque ladrique*, ce que l'on appelle, dans l'homme, le ver solitaire ou ténia. Ce ver se multiplie par anneaux dont chacun est un animal complet, hermaphrodite, c'est-à-dire mâle et femelle.

Causes accidentelles : la saleté, l'absorption des vers contenus dans les excréments humains.

Signes : faiblesse générale, maigreur; peau crasseuse, poil terne; voix couverte puis rauque; développement de petites vessies dans la bouche et aux yeux.

On devrait défendre la vente et la consommation des porcs ladres; leur viande est molle, sans goût, peu nutritive, difficile à saler; elle est dangereuse, si elle ne subit pas une cuisson très-forte et très-prolongée.

Remèdes : un toit à porc bien propre, bien aéré; une nourriture saine; des lavements d'aloès. Rarement le mal est guérissable.

Trichinose.

Les trichines sont des vers très-minces enroulés comme des cheveux frisés; de là leur nom emprunté à la langue grecque; ils naissent dans l'intestin où l'on peut les détruire; mais s'ils passent dans la masse de la viande, il n'y a plus de remède; il faut abattre le porc; le mieux serait de l'enterrer.

Une cuisson de six heures dans l'eau portée à 80 degrés de chaleur peut seule détruire ces animaux si dangereux pour l'homme.

Tant que les vers sont dans les organes digestifs, on a chance de les détruire par les breuvages et les lavements vermifuges dont nous avons parlé ci-dessus.

Gale.

Cause : présence d'insectes parasites très-petits.

Remèdes : lavage de la bête galeuse avec du savon noir; frictions avec l'huile de cade, le goudron végétal mêlé au saindoux, la pommade de fleur de soufre, de saindoux avec quelques gouttes d'essence de térébenthine ou un peu de carbonate de potasse. — Propreté; nourriture saine, pas trop échauffante.

Poux.

Causes : malpropreté, mauvaise nourriture.

Remèdes : propreté; aliments sains; lotions fréquentes avec décoction de tabac ou d'ellébore noir; frictions avec l'onguent mercuriel.

MALADIES GÊNANT LES MOUVEMENTS DES MEMBRES.

Rhumatismes.

Causes : malpropreté, mauvaise disposition du toit à porc, humidité, etc.

Remèdes : fumigations avec romarin, sauge, etc., mis dans l'eau bouillante; baies de genièvre brûlées sur du charbon; lotions avec l'eau-de-vie camphrée et l'essence de térébenthine.

Rachitisme.

Les tumeurs des os ont des causes analogues aux rhumatismes et sont plus difficiles à guérir.

Remèdes : frictions sur les parties malades avec la pommade d'iodure de potassium, l'onguent vésicatoire, la pommade mercurielle camphrée; bon régime alimentaire; toit à porc sain et aéré. Le rachitisme est héréditaire.

Goutte.

Gonflements des articulations avec douleurs très-vives, revenant avec plus ou moins de force, à des intervalles plus ou moins longs.

Mêmes remèdes et mêmes précautions que contre le rachitisme.

MALADIES PAR ACCIDENTS.

Fractures.

Après avoir rétabli les os dans la position convenable, au moyen de bandes, de petites planchettes, etc., on fera de temps en temps des lotions avec de l'huile camphrée. Bien surveiller l'appareil. Le plus souvent, mieux vaut abattre la bête.

Foulure.

Peau tendue et brûlante sur les bords de l'ongle et sous les onglons.

Repos plus ou moins prolongé; frictions fréquentes avec l'eau sédative, l'eau salée, puis avec l'huile d'olive légèrement camphrée.

Fourbure.

Enflure douloureuse de la partie inférieure des membres, à la suite de longues marches sur des terrains raboteux, etc.; quelquefois suppuration, perte des onglons.

Saignée; cataplasmes de terre glaise ou de suie de cheminée délayée avec du vinaigre; puis lotions avec du vin chaud ou de la teinture d'aloès.

Gerçures et crevasses.

Lotions de temps en temps avec l'eau de sureau, le vin chaud, l'extrait de saturne bien étendu d'eau; s'il y a des larves de parasites dans les plaies, on recourt à l'essence de térébenthine, puis on lave légèrement avec la teinture d'aloès.

MALADIES DU VENTRE.

Constipation.

Cause : absorption d'une trop grande quantité de viande crue ou de substances végétales échauffantes.

Remèdes : lavements rafraîchissants ; quelques grammes d'aloès dans une pâtée.

Diarrhée, dyssenterie.

Cause : absorption d'une trop grande quantité de fruits verts ou de viande crue.

Remèdes : repos; un peu de diète ; eau de riz, d'amidon ou de farine de froment; lavement laudanisé, ou bien de 50 centigrammes à 1 gramme de laudanum en boisson. Si la diarrhée survient chez les porcelets immédiatement après le sevrage : blé cuit, bouillies de farine de froment.

Indigestions.

Cause : absorption d'une trop grande quantité de trèfle, de luzerne, etc.

Remèdes : lavements avec 10 ou 20 grammes d'aloès, ou quelques gouttes d'ammoniac ou d'éther.

Empoisonnements.

Cause : rarement les plantes malfaisantes dont les porcs n'absorbent que d'assez faibles quantités (morelle, jusquiame) à défaut d'autre nourriture ; souvent les sels de cuivre et de potasse mêlés à l'eau de vaisselle.

Remèdes : faites avaler de 30 centigrammes à 1 gramme d'émétique ; puis eau de guimauve, graine de lin.

Hernies.

Il faut remettre les intestins à leur place et les y maintenir solidement à l'aide de bandes, etc. Si les intestins descendent dans le scrotum, la castration est nécessaire.

Renversement du fondement.

Remettre le fondement en place ; lotions avec l'eau de mauve ; s'il y a sortie du rectum, il est quelquefois nécessaire de pratiquer sur cette partie de l'intestin de légères mouchetures pour amener le dégorgement du bourrelet formé à l'extérieur.

MALADIES DE LA VESSIE.

Inflammation de la vessie.

Elle se manifeste plus ou moins par la difficulté que le porc éprouve à uriner, par la douleur qu'il ressent si on lui serre les reins ; par la couleur rouge et l'odeur nauséabonde des urines.

Remèdes : nourriture rafraîchissante, plus de végétaux que de viande ; lavements avec de la mauve et des têtes de pavot ; farine largement délayée dans de l'eau. Quelquefois saignée à la queue.

Calculs de la vessie.

Difficulté à uriner, douleurs vives au moment où le liquide sort de la vessie ; si le calcul est descendu dans l'urètre on peut essayer de l'extraire ; c'est toujours difficile ; le mieux est d'abattre l'animal si son état inspire des inquiétudes.

Abcès de la vessie.

Si ces abcès, dont il est facile de constater l'existence vers l'ombilic ou en arrière de cette région chez les mâles, n'amènent aucun trouble dans les fonctions de digestion, on ne doit pas s'en inquiéter ; s'ils grossissent rapidement, si l'animal est pris de fièvre violente, s'il a la colique et la diarrhée, il faut l'abattre.

MALADIES DE LA MATRICE.

Dans le cas d'inflammation, nourriture rafraîchissante ; injections et lavements à l'eau de mauve.

Renversement

Après avoir bien nettoyé la matrice avec de l'eau tiède, on la remet doucement à sa place et, pour l'y maintenir, on introduit dedans une vessie de porc remplie d'eau (en guise de pessaire). Quelquefois il faut coudre un peu la vulve. Bandage, etc.

MALADIES DU GOSIER.

Angine simple.

Gorge gonflée; difficulté à avaler les aliments solides et même liquides; voix couverte.

Causes : refroidissements.

Remèdes : breuvages rafraîchissants ; lavements un peu irritants

Angine couenneuse.

Voix couverte et rauque; toux convulsive; difficulté à respirer; fièvre, froid, puis chaleur extrême aux oreilles, à la gorge; peau grisâtre (fausses membranes) à la langue, au palais, au fond de la bouche; si le mal n'est pas arrêté, la langue se tuméfie et prend une teinte vineuse et violacée; les narines laissent écouler un liquide infect et épais; la mort ne tarde pas à arriver.

Remèdes : frottez souvent tout l'intérieur de la bouche et surtout le fond, les amygdales, avec la composition suivante que vous étalerez sur un petit tampon d'étoupe bien solidement attaché au bout d'un bâton : acide hydrochlorhydrique étendu d'eau et de miel ordinaire.

Quelquefois il se forme à la gorge un abcès qu'il faut ouvrir et laver avec de l'eau de romarin contenant quelques gouttes de teinture d'iode.

Étranglement.

Absorption d'un morceau de viande trop gros ou d'une racine dure et trop longue pour passer ; écrasez ce corps dans la gorge même ou retirez-le à l'aide d'une pince.

MALADIES DE POITRINE.

Le vétérinaire expérimenté pourra seul dire s'il y a bronchite, pleurésie, pneumonie ou péricardite.

Remèdes : sinapismes ou vésicatoires; infusion de mauve, de bourrache, de tilleul avec eau blanche. — Lavement avec mercuriale. Pilules de poudre de réglisse ou de guimauve. — S'il y a rejet d'humeur grasse, donnez de 2 à 4 grammes de kermès dans du miel ou de la mélasse.

Si le poumon est très-injecté : saignées aux oreilles et à la queue; de 30 à 50 grammes d'émétique dans une boisson tiède.

Il ne faut pas recourir à la saignée dans le cas de pleurésie bien constatée.

Contre la bronchite chronique : fumigations de plantes aromatiques; vapeur d'huile empyreumatique.

CINQUIÈME PARTIE

LE LAPIN, LE LÉPORIDE, LE COCHON
D'INDE, LE FURET.

LE CHIEN ET LE CHAT

CHAPITRE PREMIER

Le Lapin.

Le lapin diffère du lièvre par sa taille moindre, ses oreilles moins longues, sans tache noire à leurs extrémités ; il vit dans les terriers. Il est originaire du nord de l'Afrique. Son pelage naturellement gris-jaunâtre, blanc en dessous, prend, dans l'état domestique, des couleurs assez variées.

« Le lièvre et le lapin, dit Buffon, quoique fort semblables tant à l'extérieur qu'à l'intérieur, ne se mêlant point ensemble (1), font deux espèces distinctes et séparées. La fécondité du lapin est encore plus grande que celle du lièvre et, sans ajouter foi à ce que dit Wotten, que d'une seule paire qui fut mise dans une île il s'en trouva six mille au bout d'un an, il est sûr que ces animaux multiplient si prodigieusement dans les pays qui leur conviennent, que la terre ne peut fournir à leur subsistance : ils détruisent les herbes, les racines, les grains, les fruits, les légumes et même les arbrisseaux et les arbres ; et si l'on n'avait pas contre eux le secours des furets et des chiens, ils feraient déserter les habitants

(1) Nous verrons une exception dans le léporide dont il sera parlé plus bas.

de ces campagnes. Non-seulement le lapin s'accouple plus souvent et produit plus fréquemment et en plus grand nombre que le lièvre, mais aussi il a plus de ressources pour échapper à ses ennemis ; il se soustrait aisément aux yeux de l'homme ; les trous qu'il se creuse dans la terre, où il se retire pendant le jour, et où il fait ses petits, le mettent à l'abri du loup, du renard et de l'oiseau de proie ; il y habite avec sa famille en pleine sécurité ; il y élève et y nourrit ses petits jusqu'à l'âge d'environ deux mois et il ne les fait sortir de leur retraite pour les amener au dehors que quand ils sont tout élevés ; il leur évite, par là, tous les inconvénients du bas âge, pendant lequel, au contraire, les lièvres périssent en plus grand nombre et souffrent plus que dans tout le reste de leur vie. Cela seul suffit aussi pour prouver que le lapin est supérieur au lièvre par la sagacité : tous deux sont conformés de même et pourraient également se creuser des retraites ; tous deux sont également timides à l'excès ; mais l'un, plus imbécile, se contente de se former un gîte à la surface de la terre, où il demeure continuellement exposé, tandis que l'autre, par un instinct plus réfléchi, se donne la peine de fouiller la terre et de s'y pratiquer un asile ; et il est si vrai que c'est par ce sentiment qu'il travaille que l'on ne voit pas le lapin domestique faire le même ouvrage ; il se dispense de se creuser une retraite, comme les oiseaux domestiques se dispensent de faire des nids et cela, parce qu'ils sont également à l'abri des inconvénients auxquels sont exposés les lapins et les oiseaux sauvages. L'on a souvent remarqué que quand on a voulu peupler une garenne avec des lapins clapiers, ces lapins et ceux qu'ils produisent restaient, comme les lièvres, à la surface de la terre et que ce n'était qu'après avoir éprouvé bien des inconvénients et au bout d'un certain nombre de générations qu'ils commençaient à creuser la terre pour se mettre en sûreté. Ces animaux peuvent engendrer et produire à l'âge de cinq ou six mois : on assure qu'ils sont constants dans leurs amours, et que communément ils s'attachent à une seule femelle et ne la quittent pas ; elle est presque toujours en chaleur ou du moins en état de recevoir le mâle. Elle porte trente ou trente et un jours et produit quatre, cinq ou six, et quelquefois sept ou huit petits : elle a, comme la femelle du lièvre, une double matrice, et peut, par conséquent, mettre bas en deux temps ; cependant il paraît que des superfétations (double conception pendant le cours de gestation) sont moins fréquentes dans cette espèce que dans celle du lièvre, peut-être par cette même raison que les femelles changent moins souvent, et qu'il leur arrive moins d'aventures et qu'il y a moins d'accouplements hors de saison. Quelques jours avant de mettre bas, elles se creusent un nouveau terrier, non pas en ligne droite, mais en zigzag, au fond duquel elles pratiquent une excavation; après quoi, elles s'arrachent sous le ventre une assez grande quantité de poils dont elles font une espèce de lit pour recevoir leurs petits. Pendant les deux premiers jours elles ne les quittent pas; elles ne sortent que lorsque le besoin les presse, et reviennent dès qu'elles ont pris de la nourriture; dans ce temps, elles mangent beaucoup et fort vite; elles soignent aussi et allaitent leurs petits pendant plus de six semaines. Jusqu'alors le père ne les connaît point; il n'entre pas dans ce terrier qu'a pratiqué la mère; souvent même, quand elle en sort et qu'elle y laisse ses petits, elle en bouche l'entrée avec de la terre détrempée de son urine: mais, lorsqu'ils commencent à venir au bord du trou, et à manger du séneçon et d'autres herbes que la mère leur présente, le père semble les reconnaître; il les prend entre ses pattes, il lcur lustre le poil, il leur lèche les yeux; et tous, les uns après les autres, ont également part à ses soins; dans ce même temps, la mère lui fait beaucoup de caresses et souvent devient pleine peu de jours après.»

Parmi les lapins domestiques, les uns sont élevés pour la table, les autres pour leur pelage. Nous ne citerons que les principales variétés :

1° Le lapin gris commun ;

2° Le lapin gris fauve à poil de lièvre ;

3° Le lapin bigarré blanc et noir ;

4° Le lapin bigarré blanc et gris ;

5° Le lapin gris fauve à poil de lièvre et à oreilles tombantes ;

6° Le lapin gris commun à oreilles tombantes ;

7° Le lapin bélier blanc ;

8° Le lapin bélier gris ;

9° Le lapin bleu à oreilles tombantes

10° Le lapin du Rhin, ou lapin belge ou lapin bleu ;

11° Le lapin rouge d'Afrique au cou dégarni de poils ;

12° Le lapin rouge à oreilles tombantes ;

13° Le lapin rouge ordinaire ;

14° Le lapin noir ;

15° Le lapin albinos à oreilles tombantes ;

16° Le lapin blanc à yeux rouges ;

17° Le lapin blanc de Sibérie à pattes grises et à oreilles tombantes ;

18° Le lapin espagnol (d'Andalousie) noir, à tête blanche ;

19° Le lapin chinois blanc avec nuances noires aux oreilles et au nez ;

20° Le lapin gris d'Italie, très-fécond ;

21° Le lapin gris rouennais, bien plus gros que le lapin gris ordinaire ;

22° Le lapin gris dixérin dont chaque portée compte toujours au moins dix petits;

23° L'angora blanc ou lapin cachemire ;

24° Le cachemire ou angora chamois ;

25° Le cachemire ou angora gris ;

26° Le cachemire ou angora bleu;

27° Le cachemire chinois.

CHAPITRE II

Garennes forcées. — Reproduction.

On peut établir les garennes forcées dans un petit bois bien clos ; les murs auront des fondations épaisses d'environ 0,60 à 0,70 centimètres de profondeur ; cette précaution est très-coûteuse, mais absolument indispensable, si l'on ne veut pas que, tôt ou tard, les lapins s'échappent par des galeries souterraines qu'ils sont si empressés et si habiles à creuser. On remplacerait avantageusement ce mur par des fossés pleins d'eau.

Choisissez pour la garenne une exposition abritée des vents du nord, un terrain siliceux, un peu sec, laissant l'eau s'infiltrer promptement et complétement.

Si vous vous servez de lapins domestiques pour peupler vos garennes, prenez-les d'espèce grise et commune, voisine de l'espèce sauvage ; qu'il y ait un mâle pour une trentaine de femelles ; on emploie aussi avec avantage les lapins sauvages pris vivants à l'aide des furets muselés.

Semez trèfle blanc, pimprenelle et minette dorée dans les clairières. En hiver, rations de fourrage sec.

Si vous établissez vos lapins dans un grenier, dans des maisonnettes construites exprès pour eux, vous aurez soin de faire des loges préparées pour les mâles, les femelles et les petits de différents âges ; divisions en planches; entrées garnies de treillage de fil de fer; pente du plancher bien calculée pour l'écoulement facile des urines.

La loge d'une femelle aura environ 0,60 de large sur 0,90 de long et 1ᵐ50 de haut et sera bien éloignée des loges des mâles. — Air sain et chaud, plutôt que froid et humide; beaucoup de propreté. — Calme et tranquillité.

Si la paille n'est pas chère on s'en servira comme litière; dans le cas contraire, on préférera des herbes et des feuillages sans valeur, de la terre, du sable, etc.

Les variétés communes, au poil gris, aux longues oreilles, au corps long, au poids moyen de trois ou quatre kilos, sont d'un rendement plus sûr que les espèces rares.

Les lapins mâles doivent être choisis de bonne heure; il faut les prendre non-seulement beaux de formes, mais doux de caractère; c'est pour cela qu'on les habitue à manger dans la main, à recevoir les caresses. Il faut que le lapin reproducteur offre un poitrail bien développé, une tête forte, des joues saillantes, des membres souples et vigoureux, un poil lisse et luisant.

Il sert à la reproduction depuis son huitième mois jusqu'à la quatrième ou cinquième année; il suffit à 12 ou 15 femelles avec lesquelles il ne faut pas le laisser continuellement.

Les femelles qui mangent leurs portées doivent être tuées et vendues, quand même elles appartiendraient aux plus belles variétés; cette férocité vient souvent du manque ou de la mauvaise qualité de la nourriture.

Les lapins domestiques donnent par an de 30 à 45 petits en six portées; on sèvre les petits 40 jours après leur naissance; on sépare avec soin les lapereaux mâles et les femelles. Les meilleures reproductrices ont la croupe large, les cuisses bien garnies et écartées, les mamelles développées, l'œil vif. On les livre aux mâles dès leur septième ou huitième mois; elles portent de trente à trente et un jours. Il faut ne les faire couvrir que douze ou quinze jours après la mise bas. Il est bon de leur donner des boîtes bien garnies de paille pour y déposer leurs petits.

« J'ai commencé, dit Lechat du Moutier, par avoir un mâle et une femelle seulement : le mâle était tout blanc et la femelle toute grise; et dans leur postérité, qui **fut** très-nombreuse, il y en eut beaucoup plus de gris que d'autres; un assez bon nombre de blancs et de mêlés, et quelques-uns de noirs..... Quand la femelle est en chaleur, le mâle ne la quitte presque point; son tempérament est si chaud que je l'ai vu se lier avec elle cinq ou six fois en moins d'une heure. »

CHAPITRE III

Nourriture.

Les jeunes lapereaux sevrés feront, jusqu'au sixième et septième mois, deux repas, un le matin et un le soir; à partir du septième mois, trois repas, un le matin, un à midi et le dernier le soir.

Il ne faut pas leur laisser souiller les aliments frais ou secs avec leur urine qui, contenant une quantité considérable de phosphore, empoisonnerait vite le foin, etc.; nous conseillons donc l'emploi de petits râteliers, établis à 10 centimètres du sol pour les jeunes lapins et à 30 pour les gros lapins.

Ne donnez jamais d'herbe mouillée, n'abusez pas trop de l'herbe fraîche et des substances aqueuses; habituez de bonne heure vos lapins à manger herbes de toute sorte, racines, grains, graines, fruits, feuilles sèches, épluchures, sarclures, croûtes de pain, marc de raisin, de pomme, de pomme de terre, résidus de sorgho, de betteraves, pommes de terre bouillies.

Aux mères qui nourrissent vous offrirez : choux, navets, laitue, chicorée, laiterons, topinambours, avoine, orge, blé-noir, faînes, vesce, trèfle sec. Aux pères vous servirez les mêmes mets qu'aux mères et, de plus, persil, cerfeuil, laiterons, pissenlits, centaurées, plantes amères, croûtes de pain, etc. Aux lape-

reaux : laiterons, pissenlits, aigremoine, petite centau-
rée, chicorée, cerfeuil, céleri, choux, luzerne, vesce,
genêt et ajonc broyés; feuilles de chêne, de saule, de
peuplier, genévrier, sarclures de jardin; arrivez peu à
peu aux aliments les plus communs. — Eau propre.

- Pendant l'engraissement, vous donnerez de préférence : les betteraves, les carottes, les pommes de terre
cuites, les chicorées, le serpolet, le persil, le cerfeuil,
le céleri, l'angélique, le fenouil, les quintefeuilles, les
germandrées, la ronce pilée; puis le maïs, la faîne, le
millet, les feuilles de genièvre et de pin, les petits rameaux de saule et de chêne.

Repos, isolement; loges étroites. L'engraissement
proprement dit dure de 15 à 20 jours.

Les plantes qui nuisent aux lapins sont : la pomme
épineuse ou stramonium, la grande ciguë, la petite ciguë, la jusquiame, l'oseille et les patiences sauvages, la
surelle commune ou oxalide, l'if, l'amandier, le pêcher,
le laurier-cerise, le laurier-rose.

Les lapins ne *tiennent pas la graisse;* il faut donc les
vendre dès qu'ils sont gros, car ils ne tarderaient point
à dépérir.

Voici quelques exemples des rations que nous avons
données aux lapins :

Matin : une poignée d'épluchures et une poignée de laiteron.
Midi : deux ou trois grosses pommes de terre et quelques petits
rameaux de saule.
Soir : une poignée de feuilles de chou et 70 grammes de luzerne
ou de vesce sèches.

Ou bien :

Matin : une poignée de cosses de pois ; laiterons et pissenlits secs,
500 grammes.
Midi : 400 ou 500 grammes de betteraves et une petite poignée
de trèfle.
Soir : une poignée de foin et deux ou trois pommes gâtées.

Autre :

Matin : fruits gâtés, cinq ou six pommes; une ou deux poignées
          de feuilles de saule.
  Midi : une forte poignée de luzerne.
  Soir : cosses ou tiges de pois; carottes.

Autre :

Matin : une poignée de foin, une poignée d'épluchures; une pin-
          cée de serpolet.
  Midi : cinq ou six poignées d'herbes de sarclage.
  Soir : une ou deux poignées de faines.

Autre :

Matin : 500 grammes d'épluchures de cuisine.
  Midi : 50 grammes de son ou d'orge, un ou deux pieds de céleri,
          une pincée de persil.
  Soir : émondage des haies, feuilles de chou

Autre :

Matin : une poignée de foin, épluchures et carottes.
  Midi : marc de pommes, de sorgho, etc., herbes fraîches.
  Soir : faine, ajonc pilé, arroche sauvage, trainasse.

Autre :

Matin : vesce ou orge.
  Midi : carottes ou navets, fruits gâtés.
  Soir : avoine, céleri, tourteau de noix, etc.

Autre :

Matin : racines de céleri, choux, avoine, une poignée.
  Midi : petits rameaux de chêne, de saule, etc., herbes de sar-
          clage.
  Soir : céleri, carottes, bruyère, ajonc pilé.

CHAPITRE IV

De la castration. — Des maladies et des remèdes.

C'est à l'âge de deux ou trois mois qu'il faut châtrer les lapereaux. On ouvre le scrotum ; on tire les testicules, on les coupe, on tord le cordon, puis on frotte les lèvres de la plaie avec un peu de beurre frais. Deux ou trois jours de repos en loges isolées.

Les jeunes bêtes bien nourries supportent la mue sans inconvénient ; si, alors, elles sont faibles, il faut leur donner des aliments variés et très-substantiels, mais pas échauffants.

S'il y a diarrhée, ne donnez plus que du fourrage sec, des grains, des plantes aromatiques et amères, des croûtes de pain, des rameaux de genévrier, de saule ou de chêne.

S'il y a constipation, donnez laitues, choux, herbes vertes, navets et fruits.

S'il y a enflure du ventre, frictionnez avec un peu d'eau-de-vie camphrée ; promenade au soleil, sur un terrain sec, ou, en hiver, séjour de quelques heures près du feu.

Les maladies épidémiques sont rares chez les lapins ; elles ont presque toujours pour causes la malpropreté, le manque d'air, l'insuffisance d'une nourriture convenable.

Contre l'hydropisie et la langueur, un peu de soufre dans de l'eau froide.

Contre les ophthalmies, lotions avec l'eau de mauve.

Contre les rhumatismes, qui ont pour cause le séjour prolongé en un endroit froid et humide, frictions avec un morceau de flanelle trempé dans de l'huile camphrée.

Quand vous devez recourir aux plantes toniques pour les lapins faibles, vous préférerez les suivantes : céleri, ache, angélique sauvage et cultivée, persil, fenouil, armoise.

Les principales plantes aromatiques sont : le serpolet, le thym, la sarriette, la lavande, la germandrée, la citronelle, la menthe, la menthe-coq absinthe.

Comme amères, citons : ménianthe, chicorée, laiteron, aigremoine, argentine; ronce, charmille, genévrier, feuilles de saule, de peuplier et d'olivier; toutes ces plantes amères sont à la fois nourrissantes et excitantes.

CHAPITRE V

Lapins élevés pour la beauté de leur poil. — Léporides.

Les lapins argentés, les lapins angora, etc., ne demandent pas une nourriture différente de celle qu'on donne aux lapins ordinaires; ils fournissent une viande aussi délicate, aussi abondante; ils réclament seulement des loges ou des terrains bien secs, des endroits où il leur soit facile de se pratiquer des trous, des terrains pour se mettre à l'abri de l'ardeur du soleil et du froid rigoureux; quand on les tient enfermés dans des celliers, etc., il ne faut laisser venir jusqu'à eux que peu de lumière. Nous avons élevé plusieurs lapins argentés qui ont fait une race bien distincte; leurs poils doux et luisants ont atteint jusqu'à 0^m12 centimètres de longueur sur les flancs; leurs peaux se vendaient jusqu'à 1 fr 50 c. pièce à Paris et à Lyon.

Beaucoup de personnes refusent encore aujourd'hui de croire à l'existence du *léporide* ou produit de la lapine et du lièvre. Voici, à ce sujet, le sentiment de Buffon :

« Comme les chasseurs disaient que les lièvres mâles dans le temps du rut courent les lapines et les couvrent, j'ai cherché à savoir ce qui pourrait résulter de cette union, et, pour cela, j'ai fait élever des lapins avec des hases, et des lièvres avec des lapines; mais ces essais n'ont rien produit, et m'ont seulement appris que ces animaux dont la forme est si semblable, sont cependant de nature assez différente pour ne pas produire des espèces de mulets. Un levraut et une jeune lapine à peu près du même âge, n'ont pas vécu trois mois ensemble; dès qu'ils furent un peu forts, ils devinrent ennemis, et la guerre continuelle qu'ils se faisaient finit par la mort du levraut... De deux lièvres plus âgés que j'avais mis chacun avec une lapine, l'un eût le même sort, et l'autre, qui était très-ardent et très-fort, qui ne cessait de tourmenter la lapine en cherchant à la couvrir, la fit mourir à force de blessures ou de caresses trop dures. Trois ou quatre lapins de différents âges, que je fis de même appareiller avec des hases, les firent mourir en plus ou moins de temps; ni les uns ni les autres n'ont produit : je crois pouvoir affirmer qu'ils se sont réellement quelquefois accouplés; au moins y a-t-il eu souvent certitude que, malgré la résistance de la femelle, le mâle s'était satisfait. »

Depuis Buffon, on a essayé plusieurs fois et avec succès de faire féconder des lapines par des lièvres, et il est hors de doute qu'on a obtenu des *léporides*, mulets féconds eux-mêmes quelquefois, mais qui ne sont jamais parvenus à créer une vraie race. D'ailleurs ces léporides n'ont aucune qualité particulière; nous ne conseillons donc pas des essais qui ne peuvent que satisfaire une curiosité assez vaine; pas plus que nous ne sommes partisan des prétendus croisements du kanguroo, du tatou hybride, du paca et de l'agouti brésilien avec la lapine. Les croisements de nos lapins domestiques avec les lapins sauvages n'offrent aucun avantage.

CHAPITRE VI

Le Cochon d'Inde.

Cet animal vit à l'état sauvage au Brésil et à la Guyane : son nom lui vient de son grognement assez semblable à celui du cochon de lait, il vaut la peine d'être élevé ; malgré le dire contraire de quelques naturalistes, sa chair est fine et délicate ; mais il ne donne pas grand profit, son urine est infecte. « La chair des cochons d'Inde, dit Buffon, serait meilleure, si on les élevait dans des espèces de garennes, où ils auraient de l'air, de l'espace et des herbes à choisir. Ceux qu'on garde dans les maisons ont à peu près le même mauvais goût que les lapins clapiers, et ceux qui ont passé l'été dans un jardin ont toujours un goût fade, mais moins désagréable. Ces animaux sont d'un tempérament si précoce et si chaud, qu'ils se recherchent et s'accouplent cinq ou six semaines après leur naissance ; ils ne prennent cependant leur accroissement entier qu'en huit ou neuf mois ; mais il est vrai que c'est en grosseur apparente et en graisse qu'ils augmentent le plus, et que le développement des parties solides est fait avant l'âge de cinq ou six mois. Les femelles ne portent que trois semaines, et nous en avons vu mettre bas à deux mois d'âge. Ces premières portées ne sont pas si nombreuses que les suivantes ; elles sont de quatre ou

cinq, la seconde portée est de cinq ou six, et les autre.,
de sept ou huit et même de dix ou onze. La mère n'al-
laite ses petits que pendant douze ou quinze jours; elle
les chasse dès qu'elle reprend le mâle; c'est au plus tard
trois semaines après qu'elle a mis bas; et s'ils s'obstinent
à demeurer auprès d'elle, leur père les maltraite et les
tue. Ainsi, ces animaux produisent au moins tous les
deux mois, et ceux qui viennent de naître produisent de
même; l'on est étonné de leur prompte et prodigieuse
multiplication; avec un seul couple, on pourrait en avoir
un millier dans un an; mais ils se détruisent aussi vite
qu'ils pullulent; le froid et l'humidité les font mourir;
ils se laissent manger par les chats sans se défendre; les
mères mêmes ne s'irritent pas contre eux; n'ayant pas le
temps de s'attacher à leurs petits, elles ne font aucun
effort pour les sauver. Les mâles se soucient encore moins
des petits et se laissent manger eux-mêmes sans résistance... Ils ne boivent jamais, et cependant ils urinent à
tout moment. Ils se nourrissent de toutes sortes d'herbes
et surtout de persil; ils le préfèrent même au son, à la
farine, au pain; ils aiment aussi beaucoup les pommes
et les autres fruits. Ils mangent précipitamment, à peu
près comme les lapins, peu à la fois, mais très-souvent.
Ils ont un grognement semblable à celui d'un petit cochon
de lait: ils ont aussi une espèce de gazouillement qui
marque leurs plaisirs lorsqu'ils sont auprès de leur femelle, et un cri fort aigu lorsqu'ils ressentent de la douleur. Ils sont délicats, frileux, et l'on a de la peine à leur
faire passer l'hiver; il faut les tenir dans un endroit sain,
sec et chaud. Lorsqu'ils ressentent le froid, ils se rassemblent et se serrent les uns contre les autres, et il arrive
souvent que, saisis par le froid, ils meurent tous ensemble.
Ils sont naturellement doux et privés, ils ne font aucun
mal; mais ils sont également incapables de bien, ils ne

s'attachent point; doux par tempérament, dociles par faiblesse, presque insensibles à tout, ils ont l'air d'automates montés pour la propagation, faits seulement pour figurer une espèce. »

CHAPITRE VII

Le Furet.

Le furet, originaire de Barbarie (Afrique), ne diffère du putois commun que par son poil blanc-jaunâtre et ses yeux roses; il vit en Espagne à l'état sauvage; il ne peut subsister en France qu'en domesticité. On s'en sert de préférence au putois pour la chasse au lapin parce qu'il s'apprivoise plus facilement.

On a confondu à tort les putois et les furets : « Ce qui prouve que ce sont des animaux différents, dit Buffon, c'est qu'ils ne se mêlent point ensemble et qu'ils diffèrent d'ailleurs par un grand nombre de caractères essentiels. Le furet a le corps plus allongé et plus mince; la tête plus étroite; le museau plus pointu que le putois; il n'a pas le même instinct pour trouver sa subsistance; il faut en avoir soin, le nourrir à la maison, du moins dans ces climats; il ne va pas s'établir à la campagne ni dans les bois; et ceux que l'on perd dans les trous de lapin et qui ne reviennent pas, ne se sont jamais multipliés dans les champs, ni dans les bois; ils périssent apparemment pendant l'hiver. Le furet varie aussi par la couleur du poil, comme les autres animaux domestiques, et il est aussi commun dans les pays chauds que le putois y est rare. La femelle est, dans cette espèce, sensiblement plus petite que le mâle : lorsqu'elle est en chaleur, elle le recherche ardemment, et l'on assure qu'elle meure si elle ne trouve pas à se satisfaire; aussi a-t-on soin de ne les pas séparer. On les élève dans des tonneaux ou dans des caisses, où on leur fait un lit d'étoupes; ils dorment presque continuellement. Ce sommeil si fréquent ne leur tient lieu de rien; car, dès qu'ils s'éveillent, ils cherchent à manger : on les nourrit de son, de pain, de lait, etc. Ils produisent deux fois par an; les femelles portent six semaines; quelques-unes dévorent leurs petits presqu'aussitôt qu'elles ont mis bas, et alors elles deviennent de nouveau en chaleur et font trois portées, lesquelles sont ordinairement de cinq ou six et quelquefois de sept, huit et même neuf. » Cet animal est naturellement ennemi mortel du lapin. Lorsqu'on le lâche dans les trous des lapins, on le musèle, afin qu'il ne les tue pas dans le fond du terrier, et qu'il les oblige seulement à sortir et à se jeter dans le filet dont on couvre l'entrée. Si on laisse aller le furet sans muselière, on court risque de le perdre, parce qu'après avoir sucé le sang du lapin. il s'endort; et la fumée qu'on fait dans le terrier n'est pas toujours un moyen sûr de le ramener, parce qu'il y a soûvent plusieurs issues, et qu'un terrier communique à d'autres dans lesquels le furet s'engage à mesure que la fumée le gagne. Les enfants se servent aussi du furet pour dénicher les oiseaux ; il entre aisément dans les trous des arbres et des murailles, et il les apporte au dehors. — Quoique facile à apprivoiser, et même docile, il ne laisse pas d'être fort colère; il a une mauvaise odeur en tout temps, qui devient bien plus forte lorsqu'il s'échauffe et qu'on l'irrite.

Il ne faut jamais donner de viande cuite ni crue au furet, par crainte d'augmenter en lui des instincts naturellement féroces et sanguinaires; il serait moins bon à la chasse. — Propreté. Paille et couverture de laine, l'hiver. Endroit toujours sain, sec et chaud.

CHAPITRE VIII

Le Chien.

On comprend que les limites de cet ouvrage ne nous permettent pas de nous étendre longuement sur cet animal si intéressant, si utile. Toutes les généralités de ce chapitre sont empruntées à Buffon ; nous ajouterons quelques courtes observations relatives aux différentes fonctions des chiens de races diverses ; aux maladies auxquelles ils sont sujets et aux meilleurs remèdes à employer dans les cas les plus ordinaires.

Le *chien de berger* est la souche de tous les chiens ; c'est lui qui approche le plus de la race primitive de cette espèce, puisque dans tous les pays habités par les hommes sauvages ou même à demi-civilisés, les chiens ressemblent à cette sorte de chiens plus qu'à aucune autre ; on les retrouve seuls de même au nord et au midi de notre continent. En France on les appelle communément *chiens de Brie*, et dans les autres climats tempérés, ils sont encore en grand nombre, quoiqu'on se soit beaucoup plus occupé à faire naître ou multiplier les autres races qui avaient plus d'agréments, qu'à conserver celle-ci, qui n'a que de l'utilité et qu'on a, par cette raison, dédaignée et abandonnée aux paysans chargés du soin des troupeaux. Si l'on considère aussi que ce chien, malgré sa laideur et son air triste et sauvage, est cependant supérieur par l'instinct à tous les autres chiens, qu'il a un caractère décidé auquel l'éducation n'a point de part; qu'il est le seul qui naisse pour ainsi dire tout élevé et que, guidé par le seul naturel, il s'attache de lui-même à la garde des troupeaux avec une assiduité, une vigilance, une fidélité singulières ; qu'il les conduit avec une intelligence admirable et non communiquée; que ses talents font l'étonnement et le repos de son maître, tandis qu'il faut, au contraire, beaucoup de temps et beaucoup de peines pour instruire les autres chiens et les dresser aux usages auxquels on les destine; on se confirmera dans l'opinion que ce chien est le vrai chien de la nature, celui qu'elle nous a donné pour la plus grande utilité, celui qui a le plus de rapport avec l'ordre général des êtres vivants, qui ont mutuellement besoin les uns des autres; celui enfin qu'on doit regarder comme la souche et le modèle de l'espèce entière.

Il faut qu'il soit vigoureux et de *race*, c'est-à-dire sorti de chiens de berger; qu'il sache se contenir et se taire; quelques croûtes de pain, des caresses, aident plus à son éducation que les mauvais traitements; cependant quelquefois on usera de sévérité; qu'il ait d'abord l'exemple de chiens dressés pour apprendre d'eux à s'arrêter, à se coucher, à tourner autour du troupeau; entourez-lui le cou d'un collier de cuir armé de fortes pointes de fer; sa soupe se fera avec du gros pain, de la graisse et des lavures de cuisine; jamais de viande. Le dressage commence au septième ou huitième mois.

Pour *les chiens de garde* ou de *basse-cour* vous préférerez les boule-dogues, qu'il faudra habituer de bonne heure à entendre sans peur les détonations d'armes à feu et à refuser toute nourriture offerte par une main étrangère, à désarmer les gens qui, à tort, les menaceraient de leur bâton, à se battre hardiment contre les autres chiens. Récompensez-les de leur courage ; punissez leur lâcheté. Si vos chiens de basse-cour sont méchants, mieux vaut les tenir enfermés le jour dans leur loge, mais sans les soumettre à la chaîne.

Les seuls vrais chiens de chasse sont les chiens courants, les braques, les bassets, les épagneuls et les barbets ; quoiqu'ils diffèrent un peu par la forme du corps, ils ont tous cependant le museau gros ; leur instinct est le même. On sait assez combien l'excellence de l'odorat, jointe à l'éducation, donne l'avantage aux chiens de chasse.

Le chien, lorsqu'il vient de naître, n'est pas encore entièrement achevé. Dans cette espèce comme dans celle de tous les animaux qui produisent en grand nombre, les petits, au moment de leur naissance, ne sont pas aussi parfaits que dans les animaux qui n'en produisent qu'un ou deux. Les chiens naissent communément avec les yeux fermés : les deux paupières ne sont pas simplement collées, mais adhérentes par une membrane qui se déchire lorsque le muscle de la paupière supérieure est devenu assez fort pour la relever et vaincre cet obstacle ; et la plupart des chiens n'ont les yeux ouverts qu'au dixième ou douzième jour.

Le mâle peut s'accoupler en tout temps ; mais la femelle ne le reçoit que dans des temps marqués ; c'est ordinairement deux fois par an et plus fréquemment en hiver qu'en été. La chaleur dure dix, douze et quelquefois quinze jours : elle se marque par des signes extérieurs ; les parties de la génération sont humides, gonflées et proéminentes au dehors ; il y a un petit écoulement de sang tant que cette ardeur dure ; et cet écoulement, aussi bien que le gonflement de la vulve, commence quelques jours avant l'accouplement. Le mâle sent de loin la femelle dans cet état, et la recherche ; mais ordinairement elle ne se livre que six ou sept jours après qu'elle a commencé à entrer en chaleur. Il ne faut pas séparer brutalement le mâle de la femelle même après la consommation de l'acte de la génération; on s'exposerait à les faire souffrir beaucoup et même à les blesser d'une façon grave.

Les chiennes portent neuf semaines, c'est-à-dire soixante-trois jours, quelquefois soixante-deux ou soixante et un, et jamais moins de soixante : elles produisent six, sept et quelquefois jusqu'à douze petits; celles qui sont de la plus grande et de la plus forte taille produisent en plus grand nombre que les petites, qui, souvent, ne font que quatre ou cinq et quelquefois qu'un ou deux petits, surtout dans les premières portées qui sont toujours moins nombreuses que les autres dans tous les animaux.

Les chiens s'accouplent et produisent pendant toute leur vie, qui est ordinairement bornée à quatorze ou quinze ans, quoiqu'on en ait gardé quelques-uns jusqu'à vingt. La durée de la vie est dans le chien, comme dans les autres animaux, proportionnelle au temps de l'accroissement : il est environ deux ans à croître, il vit aussi sept fois deux ans. L'on peut connaître son âge par les dents, qui, dans la jeunesse, sont blanches, tranchantes et pointues, et qui, à mesure qu'il vieillit, deviennent noires, mousses et inégales. On le connaît aussi par le poil : car il blanchit sur le museau, sur le front et autour des yeux.

Les principales maladies des chiens sont la gale, le tiquet, les coliques ou tranchées, les vers intestinaux, la rétention d'urine, les morsures, la rage, la constipation. On prévient la gale chez les jeunes chiens en leur donnant, après le sevrage, des aliments sains et toniques, mais pas trop échauffants ; jamais de sucreries; racines de réglisse, chicorée amère, etc. ; si le mal se déclare, faites-leur avaler du soufre dans leur eau, du tabac en poudre roulé dans des boulettes de farine beurrée ; petit-lait caillé, frictions avec la pommade soufrée et camphrée ou l'huile de tabac avec l'eau sédative ; nitre et fleur de soufre à l'intérieur. Propreté : bains de rivière.

Le tiquet s'enfonce dans la peau du chien et produit des démangeaisons, puis des boutons ; bains, frictions avec l'alcool camphré, avec du saindoux mêlé de gros sel de cuisine. Quelquefois la peau du chien est ravagée par d'énormes vers qu'il faut retirer un à un ; ensuite on lotionne avec de l'eau sédative ; on recouvre les trous avec des plumasseaux de charpie imbibée d'huile camphrée.

Contre les tranchées ou coliques, infusion de bourrache, de sabine ou de sureau ; cataplasmes camphrés sur le ventre ; chicorée amère ; infusion de mauve ; lait chaud avec graine de lin.

Nous avons trouvé souvent le ver solitaire dans les intestins des jeunes chiens disséqués ; c'est un ver plat, articulé, capable d'acquérir une grande longueur. — Fleur de soufre, ail enveloppé dans des boulettes de mie de pain ; lavements avec huile de ricin ; frictions fréquentes sur le ventre avec l'eau-de-vie ou le vin camphrés ; cataplasmes de graine de lin avec aloès.

Contre la rétention d'urine : infusion de rue, de sabine ou de sureau ; petit-lait nitré ; lavements à l'eau de mauve ; faites avaler de force des breuvages rafraîchissants : — cataplasmes de graine de lin entre les cuisses.

Les morsures faites par les serpents doivent être cautérisées sur-le-champ avec la pierre infernale, ou brûlées avec un charbon ardent ; application d'ammoniaque pure ; puis compresse d'alcool camphré ; — à l'intérieur, bourrache.

Les morsures ordinaires se panseront avec du vin tiède légèrement camphré, avec du beurre frais, de la graisse ; lotions avec l'eau salée.

Si un chien est mordu par un chien enragé, il faut brûler profondément la plaie, puis l'arroser d'eau sédative et la recouvrir de compresses imbibées d'alcool camphré ; quand la plaie commence à sécher, poudre de camphre ; pommade camphrée ; faites avaler, dans des boulettes, de l'ail avec un ou deux grammes de camphre ; tisanes émollientes ; tenez la bête mordue isolée jusqu'à guérison complète.

Contre la constipation, lavements à l'eau tiède, et, si les matières ne sont pas expulsées de suite, lavements avec un peu d'huile de ricin. Bains de rivière. Exercice.

CHAPITRE IX

Le Chat.

Le chat appartient à un grand genre de l'ordre des carnassiers, caractérisé par ses pieds antérieurs qui, chez la plupart, ont cinq griffes ou doigts armés d'ongles rétractiles au moyen desquels l'animal s'attache à sa proie et aux corps le long desquels il veut grimper. La langue mince et rude, est couverte à sa surface supérieure de papilles cornées dont la pointe est dirigée en arrière; les oreilles sont courtes, en cornet triangulaire et dressé; la queue longue et mobile; la tête arrondie; le museau court; le pelage est riche et composé de poils de différentes couleurs. Le chat domestique présente de nombreuses variétés parmi lesquelles nous citerons :

Le chat tigré qui ne diffère du chat sauvage que parce qu'il est plus gros et qu'il a le nez, les lèvres et le dessous des pattes noirs ; on le regarde comme le meilleur chasseur de rats.

Puis, parmi les variétés au pelage ras, nommons :

Le chat variable, tacheté de blanc.

Le chat des chartreux, gris d'ardoise.

Le chat tout noir.

Le chat tout blanc.

Le chat roux.

Le chat chinois à oreilles pendantes.

Le chat d'Espagne varié de noir, de blanc et de roux.

Le chat angora, remarquable par la longueur, la finesse et la souplesse de son poil et dont la couleur, primitivement blanche, a varié comme celle des autres chats, à l'état de domesticité.

C'est à Buffon que nous empruntons les généralités qui suivent sur le chat : personne ne l'a mieux connu et mieux jugé que cet illustre écrivain.

Le chat est un domestique infidèle qu'on ne garde que par nécessité, pour l'opposer à un autre ennemi domestique encore plus incommode, et qu'on ne peut chasser.... Quoique les chats, surtout quand ils sont jeunes, aient de la gentillesse, ils ont en même temps une malice innée, un caractère faux, un naturel pervers, que l'âge augmente encore et que l'éducation ne fait que masquer.

De voleurs déterminés, ils deviennent seulement, lorsqu'ils sont bien élevés, souples et flatteurs comme les fripons; ils ont la même adresse, la même subtilité, le même goût pour faire le mal, le même penchant à la petite rapine; comme eux, ils savent couvrir leur marche, dissimuler leur dessein, épier les occasions, attendre, choisir l'instant de faire leur coup, se dérober ensuite au châtiment, fuir et demeurer éloignés jusqu'à ce qu'on les rappelle. Ils prennent aisément des habitudes de société, mais jamais des mœurs. La chaleur de la femelle dure neuf ou dix jours et n'arrive que dans les temps marqués : c'est ordinairement deux fois par an, au printemps et en automne, et aussi souvent trois fois et même quatre. Les chattes portent cinquante-cinq ou cinquante-six jours; elles ne produisent pas en aussi grand nombre que les chiennes; les portées ordinaires sont de quatre, de cinq ou de six.

A quinze ou dix-huit mois ces animaux ont pris tout

leur accroissement; ils sont aussi en état d'engendrer avant l'âge d'un an, et peuvent s'accoupler pendant toute leur vie qui ne s'étend guère au-delà de neuf ou dix ans; ils sont cependant très-durs, très-vivaces, et ont plus de nerf et de ressort que d'autres animaux qui vivent plus longtemps. Ils cherchent de préférence les viandes les plus tendres; ils aiment le poisson et le mangent cuit ou cru. Ils boivent fréquemment. Leur sommeil est léger et ils dorment moins qu'ils ne font semblant de dormir. Ils marchent légèrement et presque toujours en silence et sans faire aucun bruit; ils se cachent et s'éloignent pour rendre leurs excréments et les recouvrent de terre. Comme ils sont propres et que leur robe est toujours sèche et lustrée, leur poil s'électrise aisément et l'on en voit sortir des étincelles dans l'obscurité, lorsqu'on le frotte avec la main. Leurs yeux aussi brillent dans les ténèbres, à peu près comme les diamants, qui réfléchissent au dehors, pendant la nuit, la lumière dont ils se sont imbibés pendant le jour.

Il faut nourrir sobrement, mais il faut nourrir le chat domestique; c'est plutôt pour jouer qu'il prend souris, mulots, etc. que pour les manger; encouragez-le à la chasse; payez-lui ses captures par quelques petits morceaux de viande, de poisson, par un peu de lait; si vous le rendez fort et courageux, il attaquera même les rats ou leur imposera une telle crainte par sa fureur, qu'ils fuiront les lieux par lui habités.

Les chattes privées brusquement de leurs petits sont sujettes aux inflammations et aux obstructions des mamelles : diète; nourriture substantielle; décoction de racines de kane; collier de bouchons de liége. Contre la toux, eau de mauve ingurgitée de force; contre l'inflammation des narines, frictions sur le nez avec du suif ou du cérat légèrement camphré.

Contre l'inflammation des membranes de la bouche, breuvage miellé donné de force ; frotter l'intérieur de la bouche avec un petit tampon imbibé d'eau vinaigrée.

Contre la toux opiniâtre accompagnée de bavements glaireux : chiendent vert à faire manger de force.

Contre la gale, voir au chapitre précédent les remèdes indiqués contre la gale du chien ; on peut aussi employer l'huile d'aspic en frictions ; envelopper la partie malade avec des bandes de toile solidement fixées, car les chats rendus furieux par la démangeaison, se déchirent la peau avec leurs dents et leurs griffes.

SIXIÈME PARTIE

OISEAUX DE BASSE-COUR

DE LUXE ET DE VOLIÈRE

CHAPITRE PREMIER

**Du poulailler et de ses accessoires. — Parcs. —
Nourriture. — Engraissement.**

Il faut choisir un lieu sain, propre et tranquille, assez
éloigné des étables, des toits à porcs et même des colom-
biers, tourné au levant; il sera dallé ou pavé; il aura
une ou deux petites fenêtres à volets s'ouvrant pendant
le jour pour renouveler l'air, se fermant pendant la nuit
pour défendre les poules des visites des renards, etc., des
oiseaux de proie; les juchoirs seront mobiles afin de pouvoir être enlevés et nettoyés facilement; il est bon même
d'avoir des juchoirs de rechange. Dans les coins, vous
placerez, à des hauteurs différentes, des nids pour les
couveuses; les murs seront crépis à la chaux.

Pour l'intérieur des nids, vous préférerez des balles
d'avoine, de la paille sèche, au foin où les mites se logent
trop volontiers, et vous aurez soin de renouveler cette
garniture tous les quinze jours au moins. Chacun des
nids contiendra à demeure un œuf en plâtre ou en faïence,
ou bien un œuf ordinaire durci et marqué d'un signe
particulier.

Le poulailler sera nettoyé à fond deux fois par semaine,
en hiver, et quatre fois par semaine, en été; les poules,
malgré les préjugés contraires des gens de la campagne,

sont fort incommodées par les mauvaises odeurs; nous avons coutume de suspendre, non loin des perchoirs, des paquets de lavande et de romarin; si les poux et les acares se montrent en grande quantité, il faut faire sortir toutes les poules, clore portes et fenêtres et brûler, pendant une heure ou deux, un peu de soufre et de la sauge verte sur des charbons ardents, puis aérer pendant deux heures.

Dans le voisinage du poulailler, ne laissez pousser ni sureau, ni lilas, mais plantez des mûriers, des groseillers communs qui donneront ombre et fraîcheur à vos poules; vous leur abandonnerez le produit de ces arbres et de ces arbrisseaux dont elles sont très-avides. Si vous pouvez avoir des parcs pour y laisser vivre librement vos poules pendant le jour, ayez soin de les entourer de haies serrées et impénétrables; qu'il y ait çà et là de petits hangars servant d'abri contre la pluie, des buissons contre les trop fortes ardeurs du soleil qui sont souvent cause d'apoplexie, de maux d'yeux, etc., pour les poules et les poussins; fosses garnies de cendre ou de sable fin où ils peuvent se rouler et se poudrer.

Un terrain séparé servira pour l'élevage; vous y planterez de la chicorée, de la laitue, des navets, du millet, de l'oseille, des choux. « Lorsque les poulets sont petits, dit M. Ch. Jacques (1), ils ne gênent pas le développement des plantes; mais plus tard, quand ils ont grandi comme elles, ils commencent à les attaquer; c'est alors qu'elles remplissent le but qu'on s'est proposé, celui de ne jamais laisser les poulets manquer de verdure. »

« Pendant qu'ils mangent ces plantes, on les voit à chaque instant faire une tournée dans les gazons qu'ils tondent brin à brin, et souvent, le matin, à leur sortie, ils négligent la nourriture qu'on leur offre pour se gaver d'abord

(1) *Le Poulailler*.

d'herbe, reviennent manger et retournent aussitôt au gazon. Le grand avantage des pelouses et de toutes sortes d'herbages est de fournir deux des parties les plus importantes de la nourriture, la verdure et les insectes. »

Il ne faut pas laisser les mères-poules entrer dans les plantations ci-dessus indiquées ; elles les bouleverseraient de fond en comble.

Les poules en complète liberté, errant de çà de là, au gré de leurs caprices, à travers champs, à travers prés, dans les vergers, sur les chemins, dans les étables et dans les écuries, trouvent facilement la majeure partie de leur subsistance journalière ; ne vous croyez pas dispensé de les nourrir, surtout quand elles sont très-nombreuses, quand la saison devient rude. D'abord, qu'elles aient toujours de l'eau fraîche à leur disposition ; matin et soir, vous leur donnerez criblures, sarrasin, millet, orge, avoine, riz, vesce, chènevis, graines de soleil, son, remoulage, rutabagas, topinambours, pommes de terre, betteraves coupées en petits morceaux, navets, chair crue ou cuite, vers, hannetons, laitage, graine, pâtée salée, mais sans jamais dépasser la quantité rigoureusement nécessaire : les poules trop grasses pondent peu et finissent par ne plus pondre du tout.

Les poules parquées auront, outre le grain distribué régulièrement, de la salade, des choux, de l'oseille, des épinards, des fruits, etc., leur tenant lieu de la verdure qu'elles sont empêchées d'aller prendre en maraude.

Jamais de régime exclusif : l'excès de grains amène l'inflammation ; l'excès d'herbes aqueuses, la faiblesse ; l'excès de viande rend les poules mauvaises pondeuses et donne souvent à leur chair dureté et amertume.

Vous choisirez pour l'engraissement : 1° des bêtes jeunes bien portantes, nées de poules âgées de trois ou quatre ans et fécondées par des coqs vigoureux ; 2° les pondeuses réformées âgées de quatre ans environ. Vendez vite vos bêtes malingres, aux plumes ternes et hérissées : elles ne valent pas les frais de l'engraissement.

Si l'on engraisse les poulets dans des petits parcs fermés de claies d'osier, on les y laisse pendant quelques heures seulement ; le repas achevé, on leur permet un peu d'exercice et on les rentre au poulailler habituel : deux fois par jour, sarrasin et maïs ; pâtée de pommes de terre cuites bien écrasées avec farine non blutée ; betteraves et rutabagas. Pendant dix-huit à trente jours, mâles séparés des femelles.

Il ne faut mettre dans l'épinette que des volailles bien en chair : pâtée, grains de toute sorte, excepté seigle, avoine et déchets ; quatre repas par jour ; eau, lait ; — tranquillité, repos absolu ; — durée : quinze ou vingt jours.

A La Flèche et dans les environs, on engraisse les coqs-vierges, (non châtrés, mais qui n'ont pas coché) et les poules qui n'ont pas pondu ; les premiers vers leur dixième mois ; les secondes vers leur huitième mois ; on se sert de cages assez étroites pour ne pas permettre la circulation des volailles en différents sens, tout en leur laissant une certaine liberté de mouvement. Voici, d'après M. Letrône, en quoi consiste essentiellement cette méthode si avantageuse :

« On intercepte toute lumière venant directement du dehors. On calfeutre les portes et les fenêtres du local, afin que l'air extérieur ne s'y introduise pas trop librement.

« Pour habituer les poules au régime de nourriture et de réclusion forcé auquel on va les assujétir, pendant les huit premiers jours, on les renferme dans un lieu un peu sombre, et on ne leur donne pour toute nourriture qu'une pâtée délayée, un peu épaisse, faite avec la même farine qui sert à la composition des pâtons, et mélangée soit avec un tiers, soit avec la moitié de son. Pendant la durée de cette première épreuve, on leur donne à boire et on les laisse manger à volonté.

« La mouture qui sert à la composition des pâtons, se fait ordinairement dans les proportions suivantes : moitié de blé noir, un tiers d'orge et un sixième d'avoine ; on en retire le gros son. Tous les jours, on détrempe de cette farine, dans du lait doux ou tourné, la quantité nécessaire pour deux repas, celui du soir et celui du lendemain. Quelques-uns ajoutent à la composition de cette pâte un peu de saindoux, surtout vers la fin du traitement, et cette pâte qui ne doit être ni trop ferme, ni trop molle, est roulée de suite en pâtons ayant la forme d'une olive de 0^m015 de diamètre et une longueur de 0^m06.

« Le poulailler ou nourrisseur, à l'heure des repas, qui doivent être réglés, prend trois poules à la fois, les lie toutes trois ensemble par les pattes, les pose sur ses genoux, et, éclairé d'une lampe, il commence, pour unique fois, à leur faire avaler une cuillerée d'eau ou de petit-lait, — quelques-uns ne leur donnent pas à boire ; — puis il introduit un pâton tour-à-tour dans le bec de chacune de ses poules ; et, pour faciliter l'introduction immédiate de ce pâton, il exerce une pression légère avec le pouce et les deux premiers doigts, en faisant glisser la main le long du col de l'animal jusqu'à sa poche : on évite ainsi le rejet du pâton. En soignant de la sorte trois poules à la fois, on leur donne le temps suffisant pour la déglutition, et elles sont empansées à leur degré dans un prompt et égal intervalle.

« Dès les premiers jours du pâtonnement, on se contente de faiblement remplir la poche de chaque volaille, et on augmente par degrés la dose des pâtons. C'est ainsi que l'on arrive à en donner, à chaque repas, douze et même jusqu'à quinze. Il est essentiel de plonger les pâtons dans un plat d'eau avant de les faire avaler, cela facilite leur introduction.

« Le temps déterminé pour l'engraissement n'est pas fixe : il se subordonne à la disposition de l'animal et à son degré de force. Quelques poulardes ne peuvent être conduites au complet engraissement sans danger d'accidents ; le nourrisseur expérimenté sait le moment où il doit arrêter son travail. Nuls ne sont à l'abri de subir des pertes. Il y a, disent-ils, malgré leur savoir et leur attention, de la bonne et de la mauvaise chance, des années plus ou moins favorables, sans qu'ils puissent s'en expliquer les causes. Tels, après avoir pratiqué plusieurs années avec bonheur dans une localité, quoique en agissant de même ailleurs, éprouvent des pertes sensibles, par l'impossibilité d'un complet achèvement de l'éducation de leurs poulardes.

« Quelques volailles sont grasses et à point au bout de six semaines, d'autres, au bout de deux mois. Quelquefois, si la poularde paraît encore disposée à prendre bien sa nourriture, on continue de la lui donner le plus longtemps possible, et l'on arrive à obtenir des phénomènes de poids.

« On calcule que certaines poules dépensent vingt litres de farine, d'autres peuvent aller jusqu'à en absorber trente litres.

« Ces volailles, étroitement emprisonnées dans une obscurité constante, n'ont pas de litière sous elles et ne sont jamais nettoyées de leur fumier pendant la durée de leur traitement. Si les émanations azotées, abondantes dans le local, sont nécessaires pour aider à l'engraissement, elles sont toutefois nuisibles à la santé des nourrisseurs, qui en souffrent d'autant plus qu'ils ont une nombreuse collection de poules à la graisse ; quatre-vingt ou cent poules à la fois nécessitent à ceux-ci de passer les journées presque entières et une partie des nuits dans ces foyers d'infection. Quand le premier repas a commencé à quatre heures du matin, à peine se termine-t-il à midi, et le second commencé vers trois heures du soir, ne finit que vers onze heures.

« Enfin, lorsque le poulailler retire ses poulardes de l'engraissement, il se charge lui-même de les saigner et de les plumer, et, avant qu'elles froidissent, il les place, appuyées sur le dos, sur une tablette ou un banc étroit, et leur fait prendre la forme que l'on connaît, en se servant de colets en bois ou en pierre pour les maintenir dans cette position ; puis il étend sur toute la partie du corps en saillie un petit linge mouillé, afin de donner un grain plus fin à la graisse.

« Le mode de pratiquer l'engraissement des poulardes se résume donc à ces conditions principales :

« 1° Choisir l'espèce la plus belle parmi les jeunes coqs et les poulettes nés dans l'année, et annonçant toutes les qualités ci-dessus indiquées.

« 2° Ne leur faire subir aucune mutilation, comme cela se pratique pour les chapons et même pour les poules que l'on engraisse ailleurs.

« 3° Préparer un local obscur, où l'air soit le moins renouvelé, et où les poules soient parquées dans des loges étroites, sans y être trop gênées ;

« 4° Ne pas nettoyer ni enlever les fumiers pendant toute la durée de l'engraissement ;

« 5° Préparer les poules à la nourriture forcée pendant huit à dix jours avant le régime des pâtons ;

« 6° Pratiquer avec adresse en leur faisant avaler ces pâtons ;

« 7° Leur donner leur repas dans les vingt-quatre heures et à des heures régulières ;

« 8° Ne pas tenir à leur faire avaler un nombre absolument égal de pâtons ; s'en tenir pour cela à l'examen de la capacité de la poche, qui, dans les premiers jours, doit être modérément garnie, et plus tard complétement, mais sans excès ;

« 9° S'en tenir à la seule nourriture indiquée, sans y apporter le moindre changement, sauf, dès le principe, à modifier le dosage des mêmes ingrédients, si on le juge convenable ;

« 10° Savoir discerner le point de maturité de l'engraissement et surveiller celle des volailles qui doivent être retirées avant ce terme, lorsqu'elles menacent de mal faire ou de périr.

« Toutes ces conditions étant bien observées, on obtiendra de bons résultats (1). »

Nous avons cru utile d'entrer dans d'assez longs développements à propos de la méthode d'engraissement suivie à La Flèche ; on peut emprunter beaucoup à ces procédés déjà anciens et fort profitables.

La méthode dite par entonnage consiste à introduire par le gosier, tenu ouvert de force, une certaine quantité de nourriture ainsi composée : farine délayée dans eau et lait, quantités égales, jusqu'à consistance d'une bouillie qui commence à cuire ; la partie inférieure du tuyau de l'entonnoir doit être garnie d'une rondelle en caoutchouc ; pendant les deux premiers jours, il ne faut donner qu'un quart de litre de cette sorte de brouet, puis un demi-litre et, à partir du quatrième jour, un litre, si l'animal est assez fort ; trois repas par jour, le matin, vers midi et le soir. Propreté au poulailler ; durée de l'engraissement : deux ou trois semaines.

---

(1) *Le Poulailler*, par M. Jacques.

CHAPITRE II

Races françaises et étrangères.

Poule commune.

On la reconnaît à sa tête petite, à son bec fin, pointu, tantôt d'un jaune-rouge, tantôt d'un noir-bleuâtre ; elle a la crête simple ou double, droite ou inclinée ; les ailes longues, la queue bien garnie ; elle est de grosseur moyenne, plus ou moins haute sur pattes ; elle a le squelette mince ; la peau des pattes est écailleuse, rosée ou plombée ; les ongles sont longs et effilés ; les défauts de sa conformation (poitrine trop étroite, cuisses mal garnies) viennent des mauvaises conditions où on la fait vivre ; son plumage varie beaucoup de couleur sans jamais être brillant ni beau ; elle est vive, assez pillarde ; mais bonne pondeuse et bonne mère ; elle s'engraisse facilement ; elle est préférable à presque toutes les poules de luxe par lesquelles on a cherché, à tort, à la remplacer.

Race de La Flèche.

Tardive mais offrant une chair fine et succulente ; grains et verdure ; la poule est bonne pondeuse tant que l'on ne la pousse pas à la graisse, mais elle couve généralement mal. Jambes hautes, corps élancé ; le coq est le plus haut des coqs de France ; il a quatre doigts à la patte, la crête divisée en deux excroissances, les barbillons longs.

Variétés de la Charente et de l'Ain.

Noires et sans huppes ; os minces ; poitrine et ailes bien garnies de viande fine et délicate ; engraissement facile.

Race du Houdan.

Le coq porte la cravate et les favoris ; il a une demi-huppe sur la tête ; il a cinq doigts à la patte. Plumage papillotté : noir mêlé de blanc, jaune-paille, rouge (cette dernière nuance indique des coqs et des poules de qualité inférieure).

La poule a, comme le coq, cravate et favoris, et souvent une huppe plus forte mais une crête et des barbillons très-peu développés : elle pond souvent, mais couve mal. — Facile à élever, à engraisser ; chair très-fine et très-délicate.

Race de Crève-cœur.

Nous n'hésitons pas à la déclarer la meilleure des races françaises et même de toutes les races, par l'abondance et la finesse de la viande qu'elle fournit.

Le coq a les pattes trapues, fortes, les cuisses musclées ; tout le corps large et bien garni ; la crête divisée ; les barbillons très-longs ; il porte huppe, favoris et cravate ; il a quatre doigts ; il est fier et courageux, quoique lent dans ses mouvements.

La poule grosse et forte, basse sur jambes, porte, comme le coq, huppe, favoris et cravate ; crête et barbillons plus petits ; ailes et queue bien garnies de plumes ;

elle est très-mauvaise couveuse : coqs et poules ont la chair la plus délicate et la plus succulente qu'un gourmet puisse désirer. Engraissement facile. Variétés : poules de Caumont, de Gournay, du Merlerault, du pays de Caux, etc. ; à proprement parler, la race du Houdan n'est qu'une variété de la race de Crève-cœur.

La poule de Crève-cœur, à l'âge adulte, pèse en moyenne 3 kilg. ; le poulet s'engraisse dès l'âge de 3 mois et peut être mangé après quinze à vingt jours d'épinette ; à 5 ou 6 mois, il pèse jusqu'à 4 kilg. et demi ; une bonne poularde de 6 mois pèse 3 kilg. ; les œufs des poules de Crève-cœur sont très-gros et pèsent de 70 à 80 grammes ; comme elles les négligent ou les cassent, il faut les faire couver par la dindonne.

Race de Bréda.

La poule de Bréda (originaire de la Hollande) dite encore *poule à bec de corneille* se reconnaît à sa crête qui, au lieu de faire saillie, est cachée dans un renfoncement plus ou moins arrondi, à bords relevés ; bonne pondeuse, mais mauvaise couveuse ; chair fine et succulente.

Race de Dorking.

La seule qui puisse rivaliser avec nos races de Crève-cœur ; chair fine, blanche et succulente ; engraissement facile, mais coûteux (pâtées de farines de maïs, d'orge, d'avoine cuites) ; craint le froid, l'humidité ; ne sait pas se défendre contre les coqs et les poules de race française.

Race de Shang-Haï ou cochinchinoise.

Trop vantée, malgré sa taille gigantesque ; elle fait de mauvais croisements avec nos races ; os trop forts ;

viande assez délicate chez les jeunes bêtes, mais dure chez les bêtes adultes qui pèsent de 4 à 5 kilg. La poule est bonne pondeuse et bonne couveuse (150 à 180 œufs par an), plumage fauve; acclimatation et élevage assez difficiles dans nos régions du nord.

CHAPITRE III

**Des reproducteurs. — De la couvaison. — Soins à
donner aux poussins. — Chapons.**

Si vous voulez des animaux de choix, bien forts, bien
vigoureux, bien féconds, ne vous servez des coqs et des
poules pour la reproduction qu'après leur première année accomplie. Engraissez-les à quatre ans, au plus tard,
pour les vendre. A la rigueur, un coq suffit pour douze
poules ; mieux vaut ne lui en donner que cinq ou six à
cocher. Qu'il soit grand, large, fier, hardi, ardent, souple
et alerte ; qu'il ait l'œil vif et plein de feu, le bec gros et
court, la crête bien développée et d'un beau rouge, les
pattes fortement éperonnées, le plumage fourni et brillant.

La poule sera d'humeur douce et docile ; elle devra
avoir la partie postérieure du corps large et développée, la crête fraîche et bien dressée ; la patte lisse et luisante, le plumage bien fourni ; les poules ergotées,
comme les coqs, couvent souvent mal ou cassent leurs
œufs. Pour exciter une poule à couver, on lui donne du
chènevis et quelques gouttes de vin ; si on veut l'éloigner du nid, on ne lui sert qu'une nourriture un peu
aqueuse (laitue, navets), ou lui plonge souvent le croupion dans l'eau froide. Une petite poule n'aura jamais
à couver plus d'une douzaine d'œufs, pondus dans le cou-

rant du mois et lavés avec soin ; l'incubation dure vingt et un jours. Si l'on est forcé, à défaut de poule couveuse, de donner les œufs à la dinde, celle-ci aura à sa charge jusqu'à quinze ou vingt petits qu'elle est très-capable de surveiller avec tendresse et de défendre avec intelligence et courage. On a tort d'empêcher les poules de quitter leurs œufs pour manger.

Les œufs cassés ou clairs doivent être enlevés. Si l'on fait couver des œufs de cane par des poules, il est bon d'avoir, cependant, quelques canes pour mener les petits canards à l'eau, dès leur naissance.

Aux poussins, dès le premier jour, faites manger un jaune d'œuf durci émietté, mie de pain dans du vin, du cidre, du poiré ou du lait; porreaux hachés, riz en bouillie, etc.; on force les poulets languissants à boire quelques gouttes de vin tiède et sucré : loge à poulets; sarrasin moulu et lait c.illé en pâtée, puis du grain pendant dix ou quinze jours; après ce temps, laissez les poulets libres avec leurs mères.

C'est à l'âge de trois mois qu'on enlève aux coqs, destinés à l'engrais, les amourettes ou organes de reproduction. Voici, d'après M. Allibert, professeur à Grignon, comment se pratique l'opération du chaponnage :

« Lorsqu'on veut apprendre la pratique de cette opération, il faut ouvrir un coq entier, afin d'étudier la position des testicules et de bien se familiariser sur la voie à suivre pour atteindre ces organes. Autant que possible, il faut chaponner lorsque ces animaux sont à jeun et par un temps doux. Les seuls instruments nécessaires sont : une grosse aiguille, du fil ciré et un bistouri, à défaut duquel on peut se servir de la lame convexe ou droite d'un canif; il est essentiel au succès de l'opération que la lame employée soit parfaitement affilée, afin d'obtenir plus de promptitude dans l'incision et de netteté dans la plaie. Un aide est nécessaire pour maintenir l'animal sur les genoux de la personne qui opère; cette dernière doit être assise commodément et avoir à portée de sa main les objets indiqués. L'aide saisit le coq et le place renversé sur les cuisses de l'opérateur, qui doit saisir le cou de l'animal avec ses genoux pour maintenir la partie antérieure du corps, pendant que l'aide, tenant les pattes, porte la droite en arrière et la gauche en avant, le long du corps; le ventre et le flanc gauche étant ainsi découverts, l'opérateur arrache les plumes à l'endroit où doit être faite l'incision, à 3 centimètres environ au-dessous et à gauche du cloaque; ensuite il soulève la peau au ventre avec l'aiguille pour l'éloigner des intestins, puis l'incise transversalement, de manière à obtenir une ouverture par laquelle il puisse facilement passer le doigt indicateur.

« Par cette ouverture, il introduit le doigt, en soulevant l'intestin jusqu'à la hauteur du gésier, où il rencontre le testicule gauche (adossé à l'épine dorsale) qu'il détache et amène au dehors; il répète la même manœuvre pour le testicule droit; ensuite il arrange les intestins, s'ils étaient déplacés, rapproche et affronte les lèvres de l'incision, qu'il assujétit en contact avec quelques points de suture au fil ciré. Si, ce qui arrive quelquefois, l'un des testicules s'échappe et s'égare dans l'abdomen, il est inutile de perdre le temps à le chercher; la présence de cet organe est sans inconvénient dès qu'il a été détaché. On doit apporter la plus grande attention à éviter de piquer l'intestin ou à le comprendre dans les points de suture, ces accidents étant ordinairement mortels. Dans quelques localités, les personnes qui chaponnent, ont l'habitude de faire avaler au malheureux animal les organes qu'elles viennent de lui enlever : c'est là une pratique au moins ridicule. Pendant qu'on tient les animaux qui viennent d'être chaponnés, on leur ampute ordinairement la crête, ce qui permet de les reconnaître facilement dans le troupeau. Les crêtes et les organes sexuels enlevés, recueillis et préparés convenablement, constituent un mets très-délicat.

« L'animal qui vient d'être opéré, doit être placé dans un endroit tranquille, sur de la paille fraîche. Il sera prudent de l'empêcher de percher sur les juchoirs jusqu'à entière guérison. La prudence exige encore qu'il ne soit pas tenu trop longtemps éloigné des autres volailles, qui pourraient ensuite le méconnaître et l'attaquer. A partir du moment qu'il est opéré, on peut mettre à sa portée de la nourriture et de la boisson. S'il arrive que les animaux soient très-affectés, il faut visiter les plaies et s'assurer de leur état, les laver avec de l'eau tiède, si la suppuration est abondante. Quelques sujets refusent de manger et menacent de périr; dans cette circonstance, il est préférable de les sacrifier, afin de ne pas les perdre totalement; ils peuvent être consommés sans inconvénient. »

La castration des poules nous paraît une opération aussi cruelle qu'inutile; avant de les mettre à l'engrais, il faut être sûr qu'elles n'ont pas pondu ni supporté les approches du coq.

On ne châtre pas les *coqs-vierges;* on les sépare, dès qu'ils ont marqué, des poulets et poulettes, on les enferme dans une cage en osier où ils trouvent abondamment épluchures de riz, pâtée de farine de sarrasin, petit blé mondé, dit encore *petit blé d'Égypte;* farine de froment avec du lait caillé; un peu de sel dans les aliments; l'engraissement des coqs-vierges dure cinq ou six semaines.

CHAPITRE IV

Les œufs. — Leur conservation.

Pour exciter les poules à pondre, il faut leur donner des déchets de froment, des graines de chènevis, du maïs, des insectes, des vers.

Pour se procurer facilement et en tout temps des vers de terre, on choisit un sol humide, argileux que l'on défonce jusqu'à environ $0^m,50$ ou $0^m,60$ de profondeur et où l'on enfouit de la paille fraîche; la surface de cette paille sera humectée avec soin et recouverte de planches, de pierres plates et de broussailles, en été, d'une couche de fumier, en hiver; on laisse les poules fouiller et retourner ce terrain où elles trouvent leur proie de prédilection.

On peut encore créer une verminière avec de la paille de seigle menue enfouie à 12 ou 20 centimètres dans un terrain un peu humide; couche de crottin frais de cheval par-dessus, tripailles, sang de bœuf, grains avariés, tubercules germés, levûre de bière; faites fermenter et, au bout de deux ou trois semaines, vous avez des asticots à remuer à la pelle.

Pour prolonger la ponte, enlevez les œufs et nourrissez abondamment vos poules

Une poule bonne pondeuse a la crête et les barbillons

d'un rouge ardent, l'oreille bien visible, dès que les petites plumes qui l'entourent, se dressent et s'écartent; les paupières bien colorées; l'artichaut bien fourni; tout le plumage lustré; la fiente blanchâtre.

M. Mariot-Didieux indique, comme très-bon, le moyen suivant de conserver les œufs longtemps frais : « Un moyen, qui nous est particulier..... consiste en de grandes caisses ou tonneaux garnis de papier à l'intérieur. Ainsi préparées, ces caisses sont placées dans un lieu frais, sans être humide; une couche de sel blanc fin recouvre le fond de la caisse d'un demi-centimètre d'épaisseur. Sur cette couche on dépose les œufs frais récoltés, les uns à côté des autres, et on remplit les interstices des œufs de sel fin. La caisse ainsi remplie par des couches successives d'œufs et de sel est hermétiquement fermée.

« Le sel blanc des Vosges (sel gemme) est préférable au sel marin. Ce dernier contient assez souvent quelques débris marins qui communiquent à l'œuf un mauvais goût.

« Le 1er août 1849, nous avons ouvert par le fond une caisse remplie de six cents œufs récoltés pendant les mois de septembre, novembre et de décembre 1848, c'est-à-dire après onze mois de conservation; nous les avons trouvés bien conservés et de bon goût, quoique n'ayant pas le fumet aussi prononcé que des œufs frais; on pourrait les employer à tous les usages domestiques. L'évaporation des liquides était à peine sensible à la chambre de l'œuf; mais le blanc albumineux avait une apparence un peu plus liquide qu'à l'état frais.

« Au prix actuel du sel, la dépense qu'a entraînée la conservation de ces six cents œufs s'est élevée à 4 fr. 50; mais cette dépense devient insignifiante, si l'on considère qu'après ce laps de temps les œufs n'ont pas absorbé un kilg. de sel. Ce dernier peut donc être employé à la conservation successive de plusieurs caisses. Le blanc de l'œuf ainsi conservé est légèrement salé. »

Autre manière indiquée par le même auteur : « On remplit un vase ou baquet de cendres de bois ou de tourbe tamisées de cinq centimètres d'épaisseur; on y pose les œufs placés les uns près des autres, le gros bout en bas; nouvelles couches de cendre et d'œufs jusqu'à ce que le vase soit rempli. La bulle d'air contenue dans la chambre du gros bout de l'œuf paraît agir moins promptement sur leur décomposition. »

CHAPITRE V

Des maladies des Poulets, de la Poule et du Coq.

Les causes générales des maladies des poulets, de la poule et du coq sont :

La nourriture trop froide, trop aqueuse ;

L'eau croupie des mares et des fossés boueux ;

La trop grande quantité de grains secs absorbés ;

L'extrême chaleur ;

Le froid vif et prolongé ;

L'humidité excessive ;

La saleté du poulailler où l'on ne met ni cendre, ni sable ;

La vermine, suite de la malpropreté et qui, après des inflammations de la peau, amène souvent des inflammations intérieures.

La nature de ces *causes générales* de maladie fait concevoir les *précautions générales* à prendre pour les prévenir.

Si les poulets boivent et digèrent mal, il faut mettre dans leur eau quelques grammes de soufre en canon cassé en morceaux.

S'ils rendent des excréments trop clairs, on leur donnera des pâtées de grains (chanvre, avoine) ; s'ils rendent des excréments trop durs, on leur donnera de l'herbe, des fruits en pâtées.

Si la poule cesse de boire et de chanter, si sa crête pâlit; si le coq présente les mêmes signes de maladie, s'il cesse de cocher ses poules, ouvrez-leur le bec : vous verrez sur le bout de leur langue une petite peau jaunâtre qu'il faut enlever de suite avec la pointe d'une épingle; lavez avec du vin chaud, pour calmer la douleur de cette opération; cette peau jaunâtre constitue la *pépie*.

La poule atteinte du bouton a l'air triste et abattu, les mouvements lents, la crête flasque et noirâtre, la queue pendante, les plumes ternes et hérissées; en écartant les plumes du croupion, vous découvrez, en cet endroit, un bouton qu'il faut couper avec des ciseaux, au lieu de le vider simplement; lotion avec du vin camphré ou salé, ou avec du vinaigre anti-putride; même remède contre le bouton du coq et, dans les deux cas, nourriture rafraîchissante pendant quelques jours.

Contre la vermine : bains dans de l'eau salée et légèrement camphrée; grands soins de propreté.

Contre la goutte, nous ne connaissons pas de remède.

Contre l'inflammation de l'ovaire, nourriture rafraîchissante.

Contre le dévoiement des poules ou des coqs, grains secs, mie de pain dans du vin ou du cidre.

Si les poules pondaient des œufs à coquille mollasse, il faudrait diminuer la quantité de la nourriture, mettre de la craie dans l'abreuvoir ou un peu de mine de cobalt (mort aux mouches); de la brique pilée dans les aliments fournis en pâtée; le sel favorise la ponte, comme les pépins de raisin, dit-on, l'arrêtent souvent : mais ce dernier fait n'est pas démontré d'une manière bien certaine.

CHAPITRE VI

Dindon, Dinde et Dindonneaux.

Le dindon, originaire des Indes orientales et importé en Europe par les missionnaires Jésuites, en 1570, est caractérisé par une caroncule (ou excroissance charnue) érectile, c'est-à-dire qui se dresse et s'abaisse, située à la base du bec et par les papilles épaisses et rougeâtres qui lui garnissent la tête et le cou. Cette tête est ronde et petite; le cou est allongé et présente, à la base, sur le devant, un bouquet de vrais poils; le bec est court; les ailes bien développées et concaves; la queue est arrondie, et, chez le mâle, s'étale en roue, comme chez le paon. Le corps est lourd, massif, sans grâce; les mouvements sont lents et prétentieux; le cri est rauque et désagréable. La femelle, d'un quart plus petite que le dindon, n'a ni caroncule ni éperons.

Nous ne connaissons que deux espèces de dindons : 1º Le dindon sauvage d'où vient le dindon domestique avec ses variétés noire, blanche, grise, rousse, etc., maintenant communes dans nos basses-cours; 2º le dindon ocellé, à petits yeux ou *ocelles bleus* entourés d'or et de rubis qui ornent sa queue, et dont le plumage beau et varié peut rivaliser avec le plumage du paon; il a été apporté nouvellement du Mexique.

Pour dindons reproducteurs, vous choisirez des sujets âgés de deux à trois ans, vifs, énergiques; hauts sur jambes, à poitrine large, à corps gros, à croupion bien arrondi; il ne faut pas leur donner à chacun plus de quatre ou cinq poules d'Inde, si l'on ne veut pas s'exposer à avoir beaucoup d'œufs clairs.

La dinde couveuse aura le corps bien arrondi et les parties postérieures larges et développées. Les dindes de l'Orléanais nous ont paru préférables à celles des autres pays.

Les couvées ne réussissent que dans les pays secs, mais pas trop chauds; il faut aux dindons un endroit séparé du poulailler proprement dit, car ils sont batailleurs et despotes; ils maltraitent, en toutes occasions, poules et poussins. « S'il y a plusieurs mâles, dit Buffon, ils se battront, mais non pas avec l'acharnement des coqs ordinaires : ceux-ci ayant plus d'ardeur pour leurs femelles, sont aussi plus animés contre leurs rivaux, et la guerre qu'ils se font entre eux est ordinairement un combat à outrance : on en a vu même attaquer des coqs d'Inde deux fois plus gros qu'eux et les mettre à mort. Les sujets de guerre ne manquent pas entre les coqs des deux espèces, si, comme le dit Sperling, le coq d'Inde, privé de ses femelles, s'adresse aux poules ordinaires, et que ces poules d'Inde, dans l'absence de leur mâle, s'offrent au coq ordinaire, et le sollicitent même assez vivement.

« La guerre que les coqs d'Inde se font entre eux est beaucoup moins violente; le vaincu ne cède point toujours le champ de bataille; quelquefois même il est préféré par les femelles. On a remarqué qu'un dindon blanc ayant été battu par un dindon noir, presque tous les dindonneaux de la couvée furent blancs. L'accouplement des dindons se fait à peu près de la même manière que celui des coqs, mais il dure plus longtemps; et c'est peut-être, par cette raison, qu'il faut moins de femelles au mâle et qu'il s'use beaucoup plus vite. La poule d'Inde n'est pas aussi féconde que la poule ordinaire; il faut lui donner de temps en temps du chènevis, de l'avoine, du sarrasin, pour l'exciter à pondre; et, avec cela, elle ne fait guère qu'une seule ponte, par an, d'environ quinze œufs; lorsqu'elle en fait deux, ce qui est très-rare, elle commence la première sur la fin de l'hiver, et la seconde dans le mois d'août; ces œufs sont blancs avec quelques petites taches d'un jaune-rougeâtre; et, du reste, ils sont organisés à peu près comme ceux de la poule ordinaire. La poule d'Inde couve aussi les œufs de toutes sortes d'oiseaux : on juge qu'elle demande à couver, lorsque, après avoir fait sa ponte, elle reste dans le nid. Pour que ce nid lui plaise, il faut qu'il soit en lieu sec, à une bonne exposition selon la saison, et point trop en vue; car son instinct la porte ordinairement à se cacher avec grand soin lorsqu'elle couve.

« Ce sont les poules de l'année précédente qui, d'ordinaire, sont les meilleures couveuses; elles se dévouent à cette occupation avec tant d'ardeur et d'assiduité, qu'elles mourraient d'inanition sur leurs œufs, si l'on n'avait le soin de les lever une fois tous les jours pour leur donner à boire et à manger. Cette passion de couver est si forte et si durable, qu'elles font quelquefois deux couvées de suite et sans aucune interruption; mais, dans ce cas, il faut les soutenir par une meilleure nourriture. Le mâle a un instinct bien contraire, car, s'il aperçoit sa femelle couvant, il casse ses œufs, qu'il voit apparemment comme un obstacle à ses plaisirs, et c'est peut-être la raison pourquoi la femelle se cache alors avec tant de soin. Le temps venu où ces œufs doi-

vent éclore, les dindonneaux percent avec leur bec la
coquille de l'œuf qui les renferme, mais cette coquille
est quelquefois si dure, ou les dindonneaux si faibles,
qu'ils périraient, si on ne les aidait à la briser; ce que,
néanmoins, il ne faut faire qu'avec beaucoup de circons-
pection, et en suivant, autant qu'il est possible, les procédés de la nature. Ils périraient encore bientôt, pour
peu que, dans ces commencements, on les maniât avec
rudesse, qu'on leur laissât endurer la faim, ou qu'on les
exposât aux intempéries de l'air : le froid, la pluie et
même la rosée les morfond; le grand soleil les tue presque subitement; quelquefois même ils sont écrasés sous
les pieds de leur mère. Voilà bien des dangers pour un
animal si délicat; et c'est pour cette raison, et à cause
de la moindre fécondité des poules d'Inde en Europe,
que cette espèce est beaucoup moins nombreuse que
celle des poules ordinaires. Dans le premier temps, il
faut tenir les jeunes dindonneaux dans un lieu chaud
et sec, où l'on aura étendu une litière de fumier long
bien battue; et lorsque, dans la suite, on voudra les faire
sortir en plein air, ce ne sera que par degré et en choisissant les plus beaux jours. L'instinct des jeunes dindonneaux est d'aimer mieux prendre leur nourriture
dans la main que de toute autre manière : on juge qu'ils
ont besoin d'en prendre lorsqu'on les entend *piauler*, et
cela leur arrive fréquemment; il faut leur donner à
manger quatre ou cinq fois par jour. Leur premier
aliment sera du vin et de l'eau qu'on leur soufflera dans
le bec; on y mêlera ensuite un peu de mie de pain; vers
le quatrième jour, on leur donnera les œufs gâtés de la
couvée, cuits et hachés d'abord avec de la mie de pain
et ensuite avec des orties : ces œufs gâtés, soit de dindes,
soit de poules, seront pour eux une nourriture très-
salutaire; au bout de dix ou douze jours, on supprime

les œufs, et on mêle les orties hachées avec du millet, ou avec de la farine de Turquie, d'orge, de froment ou de blé sarrasin, ou bien, pour épargner le grain, sans faire tort aux dindonneaux, avec le lait caillé, la bardane, un peu de camomille puante, de graine d'ortie et du son ; dans la suite, on pourra se contenter de leur donner toute sorte de fruits pourris, coupés par morceaux, et surtout des fruits de ronces ou de mûriers blancs, etc. ; lorsqu'on leur verra un air languissant, on leur mettra le bec dans du vin pour leur en faire boire un peu, et on leur fera avaler aussi un grain de poivre ; quelquefois ils paraissent engourdis et sans mouvement lorsqu'ils ont été surpris par une pluie froide, et ils mourraient certainement, si l'on n'avait le soin de les envelopper de linges chauds et de leur souffler, à plusieurs reprises, un air chaud par le bec. Il ne faut pas manquer de les visiter de temps en temps et de leur percer les petites vessies qui leur viennent sous la langue et autour du croupion, et de leur donner de l'eau de rouille ; on conseille même de leur laver la tête avec cette eau. »

OEufs de fourmis, araignées, hannetons, mouches, scorpions, limaçons, vers de terre, sauterelles, lézards, grenouilles, serpents.— Les dindonneaux aiment à se poudrer ; mettez donc des tas de poussière à leur disposition. Ils *poussent le rouge* à deux mois environ, c'est-à-dire que les caroncules, dont nous avons parlé plus haut, commencent à araître ; c'est le moment le plus critique de leur existence. C'es après ce deuxième mois qu'on les mène aux champs dans les guérets, dans les vignes vendangées, au bois pour la faînée et la glandée, en les préservant toujours du froid, de l'humidité ou de la chaleur excessive ; ils mangent, outre les insectes, etc., indiqués ci-dessus, glands, faînes, baies de troëne et de sureau, etc., herbes ; mais il faut les éloigner des lieux où viennent la vesce, la jusquiame, la ciguë, la grande digitale à fleurs bleues, la belladone, l'aconit, qui sont des poisons pour eux.

On peut, à la basse-cour, leur servir du marc de suif, des salades, des fruits, des choux, des betteraves, des racines, en bouillie, etc.; châtaignes, noix, pommes de terre, topinambours, etc.

Parmi les principales maladies propres aux dindons, citons :

Le blanc, caractérisé par la couleur blanche que prennent, à leur bout, les ailes et la queue; les tuyaux des autres plumes se remplissent de sang; il faut arracher ces dernières; puis donner une nourriture fortifiante.

L'engorgement du sang, caractérisé par des boutons à la tête; lavez les jeunes bêtes avec une décoction de vinaigre et de poivre; faites-leur manger du chènevis; si le dindon résiste au remède, coupez-lui la tête et consommez le reste du corps sans inquiétude.

L'engorgement d'humeur dans le nez; frictionnez les narines avec du beurre frais.

L'irruption pustulaire, sorte de petite vérole, de clavelée, caractérisée par l'apparition de beaucoup de pustules autour du bec, au gosier, au-dessous des ailes et des cuisses; cautérisez les boutons avec un fer rougi au feu et lavez avec de l'eau mêlée d'un peu de vitriol; faites boire du vin chaud; eau soufrée; isolez les dindons atteints; tuez-les, si le mal résiste aux premiers soins.

Il ne faut pas pratiquer la castration sur les dindons.

Tout le monde connaît la délicatesse de la chair du dindon; elle se conserve longtemps dans le saindoux ou dans l'huile d'olive; on peut faire des panaches avec les grandes plumes de l'aile du dindon blanc; les grandes plumes noires de la queue et des ailes du dindon noir se vendent en plumeaux.

CHAPITRE VII

L'Oie et les Oisons. — Ponte. — Incubation. — Nourriture. — Engraissement. — Plumaison.

L'oie appartient au genre des oiseaux dits *palmipèdes*, c'est-à-dire ayant les doigts des pattes réunis par une membrane. Elle a le bec plus court que la tête, plus étroit en avant qu'en arrière, plus haut que large à sa base; le cou roide, droit; les tarses plus élevés, plus écartés, plus portés en avant que ceux du cygne: elle se tient plus souvent à terre que dans l'eau. Le mâle s'appelle *jars;* le petit, *oison* ou *oisillon.*

Parmi les espèces, nous citerons : l'oie ordinaire, originaire de l'Europe orientale et souche de nos races domestiques; plumage grisâtre, mêlé de brun et de blanc; bec jaune et ailes courtes; — l'oie sauvage assez peu différente de l'oie ordinaire; — l'oie de neige, au bec rouge; — l'oie rieuse, ainsi appelée parce que son cri strident imite un peu le rire de l'homme, grise en-dessus, noire en-dessous, tache blanche au front, etc.

« L'oie est encore, dans le peuple de la basse-cour, un habitant de distinction (1). Sa corpulence, son port droit, sa démarche grave, son plumage net et lustré, et son

---

(1) Buffon.

naturel social qui la rend susceptible d'un fort attachement et d'une longue reconnaissance, enfin sa vigilance
très-anciennement célébrée, tout concourt à nous présenter l'oie comme l'un des plus intéressants et même
des plus utiles de nos oiseaux domestiques; car, indé-
pendamment des bonnes qualités de sa chair et de sa
graisse, dont aucun autre oiseau n'est plus abondamment
pourvu, l'oie nous fournit cette plume délicate sur laquelle la mollesse se plaît à se reposer... On peut nourrir
l'oie à peu de frais et l'élever sans beaucoup de soins; elle
s'accommode à la vie commune des volailles, et souffre
d'être renfermée avec elles dans la même basse-cour, quoique cette manière de vivre et cette contrainte surtout
soient peu convenables à sa nature; car il faut, pour
qu'elle se développe en entier et former de grands troupeaux d'oies, que leur habitation soit à portée des eaux
et des rivières environnées de grèves spacieuses et de
gazons ou de terres vagues sur lesquelles ces oiseaux puissent paître et s'ébattre en liberté. On leur a interdit l'entrée des prairies parce que leur fiente brûle les bonnes
herbes et qu'ils les fauchent jusqu'à terre avec le bec;
c'est par la même raison qu'on les écarte aussi très-soi-
gneusement des blés verts et qu'on ne leur laisse les
champs libres qu'après la récolte. Les oies ne produisent
rien en hiver et ce n'est communément qu'au mois de
mars qu'elles commencent à pondre; cependant, celles
qui sont bien nourries commencent à pondre dès le mois
de février et celles auxquelles on épargne la nourriture,
ne font souvent leur ponte qu'en avril. Les blanches, les
grises, les jaunes et les noires, suivent cette règle, quoique
les blanches paraissent plus délicates et qu'elles soient,
en effet, plus difficiles à élever. Aucune ne fait de nid
dans nos basses-cours et ne pond ordinairement que
tous les deux jours, mais toujours dans le même lieu. Si

on enlève leurs œufs, elles font une seconde et une troisième ponte et même une quatrième dans les pays chauds. Mais, si l'on continue à enlever les œufs, l'oie s'efforce de continuer à pondre et enfin elle s'épuise et périt ; car le produit de ses pontes, et surtout des premières, est nombreux : chacune est au moins de sept, communément de dix, douze ou quinze œufs et même de seize. Les jeunes oies, comme les poulettes, avant d'avoir eu communication avec le mâle, pondent des œufs clairs et inféconds. Le mâle laisse à la femelle tous les soins de l'incubation ; et, quoiqu'elle couve constamment et si assidûment qu'elle oublie le boire et le manger, si l'on ne place tout près du nid sa nourriture, les économes conseillent, néanmoins, de charger une poule de ses fonctions de mère auprès des jeunes oisons, afin de multiplier ainsi le nombre des couvées, et d'obtenir de l'oie une seconde et même une troisième ponte. On lui laisse cette dernière ponte. Elle couve aisément de dix à douze œufs, au lieu que la poule ne peut couver avec succès que cinq de ces mêmes œufs. Il faut trente jours pour l'incubation, comme dans la plupart des grandes espèces d'oiseaux, pour faire éclore les œufs, à moins que le temps n'ait été fort chaud, auquel cas il en éclot dès le vingt-cinquième jour. Pendant que l'oie couve, on lui donne du grain dans un vase et de l'eau dans un autre, à quelque distance de ses œufs qu'elle ne quitte que pour aller prendre un peu de nourriture. On a remarqué qu'elle ne pond guère deux jours de suite et qu'il y a toujours vingt-quatre heures d'intervalle, et quelquefois deux ou trois jours, entre l'exclusion de chaque œuf. »

Le jars ne doit servir que quatre femelles. Qu'il soit vif et courageux.

On donne aux jeunes oisons une pâtée de gros son, de chicorées ou de laitues hachées, ou bien du cerfeuil haché avec du son; huit jours après, de l'avoine, des pommes de terre cuites mêlées à du sarrasin; un mois après leur naissance, on les laisse pâturer avec leur mère, en ayant soin de ne pas les exposer à l'humidité, à la pluie, au froid, au soleil trop ardent; ils sont très-délicats jusqu'à ce qu'ils aient mué, c'est-à-dire jusqu'après leur deuxième mois. Nielle, coquelicot, persicaire, julienne, orge, trèfle, vesce, chicorées, laitues, pommes de terre, navets, betteraves hachés, etc.; limaçons, vers, insectes d'eau; marcs en tourteaux.

On engraisse les oies quand elles sont arrivées à leur développement parfait; il faut les tenir alors dans des recoins obscurs et tranquilles, et leur donner à discrétion, pendant cinq ou six semaines, pois, blé noir, avoine, farines, maïs, faînes, noix, cosses de grains, siliques fraîches; eau crayeuse, quelques cuillerées d'huile d'œillette, etc. La loi devrait punir ces éleveurs cruels qui crèvent les yeux aux oies et leur attachent les pattes à des planches, pour les réduire à une immobilité absolue. On emboque les oies deux fois par jour en ne laissant libre, pendant cette opération, que la tête que l'on place entre les genoux. Voir ce que nous avons dit précédemment pour l'engraissement des poules.

Dans le Haut-Rhin et le Bas-Rhin, on donne, par l'engraissement, une véritable maladie à l'oie dont toute la substance s'accumule autour du foie; avec ce foie, on fait le pâté si connu des gourmets et des gourmands; chaque foie se vend de 7 à 8 fr.; la bête entière pèse de 10 à 12 kilg.

La chair de l'oie, repoussée maintenant de la plupart des tables aristocratiques, est pourtant fine et délicate quoique de digestion difficile pour les estomacs faibles; elle se garde salée et marinée; la graisse est excellente pour accommoder les légumes; elle se conserve longtemps.

Le bénéfice le plus important fourni par cette utile bête (quand on ne fait pas le commerce de son foie) est sa plume qu'elle se laisse prendre deux fois par an (mai et septembre), ou, tout au moins, une fois au printemps; la plume arrachée sur l'oie vivante est plus estimée que celle qu'on arrache sur l'oie morte. Il faut procéder à la plumaison avec adresse et prudence : enlevez sur le ventre et le croupion la plume d'un seul coup et non par brusques saccades, de peur d'écorcher la peau; épargnez le duvet du dessous des ailes; l'opération faite, frottez le corps avec de l'eau vinaigrée et salée; pâtée d'orties hachées et de lait caillé pendant trois ou quatre jours. Il ne faut plumer les oies que quand elles sont en bonne santé (ni dévoyées, ni échauffées), par un beau jour bien sec. Les grandes plumes des ailes (plumes à écrire) ne seront ôtées qu'un certain temps après les petites, quand le duvet enlevé précédemment sera en partie repoussé; on les dégraisse dans l'eau chaude et on les met dans un lieu sec; les autres plumes servent à faire des *époussetoirs*.

Maladies de l'Oie.

Contre la pépie : voir *Maladies des poules*.

Contre la diarrhée : poivre, pain trempé dans du vin; sarrasin ou chènevis pilé mouillé avec du vin, du cidre ou du poiré; glands; séjour forcé à la basse-cour jusqu'à complète guérison.

Contre la constipation : laitue, cerfeuil, lait caillé.

Contre le tournis ou coup de sang : saignée immédiate en perçant, avec la pointe d'un canif, une veine apparente que l'oie a sous la patte; l'oie atteinte de vertige (ou *tournis*), tourne sur elle-même et tombe foudroyée, si l'on ne vient pas à son secours.

Contre la vermine : propreté, eau claire.

CHAPITRE VIII

Le Canard, la Cane et les Canetons.

Le canard est un oiseau aquatique qui appartient à
l'ordre des palmipèdes (oiseaux ayant des membranes
aux pattes); il a pour caractères : un bec plat, aussi large
à son extrémité que vers la tête; un cou beaucoup moins

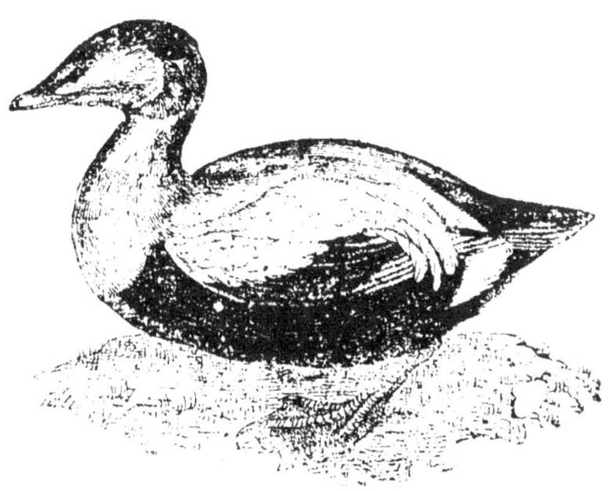

Le Canard.

long que celui des oies et des cygnes; des jambes plus
courtes et placées plus en arrière encore que celles des
cygnes, de là sa marche pénible et gênée; mais, s'il
marche mal, il vole très-vite et très-haut; il nage avec

grâce et rapidité, il plonge avec adresse; c'est sur l'eau qu'il trouve sa nourriture préférée.

A l'état sauvage, il construit son nid dans les joncs et dans les roseaux, quelquefois, assez loin des étangs, dans les meules de paille, sur les vieux arbres; il prend même les nids abandonnés par les autres oiseaux.

Parmi les nombreuses espèces ou variétés, nous citerons : le canard sauvage, type du genre; le canard domestique qui en provient; le canard musqué; le rousseau ou chipeau ou ridenne; le canard à longue queue ou pillet ; le canard siffleur; le canard huppé; le tadorne; le garrot; le souchet; l'eider ; la macreuse; le morillon; la sarcelle.

Le canard sauvage habite le nord des deux continents et arrive dans nos contrées vers la mi-novembre. On reconnaît le mâle à son cou d'un beau vert foncé, avec collier blanc; à son plumage rayé supérieurement de brun-cendré et de gris-blanchâtre, marron-foncé à la poitrine ; à son bec d'un jaune-verdâtre ; à ses pieds d'un jaune-orangé; son corps est long de 50 à 60 centimètres.

Le canard domestique provient du canard sauvage croisé avec des espèces étrangères ; son plumage est fort varié, mais il a moins d'éclat que celui du canard sauvage; son bec est tantôt d'un vert-olivâtre, tantôt d'un jaune-aurore; ses pattes sont toujours de cette dernière couleur. Vous distinguerez le mâle de la femelle aux quatre plumes relevées en crochet qu'il a au milieu de la queue; il suffit à huit, à dix et même à douze canes ; il faut préférer, comme reproducteur, le canard de Barbarie.

Le canard est très-glouton : herbages, racines, grains, balayures, raclures, viandes à moitié gâtées, reptiles, insectes, etc., tout lui est bon.

La cane pond de quinze à vingt œufs et même plus,

si vous les lui ôtez au fur et à mesure comme à la poule (1). Celle-ci se charge volontiers de couver les œufs de la cane. La ponte commence en février et dure jusqu'à la fin de mai ; la cane pond tous les deux jours, et surtout dans la matinée ; on ne doit la laisser sortir que quand elle a déposé son œuf en lieu convenable ; libre, elle le laisserait n'importe où ; cet œuf passe pour être plus délicat que celui de la poule : la coquille est épaisse et jaunâtre, le jaune a une teinte rougeâtre.

« Pour élever des canards avec fruit, dit Buffon, et en former de grandes peuplades qui prospèrent, il faut, comme pour les oies, les établir dans un lieu voisin des eaux, et où des rives spacieuses et libres en gazons et en grèves, leur offrent de quoi paître, se reposer et s'ébattre. Ce n'est pas qu'on ne voie fréquemment des canards renfermés et tenus à sec dans l'enceinte des basses-cours ; mais ce genre de vie est contraire à leur nature ; ils ne font ordinairement que périr et dégénérer dans cette captivité : leurs plumes se froissent et se rident ; leurs pieds s'offensent sur le gravier ; leur bec se fêle par des frottements réitérés ; tout est lésé, blessé, parce que tout est contraint ; et des canards ainsi nourris ne pourront jamais donner ni un aussi bon duvet, ni une aussi forte race que ceux qui jouissent d'une partie de leur liberté et peuvent vivre dans leur élément : ainsi, lorsque le lieu ne fournit pas naturellement quelque courant ou nappe d'eau, il faut y creuser une mare dans laquelle les canards puissent barboter, nager, se laver et se plonger ; exercices absolument nécessaires à leur vigueur et même à leur santé. Il ne faut pas que l'eau sur laquelle on établira ces canards, soit infectée de sangsues ; elles font périr les

(1) On peut aussi les faire couver par des dindonnes et des chapons.

jeunes en s'attachant à leurs pieds ; et, pour les détruire, on peuplera l'étang de tanches ou d'autres poissons qui en font leur pâture. Dans toutes les situations, soit au bord d'une eau vive ou au bord d'une eau dormante, on doit placer des *paniers à nicher* couverts en dôme et qui offrent intérieurement une aire assez commode pour inviter ces oiseaux à s'y placer. »

Nourriture : On donne aux jeunes canards du millet, du pain, puis de l'orge : terrain humide pour leur pacage ; si l'on veut les engraisser, il faut les tenir enfermés pendant deux ou trois semaines dans la basse-cour, leur fournir une nourriture analogue à celle des oies mises à l'engrais, leur permettre de boire très-peu. — Chrysalides de vers à soie, vers de terre, bouillies de farines, herbes hachées, grains ; boulettes de farine de maïs. C'est à cinq ou six mois qu'il est avantageux de commencer l'engraissement ; dès que l'animal est à point, tuez-le, car il mourrait bientôt d'apoplexie et ne vaudrait plus rien, ou vaudrait beaucoup moins. Le foie gras du canard est très-estimé. Le duvet se vend bien. Les canards de Normandie et de Toulouse sont les plus productifs et les plus forts. Ces oiseaux sont sujets aux mêmes maladies que les oies ; les mêmes remèdes seront donc employés à leur guérison ; pour eux aussi, comme pour les oies, la ciguë, la grande digitale à fleurs bleues, la jusquiame, la belladone, sont des poisons mortels. « Ils sont sujets, dit Buffon, à une mue presque subite dans laquelle leurs grandes plumes tombent en peu de jours et souvent en une seule nuit... Cette mue arrive aux mâles après la pariade, et aux femelles après la nichée ; et il paraît qu'elle est causée par le grand épuisement des mâles dans leurs amours et par celui des femelles dans la ponte et l'incubation. »

CHAPITRE IX

Le Cygne.

Nous avons ce bel oiseau en trop haute estime pour le ranger parmi les modestes habitants de la basse-cour, et, puisqu'il nous est impossible de faire pour lui une division particulière dans cet ouvrage, nous lui consacrons un chapitre seulement à la suite des chapitres de l'Oie et du Canard ; comme eux, c'est un palmipède, mais il leur est bien supérieur par sa taille, par la grâce de ses mouvements ; il a les tarses courts, le col allongé, le bec plus long que large. Il habite surtout les contrées septentrionales des deux continents.

Les deux espèces principales sont : le cygne domestique, ou cygne à bec rouge ; le cygne sauvage.

Le cygne domestique a le plumage d'une blancheur éblouissante ; son bec est rouge dans toute sa longueur, excepté à l'extrémité de la mandibule supérieure qui est noire ainsi que l'excroissance charnue qui s'élève vers la base de cette même partie du bec ; vous remarquerez aussi de chaque côté des joues une place non garnie de plumes et qui est noire et triangulaire ; les jambes, les pattes et les ongles sont d'un gris foncé.

Le cygne sauvage, souche de notre cygne domestique, est moins gros que lui ; il a le bec plutôt jaune que rouge et la tache des joues est jaune au lieu d'être noire ; il habite les pays du Nord et ne vient dans nos contrées que par les froids les plus rigoureux.

« Le cygne, dit Buffon, règne sur les eaux à tous les
titres qui fondent un empire de paix, la grandeur, la
majesté, la douceur; il sait combattre et vaincre sans
jamais attaquer; il attend l'aigle sans le provoquer, sans
le craindre; il repousse ses assauts en opposant à ses
armes la résistance de ses plumes et les coups précipités
d'une aile vigoureuse, et souvent la victoire couronne
ses efforts. Il décore, il embellit tous les lieux qu'il fréquente; on l'aime, on l'applaudit, on l'admire. Nulle espèce ne le mérite mieux : la nature, en effet, n'a répandu
sur aucune autre autant de ces grâces nobles et douces
qui nous rappellent l'idée de ses plus charmants ouvrages; coupe de corps élégante, formes arrondies, blancheur éclatante et pure, mouvements flexibles et ressen-
tis, attitudes tantôt animées, tantôt laissées dans un mol
abandon, tout, dans le cygne, respire l'enchantement...
Il ruse sans cesse pour saisir du poisson; il tire tout
l'avantage de son adresse et de sa force. Les observateurs
s'accordent à lui donner une très-longue vie. Il est près
de deux ans à croître. La femelle couve pendant six semaines au moins. Elle commence à pondre au mois de
février. Elle met, comme l'oie, un jour d'intervalle entre
la ponte de chaque œuf. Elle en produit de cinq à huit et
communément six ou sept. Ces œufs sont blancs et
oblongs; ils ont la coque épaisse et sont d'une grosseur
très-considérable. Le nid est placé tantôt sur un lit
d'herbes sèches, au rivage, tantôt sur un tas de roseaux
abattus, entassés et même flottants sur l'eau. La mère
recueille nuit et jour ses petits sous ses ailes et le père
se présente avec intrépidité pour les défendre contre tout
assaillant. Son courage, dans ces moments, n'est com-
parable qu'à la fureur avec laquelle il combat un rival
qui vient le troubler. Dans ces deux circonstances, ou-
bliant sa douceur, il devient féroce et se bat avec achar-

nement; souvent un jour entier ne suffit pas pour vider leur duel opiniâtre. Le combat commence à grands coups d'ailes, continue corps à corps et finit ordinairement par la mort d'un des deux; car ils cherchent réciproquement à s'étouffer en se serrant le col et se tenant par force la tête plongée dans l'eau... Les petits naissent fort laids et seulement couverts d'un duvet gris ou jaunâtre, comme les oisons; leurs plumes ne poussent que quelques semaines après, et sont encore de la même couleur. Ce vilain plumage change à la première mue, au mois de septembre; ils prennent alors beaucoup de plumes blanches, d'autres plus blondes que grises surtout à la poitrine et sur le dos. Ce plumage chamarré tombe à la seconde mue, et ce n'est qu'à dix-huit mois et même à deux ans d'âge que ces oiseaux ont pris leur belle robe d'un blanc pur et sans tache; ce n'est aussi que dans ce temps qu'ils sont en état de produire. Les jeunes cygnes suivent leur mère pendant le premier été : mais ils sont forcés de la quitter au mois de novembre; les mâles adultes les chassent pour être plus libres auprès des femelles. Ces jeunes oiseaux, tous exilés de leur famille, se rassemblent par la nécessité de leur sort commun; ils se réunissent en troupes et ne se quittent plus que pour s'appareiller et former eux-mêmes de nouvelles familles.

La chair du cygne est noire, dure et coriace; elle ne vaut pas celle de l'oie; les petits doivent être engraissés avant la mue définitive.

La peau du cygne peut être enlevée et mégissée en conservant son duvet et faire ainsi une fourrure d'une merveilleuse finesse.

Abri contre le mauvais temps et les gelées; herbes, insectes, reptiles, grenouilles ; un peu de viande, de temps en temps; pain, maïs, avoine et orge.

CHAPITRE **X**

Le Paon, la Paonne et les Paonneaux.

Encore un oiseau d'ornement qui mérite bien, moins, un court chapitre.

Le paon, originaire de l'Asie centrale, a pour caractères principaux : un bec en cône courbé, à base nue; une aigrette sur la tête, dix-huit plumes supérieures de la queue très-longues, peintes des couleurs les plus brillantes et offrant à leur extrémité de belles taches dites *yeux;* les plumes de la queue se relèvent en roue.

On connaît la description que Buffon a faite de cet admirable oiseau : « Si l'empire appartenait à la beauté et non à la force, le paon serait sans contredit le roi des oiseaux. Il n'en est point sur qui la nature ait versé ses trésors avec plus de profusion. La taille grande, le port imposant, la démarche fière, la figure noble, les proportions du corps élégantes et sveltes, tout ce qui annonce un être de distinction lui a été donné. Une aigrette mobile et légère peinte des plus riches couleurs, orne sa tête et l'élève sans la charger; son incomparable plumage semble réunir tout ce qui flatte nos yeux dans le coloris tendre et frais des plus belles fleurs, tout ce qui les éblouit dans les reflets brillants des pierreries, tout ce qui les étonne dans l'éclat majestueux de l'arc-en-ciel.'

Non-seulement la nature a réuni sur le plumage du paon toutes les couleurs du ciel et de la terre pour en faire le chef-d'œuvre de sa magnificence, elle les a encore mêlées, assorties, nuancées, fondues de son inimitable pinceau, et en a fait un tableau unique où elles tirent, de leur mélange avec les nuances plus sombres et de leurs oppositions entre elles, un nouveau lustre et des effets de lumière si sublimes que notre art ne peut ni les imiter ni les décrire.

« Mais ces plumes brillantes, qui surpassent en éclat les plus belles fleurs, se flétrissent aussi comme elles, et tombent chaque année. Le paon, comme s'il sentait la honte de sa perte, craint de se faire voir dans cet état humiliant, et cherche les retraites les plus sombres pour s'y cacher à tous les yeux jusqu'à ce qu'un nouveau printemps, lui rendant sa parure accoutumée, le ramène sur la scène pour y jouir des hommages dus à sa beauté : car on prétend qu'il en jouit, en effet, qu'il est sensible à l'admiration ; que le vrai moyen de l'engager à étaler ses belles plumes, c'est de lui donner des regards d'attention et des louanges ; et qu'au contraire, lorsqu'on paraît le regarder froidement et sans beaucoup d'intérêt, il replie tous ses trésors et les cache à qui ne sait point les admirer. Le coq paon n'a guère moins d'ardeur pour les femelles, ni guère moins d'acharnement à se battre avec les autres mâles, que le coq ordinaire ; il faut lui donner cinq ou six femelles. »

C'est de deux à trois ans que les paons fécondent leurs femelles ; ils sont surtout très-ardents quand reviennent les premiers jours de printemps ; on peut les exciter en leur faisant manger à jeun des fèves grillées.

La femelle pond de trois à quatre jours l'un, huit œufs la première année, puis dix ou douze œufs, la seconde année : l'incubation est de 27 à 30 jours ; si on lui enlève ses œufs, elle fait facilement trois pontes dans les pays chauds. Ces œufs sont blancs, tachetés comme ceux de la dindonne ; elle les cache soigneusement au mâle qui souvent cherche à les casser. Une paonne mène sans peine deux douzaines de paonneaux. A ces petits, que vous ne retirerez de dessous l'aile maternelle que vingt-quatre heures après leur naissance, vous servirez du blé ramolli dans l'eau, de la farine d'orge délayée dans du vin, de la bouillie cuite et un peu refroidie ; puis du fromage blanc, sans petit-lait, avec des poireaux hachés ; des sauterelles dont vous aurez préalablement enlevé les pieds ; à six mois : orge, froment, marc de cidre, de poirée, herbe fraîche et tendre. Ils sont malades quand leur *aigrette pousse;* alors seulement le père les reconnaît comme des enfants dignes de lui. La fleur du sureau et la feuille d'ortie sont des poisons pour eux.

Les paons sont souvent attaqués par les poux blancs : soins de propreté.

La durée de la vie de ces oiseaux est d'environ 25 ans.

Nous ne pouvons qu'indiquer ici : le paon blanc et le paon panaché ; le paon spicifère (du Japon) ainsi appelé parce qu'il porte sur sa tête une aigrette en forme *d'épi.*

CHAPITRE XI

La Pintade ou Peintade.

La pintade (gallinacées) tient le milieu entre le dindon
et le faisan ; elle a la tête surmontée d'une sorte de casque
osseux ou d'une crête calleuse, avec des barbillons charnus pendant au bas des joues ; son plumage est gris-bleuâ-
tre et semé de taches blanches plus ou moins arrondies ;
la queue est courte et pendante, le dos arrondi, le corps
trapu, les tarses dépourvus d'éperons ; elle est originaire
d'Afrique. Elle a l'humeur dominatrice et sait se faire
craindre même des dindons. « La pintade, dit le P. Mar-
gat, a plus tôt fait dix tours et donné vingt coups de bec
que ces gros oiseaux n'ont pensé à se mettre en défense. »
Elle pond et couve à peu près comme notre poule commune, mais, en proportion, ses œufs sont plus petits ; ils
ont la coque plus dure ; ils sont d'abord d'un rouge assez
vif, puis rose en se refroidissant ; l'incubation dure environ trois semaines, quelquefois plus dans les climats
peu chauds. Ces œufs sont un manger excellent ; tout le
monde sait que la chair de la pintade est délicieuse.

Aux jeunes pintadeaux, très-délicats et très-difficiles à
élever dans nos pays, on donne millet, cigales, vers et
petits insectes de toute sorte.

Le coq pintade produit avec la poule domestique
une race bâtarde et presque toujours inféconde dont il
ne faut pas désirer la propagation.

CHAPITRE XII

Le Faisan, la Faisane ou Faisande et les Faisandeaux.

Le faisan (de la famille des gallinacées) est à peu près de la grosseur d'un coq ordinaire; il a la démarche gracieuse et noble, la tête petite et oblongue; la langue épaisse et charnue; les ailes courtes, les jambes emplumées, les tarses nus, le plumage lustré et peint de fort belles couleurs, surtout chez le mâle; sa taille, en longueur, varie de 7 à 12 décimètres; son vol est pesant et lourd; il est timide et sauvage; il aime les lieux solitaires et tranquilles, les bois des plaines; il vit de 7 à 8 ans; il a plusieurs femelles.

Le faisan commun, ou faisan du Phase, nous vient du Phase, fleuve de l'Asie-Mineure (*Phase*, d'où *faisan*); c'est lui qu'on élève dans les faisanderies. Parmi les autres espèces, nous citerons seulement : le faisan à collier, le faisan doré et le faisan argenté, tous trois d'origine chinoise.

La faisanderie en plein air doit être un lieu clos de murs, d'environ 2 ou 3 hectares d'étendue, ayant quelques taillis, avec abris couverts situés au midi contre les froids de l'hiver; cours d'eau claire; mangeoires garnies de froment, de sarrasin, de petit maïs. Les faisans trouveront d'eux-mêmes limaces, vers, insectes de toute sorte, glands, faînes, etc.; fournissez aux femelles du foin et de la paille d'avoine dont elles se serviront pour construire leurs nids; elles les feront à une certaine distance les uns des autres, car elles savent d'instinct que les couvées doivent vivre séparées les unes des autres.

La faisanderie domestique est une cour carrée ou rectangulaire ayant environ 100 mètres de superficie pour quatre coqs faisans et une vingtaine de faisanes, divisés par famille au moyen de compartiments en grillages de fer; petites loges appuyées à un mur, à exposition au midi; filet d'eau claire et courante.

Il faut *éjointer* les faisans tenus dans l'enclos ou dans une cour, c'est-à-dire leur casser le fouet ou articulation du bout de l'aile pour leur ôter la possibilité de s'envoler.

La poule faisane pond, à partir du commencement de mars, tous les jours ou tous les deux jours, en prenant, au milieu de la ponte, un repos d'une semaine environ; on peut compter, en général, sur 18 à 20 œufs et sur une reponte de 5 à 6 autres œufs, quelques jours après cette première ponte.

Si vous vous servez des poules ordinaires pour couver ces œufs, prenez les meilleures et ne leur en confiez qu'une douzaine à chacune.

L'incubation dure de 23 à 27 jours.

Dès que les faisandeaux sont nés, enfermez-les avec leur mère (faisane ou poule ordinaire) dans une logette exposée au midi, à l'abri du bruit; au bout de 24 heures, donnez aux petits une pâtée de mie de pain, de jaunes d'œufs mêlés ensemble et des œufs de fourmis; puis « on met la mère et la couvée, dit Buffon, dans une boîte que l'on porte tous les jours aux champs, dans un lieu semé de blé, d'orge, de gazon et surtout abondant en œufs de fourmis, cette boîte doit avoir pour couvercle une espèce de petit toit formé de planches légères qu'on puisse ôter et remettre à volonté, selon les circonstances; elle doit avoir à l'une de ses extrémités un retranchement où l'on tient la mère renfermée par des cloisons à claire-voie qui donnent passage aux faisandeaux : du reste, on leur laisse toute liberté de sortir de la boîte et d'y rentrer à leur gré; les gloussements de la mère prisonnière et le besoin de se réchauffer de temps en temps sous ses ailes les rappelleront sans cesse, et les empêcheront de s'écarter beaucoup; on a coutume de réunir trois ou quatre couvées à peu près du même âge pour n'en former qu'une seule capable d'occuper la mère, à laquelle elle puisse suffire : on les nourrit d'abord comme on nourrit tous les jeunes poussins, avec un mélange d'œufs durs, de mie de pain, de feuilles de laitue hachées ensemble, avec des œufs de fourmis de prés. Mais il y a deux attentions essentielles dans ces premiers temps : la première est de ne point les laisser boire du tout et de ne les lâcher chaque jour que lorsque la rosée est évaporée, vu qu'à cet âge toute humidité leur est contraire, et c'est, pour le dire en passant, une des raisons pourquoi les couvées de faisans sauvages ne réussissent guère dans notre pays; la seconde attention qu'il faut avoir, c'est de leur donner peu et souvent et dès le matin, en entremêlant toujours les œufs de fourmis avec les autres aliments. Le second mois, on peut déjà leur donner une nourriture plus substantielle : des œufs de fourmis de bois, du turquis, du blé, de l'orge, du millet, des fèves moulues, en augmentant insensiblement la distance des repas. Ce temps est celui où ils commencent à être sujets à la vermine; il faut nettoyer leur boîte, mettre à leur portée de petits tas de terre sèche ou du sablon très-fin, dans lesquels ils puissent se vautrer et se délivrer ainsi des piqûres incommodes des insectes.

Il faut être aussi très-exact à leur donner de l'eau nette et à la leur renouveler souvent; autrement ils courraient risque de la pépie à laquelle il y aurait peu de remède. On conseille pourtant de la leur ôter comme aux poulets et de leur frotter le bec avec de l'ail broyé dans de la poix liquide. Le troisième mois amène de nouveaux dangers : les plumes de leur queue tombent alors et il leur en pousse de nouvelles; c'est une espèce de crise pour eux comme pour les paons; mais les œufs de fourmis sont encore une ressource, car ils hâtent le moment critique et en diminuent le danger, pourvu qu'on ne leur en donne pas trop : l'excès en serait pernicieux. A mesure que les jeunes faisandeaux deviennent grands, leur régime approche davantage des vieux, et, dès la fin du troisième mois, on peut les lâcher dans l'endroit qu'on veut peupler. » Marc de raisin, carottes cuites, épluchures d'oignon, persil et céleri crus et hachés, criblures de froment. Les fourmis enfermées dans un sac et étouffées dans un four se conservent quelques jours et sont une précieuse provision.

CHAPITRE XIII

Les Pigeons.

Nous ne devons parler que des pigeons domestiques. Ils proviennent tous du biset. Les principales variétés sont : le mondain, le gros mondain ou pigeon poulet des cuisiniers, celui qu'on sert le plus ordinairement sur les tables; le messager si remarquable pour retourner, même à travers de grandes distances, à son colombier natal; le pigeon grosse-gorge, le pigeon culbutant et le pigeon tournant, remarquables par la singularité de leur vol; le pigeon nonain ou à capuchon ; le pigeon à cravate; le digeon bagadais et le pigeon pattu.

On établit encore deux autres divisions : le pigeon fuyard ou de colombier et le pigeon privé ou de volière.

Les premiers ne sont fidèles au colombier que s'ils le trouvent parfaitement à leur convenance; ils se nourrissent eux-mêmes dans les champs, etc.; ils ne coûtent rien ou à peu près rien ; les seconds sont des oiseaux tout à fait privés, beaucoup plus féconds, mais bien plus coûteux à nourrir; il faut qu'ils aient toujours table mise.

Le colombier doit être bâti dans un lieu élevé et sec, loin du bruit et même loin des arbres dont le feuillage s'agite violemment au souffle du vent. Une corniche en saillie, large d'environ 30 centimètres, doit défendre le haut de leur demeure contre les rats, les, chats, etc.; de plus, elle leur sert de promenade pour eux et pour leurs petits. Un bon crépi à l'intérieur préservera le colombier des belettes, des fouines, etc.; blanchissage à la chaux; pas de fumigations d'encens ni de benjoin. Vieilles morues salées suspendues aux murs. Une fenêtre à treillis et à trappe, pouvant se fermer à volonté et placée au sud, établit les communications avec le dehors; on la ferme le soir et on l'ouvre de bon matin.

Les *boulins* ou nids en osier, et même en terre vernissée ou non vernissée, seront placés en échiquier sur des lattes, des planches à jour et à environ 140 centimètres du sol.

Traverses ou barreaux en avant des nids.

Les fuyards font quatre pontes par an, de mars en août; la couvaison dure de 17 à 20 jours.

Dès la fin du premier mois, à partir de leur naissance, les pigeonneaux peuvent être engraissés avec des grains de maïs détrempés dans de l'eau pendant 24 heures. Il est aussi inutile que cruel de leur arracher les grosses plumes des ailes ou de leur briser les pattes, sous prétexte de les faire arriver plus vite au degré d'embonpoint désiré.

Les pigeons de volière ou mondains recevront pour nourriture : de l'orge, du sarrasin, de la vesce (pas trop nouvelle), des pois, des lentilles, des féveroles, du maïs quarantin, du chènevis, des graines sauvages, des pépins de raisin, des insectes, des criblures de froment ou de seigle avec pommes cuites écrasées, matin et soir, à des heures régulières. — Laissez à leur disposition des cônes séchés faits avec de la terre franche, de la vesce, du cumin et de l'eau salée. Trémies pour le grain. Baignoires, bouteilles, siphons où l'eau sera toujours propre et claire.

On a calculé qu'il faut, par jour, pour 500 paires de pigeons, environ 25 kilg. de grains mêlés de 2 à 5 kilg. de pâtée; coût : 2,000 francs. Ces 500 paires donnent, bon an mal an, 3,500 paires qui, vendues facilement à raison de 1 franc, apportent 3,500 francs; d'où un bénéfice net de 1,500 francs, sans parler de la *colombine*, excellent engrais qui représenterait, au minimum, environ 600 francs.

Maladies : La seconde mue (changement de plumes) amène souvent chez les pigeons la langueur, la cessation des pontes, la perte de l'appétit; arrachez avec soin et doucement les grandes plumes de l'aile et vous aiderez beaucoup le pigeon dans l'œuvre souvent difficile pour lui du renouvellement complet de sa parure.

L'avalure a pour cause un amas d'humeur dans le ventre ou plutôt dans l'oviducte (conduit des œufs). Ablutions souvent répétées; repos.

Indigestion : Réchauffez le pigeon; faites-lui avaler quelques gouttes de vin chaud.

Le ladre ou pourriture du jabot est une espèce d'indigestion avec inflammation des glandules du jabot; les pigeons sont sujets à cette maladie quand ils perdent subitement leurs petits; donnez-leur donc d'autres pigeonneaux à nourrir. Dans certains cas, il faut percer le jabot avec une pointe de ciseaux et en retirer la nourriture qui ne peut pas être digérée; vin chaud.

La petite vérole (éruption de boutons coniques sur tout le corps) n'atteint guère que les pigeons qui vivent dans les pays chauds. Isoler les malades; nourriture rafraîchissante; lotions avec du vinaigre nitré; eau rougie tenant en dissolution une petite quantité de sel de nitre.

Contre le torticolis et l'épilepsie : pâtée de pain et de séneçon par parties égales.

Contre le dévoiement aqueux : nourriture fortifiante;

contre le dévoiement glaireux : nourriture rafraîchissante.

Contre les vers : eau sulfureuse.

Contre l'asthme : même remède.

La Caille.

La caille est un oiseau de passage de la famille des gallinacées et du genre perdrix ; elle ressemble beaucoup à
cette dernière par son organisation et ses habitudes ; elle
n'en diffère que par sa taille plus petite, l'absence de
sourcils rouges et de l'éperon qui arme la patte de la perdrix mâle, enfin par son cri particulier.

Elle vient des contrées chaudes du globe ; elle se montre
en Europe au printemps et émigre à l'entrée de l'hiver ;
mais elle cache avec soin le moment de son arrivée et
de son départ (1).

Elle a les mœurs moins douces et le naturel plus rétif
que la perdrix, car il est extrêmement rare d'en voir de
privées ; à peine peut-on les accoutumer à venir à la voix,
étant renfermées de jeunesse dans une cage. Elle a les
inclinations moins sociables ; car elle ne se réunit guère
par compagnies, si ce n'est lorsque la couvée encore jeune
demeure attachée à la mère, dont les secours lui sont nécessaires, ou lorsqu'une même cause agissant sur toute
l'espèce à la fois et dans le même temps, on en voit des
troupes nombreuses traverser les mers et aborder dans
le même pays ; mais cette association forcée ne dure
qu'autant que la cause qui l'a produite ; car, dès que les
cailles sont arrivées dans le pays qui leur convient, et

(1) Nous empruntons à Buffon la plupart des articles qui suivent, nous bornant, en général, à ajouter quelques détails pratiques
relativement à la nourriture et à l'éducation des oiseaux.

qu'elles peuvent vivre à leur gré, elles vivent solitairement. Le besoin de l'amour est le seul lien qui les réunisse : encore ces sortes d'unions sont-elles sans consistance pendant leur courte durée, car les mâles qui recherchent les femelles avec tant d'ardeur, n'ont d'attachement de préférence pour aucune en particulier. Dans cette espèce les accouplements sont fréquents, mais l'on ne voit pas un seul couple; lorsque le désir de jouir a cessé, toute société est rompue entre les deux sexes; le mâle alors non-seulement quitte et semble fuir ses femelles, mais il les repousse à coups de bec et ne s'occupe en aucune façon du soin de la famille. De leur côté, les petits sont à peine adultes qu'ils se séparent; et, si on les réunit par force dans un lieu fermé, ils se battent à outrance les uns contre les autres, sans distinction de sexe, et ils finissent par se détruire.

L'inclination de voyager et de changer de climat dans certaines saisons de l'année est l'une des affections les plus fortes de l'instinct des cailles. La cause de ce désir ne peut être qu'une cause très-générale, puisqu'elle agit non-seulement sur toute l'espèce, mais sur les individus même séparés, pour ainsi dire, de leur espèce et à qui une étroite captivité ne laisse aucune communication avec leurs semblables. On a vu de jeunes cailles élevées dans des cages presque depuis leur naissance et qui ne pouvaient connaître ni regretter la liberté, éprouver régulièrement deux fois par an, pendant quatre années, une inquiétude et des agitations singulières, dans les temps ordinaires de la passe, savoir : au mois d'avril et au mois de septembre ; cette inquiétude durait environ quinze jours à chaque fois et recommençait tous les jours, une heure avant le coucher du soleil; on voyait alors les cailles prisonnières aller et venir d'un bout de la cage à l'autre, puis s'élancer contre le filet qui lui servait de couvercle, et souvent avec une telle violence qu'elles retombaient tout étourdies; la nuit se passait presque entièrement dans ces agitations et, le jour suivant, elles paraissaient tristes, abattues, fatiguées et endormies. On a remarqué que les cailles qui vivent dans l'état de liberté, dorment aussi une grande partie de la journée, et si l'on ajoute, à tous ces faits, qu'il est très-rare de les voir arriver de jour, on sera, ce me semble, fondé à conclure que c'est pendant la nuit qu'elles voyagent et que ce désir de voyager est inné chez elles, soit qu'elles craignent les températures excessives, puisqu'elles se rapprochent constamment des contrées septentrionales pendant l'été et des méridionales pendant l'hiver; ou, ce qui semble plus vraisemblable, qu'elles n'abandonnent successivement les différents pays que pour passer de ceux où les récoltes sont déjà faites dans ceux où elles sont encore à faire, et qu'elles ne changent ainsi de demeure que pour trouver toujours une nourriture convenable pour elles et pour leur couvée.

D'un autre côté, il est acquis que les cailles peuvent très-bien résister au froid, puisqu'il s'en trouve en Islande et qu'on en a conservé plusieurs années de suite dans une chambre sans feu et qui même était tournée au nord, sans que les hivers les plus rigoureux aient paru les incommoder ni même apporter le moindre changement à leur manière de vivre. D'un autre côté, il semble qu'une des choses qui les fixent dans ces pays c'est l'abondance de l'herbe, puisque, selon la remarque des chasseurs, lorsque le printemps est sec et que, par conséquent, l'herbe est moins abondante, il y a aussi beaucoup moins de cailles le reste de l'année.

Aussitôt que les cailles sont arrivées dans nos contrées, elles se mettent à pondre : elles ne s'apparient pas et cela serait difficile, si le nombre des mâles est, comme on l'assure, beaucoup plus grand que celui des femelles; la fidélité, la confiance, l'attachement personnel, qui seraient des qualités estimables dans les individus, seraient nuisibles à l'espèce; la foule des mâles célibataires troublerait tous les mariages, et finirait par les rendre stériles; au lieu que n'y ayant pas de mariages, ou plutôt que n'y en ayant qu'un seul de tous les mâles avec toutes les femelles, il y a moins de jalousie, moins de rivalité, et, si l'on veut, moins de moral dans leurs amours, mais aussi il y a beaucoup de physique; on a vu un mâle réitérer, dans un jour, jusqu'à douze fois ses approches avec plusieurs femelles indistinctement.

Chaque femelle dépose de quinze à vingt œufs dans un nid qu'elle sait creuser dans la terre avec ses ongles, qu'elle garnit d'herbes et de feuilles, et qu'elle dérobe autant qu'elle peut à l'œil perçant de l'oiseau de proie; ces œufs sont mouchetés de brun sur un fond grisâtre; elle les couve pendant environ trois semaines; l'ardeur des mâles est un bon garant qu'ils sont tous fécondés, et il est rare qu'il s'en trouve de stériles.

Les cailletaux sont en état de courir presque en sortant de la coque, ainsi que les perdreaux, mais ils sont plus robustes à quelques égards, puisque, dans l'état de liberté, ils quittent la mère beaucoup plus tôt, et que même, dès le huitième jour, on peut entreprendre de les élever sans son secours.

Les femelles quittent leurs plumes deux fois par an, à la fin de l'hiver et à la fin de l'été; chaque mue dure un mois, et, lorsque leurs plumes sont revenues, elles s'en servent aussitôt pour changer de climat, si elles sont libres; et si elles sont en cage, c'est le temps où se marquent ces inquiétudes périodiques qui répondent au temps du passage.

Il ne faut aux cailletaux que quatre mois pour prendre leur accroissement et se trouver en état de suivre leurs pères et mères dans leurs voyages.

La femelle diffère du mâle par la poitrine blanchâtre, parsemée de taches noires et presque rondes, tandis que le mâle l'a roussâtre, sans mélange d'autres couleurs. Il a aussi le bec noir, ainsi que la gorge et quelques poils autour de la base du bec supérieur. On a remarqué qu'il avait les testicules très-gros, relativement au volume de son corps.

Le mâle fait *ouan, ouan, ouan;* il ne donne sa voix sonore que lorsqu'il est éloigné des femelles, et il ne la fait jamais entendre en cage, pour peu qu'il ait une compagne avec lui. La femelle a un cri qui ne lui sert que pour appeler son mâle; et quoique ce cri soit faible, et que nous ne puissions l'entendre qu'à une faible distance, les mâles y accourent de près d'une demi-lieue; elle a aussi un petit son tremblotant : *cri, cri.* Le mâle est plus ardent que la femelle; car celle-ci ne court pas à la voix du mâle, comme le mâle accourt à la voix de la femelle dans le temps de l'amour, et souvent avec une telle précipitation, un tel abandon de lui-même, qu'il vient la chercher jusque dans la main de l'oiseleur.

La caille ne produit que lorsqu'elle est en liberté; on a beau fournir à celles qui sont prisonnières dans des cages tous les matériaux qu'elles emploient ordinairement dans la construction de leurs nids, elles ne nichent jamais et ne prennent aucun soin des œufs qui leur échappent et qu'elles semblent pondre malgré elles.

Les cailles se nourrissent de blé, de millet, de chènevis, d'herbe verte, d'insectes, de toutes sortes de graines, même de celles de l'ellébore.

Des chasseurs assurent qu'on ne les voit jamais aller à l'eau; le retranchement de toute boisson est le seul moyen de les guérir lorsqu'elles *rendent leur eau,* c'est-à-dire lorsqu'elles sont attaquées d'une espèce de maladie dans laquelle elles ont presque toujours une goutte d'eau au bout du bec.

Elles se tiennent dans les champs, les prés, les vignes, mais très-rarement dans les bois et elles ne se perchent jamais sur les arbres. Elles prennent beaucoup plus de graisse que les perdrix; on croit que ce qui y contribue, c'est l'habitude où elles sont de passer la plus grande partie de la chaleur du jour sans mouvement; elles se cachent alors dans l'herbe la plus serrée et on les voit quelquefois demeurer quatre heures de suite dans la même place, couchées sur le côté et les jambes étendues; il faut que le chien tombe absolument dessus pour les faire partir.

Elles ne vivent guère au-delà de quatre ou cinq ans.

On se sert de la femelle ou d'un appeau qui imite son cri pour attirer les mâles dans le piége; les piéges ordinairement employés pour les autres oiseaux réussissent pour les cailles.

Pour élever des cailles il faut choisir une cour tranquille, exposition au levant; abri contre les vents du nord; terre sablée; petites grottes artificielles en pierre meulière. Chaque compartiment de la volière aura environ 1ᵐ 50 de longueur, sur 1ᵐ 70 à 80 de haut.

Nourriture : Mélange de blé, de sarrasin, de millet, navette, chènevis, pain, grain d'orge imbibé de lait: salade ou choux hachés; petits insectes.

La Perdrix.

La perdrix appartient aux gallinacees, genre tetras, renfermant des oiseaux qui se distinguent facilement de leurs congénères par l'absence des ergots remplacés par une simple saillie tuberculeuse du tarse. Ce genre comprend quatre sections principales : les perdrix proprement dites, les francolins, les colins et les cailles (1).

Les perdrix proprement dites sont à peu près de la grosseur d'un fort pigeon ; elles ont le corps gros et ramassé, la tête petite, le bec court, un peu voûté, les ailes courtes, le plumage gris, mélangé de diverses couleurs. Elles vivent en petites familles, en *compagnies*, dans les champs, où elles se nourrissent d'herbes, de graines et d'insectes ; elles nichent à terre dans les sillons et y pondent de 12 à 20 œufs que la femelle couve seule.

Les principales espèces sont la perdrix grise qui se distingue par le roux-clair du dessus de sa tête et par un croisson roux-marron sur le ventre ; c'est l'espèce la plus commune en France et dans les contrées de l'Europe centrale. La perdrix rouge, facile à reconnaître à son tarse, à son bec et à ses yeux rouges, plumage des parties supérieures d'un brun rougeâtre, gorge et cou blancs ; on ne la trouve guère que dans les contrées de l'Europe méridionale. La perdrix grecque ou bartavelle, assez semblable à la précédente ; on la rencontre non-seulement en Asie-Mineure et en Turquie, mais en Suisse et dans les Pyrénées. Nous nommerons seulement la perdrix peinte, la perdrix brune, la perdrix de roche ou gambra, l'arbenne ou perdrix blanche à plumage blanc et à queue noire.

La Perdrix grise.

La perdrix grise ne se mêle jamais avec la perdrix rouge ; elle est d'un naturel plus doux ; elle s'apprivoise

(1) Voir, pour la Caille, l'article précédent.

plus facilement; lorsqu'elle n'est pas tourmentée, elle se familiarise aisément avec l'homme. Chaque famille vit toujours réunie en une seule bande qu'on appelle *volée* ou *compagnie*, jusqu'au temps où l'amour qui l'avait formée la divise pour en unir plus étroitement les membres deux à deux. Ces oiseaux se plaisent dans les pays à blé et surtout dans ceux où les terres sont bien cultivées et marnées, sans doute parce qu'ils y trouvent une nourriture plus abondante, soit en grains, soit en insectes. Ils aiment la pleine campagne et ne se réfugient dans les taillis et dans les vignes que lorsqu'ils sont poursuivis par le chasseur et par l'oiseau de proie; mais jamais ils ne s'enferment dans les forêts.

Les perdrix grises commencent à s'apparier dès la fin de l'hiver, après les grandes gelées, c'est-à-dire que chaque mâle cherche alors à s'assortir avec une femelle, mais ce nouvel arrangement ne se fait pas sans qu'il y ait entre les mâles, et quelquefois entre les femelles, des combats fort vifs. Les femelles pondent sans avoir eu commerce avec les mâles, comme les poules ordinaires. Lorsque les perdrix sont une fois appariées, elles ne se quittent plus et vivent dans une union et une fidélité à toute épreuve. En France, elles ne s'accouplent guère que sur la fin de mars, plus d'un mois après qu'elles ont commencé à s'apparier et elles ne se mettent à pondre que dans le mois de mai et même de juin, lorsque l'hiver a été long. En général, elles font leurs nids sans beaucoup de soin et d'apprêt; un peu d'herbe et de paille grossièrement arrangées dans le pas d'un bœuf ou d'un cheval, quelquefois même celle qui s'y trouve naturellement, il ne leur en faut pas davantage.

Les petits percent leur coque assez facilement, courent au moment même qu'ils éclosent et souvent emportent avec eux une partie de leur coquille, mais il arrive aussi quelquefois qu'ils ne peuvent forcer leur prison et qu'ils meurent à la peine : cela doit arriver toutes les fois que les œufs ont éprouvé une chaleur trop forte. Pour remédier à cet inconvénient, on met les œufs dans l'eau pendant cinq ou six minutes; l'œuf pompe à travers sa coquille les parties les plus ténues de l'eau ; et l'effet de cette humidité est de disposer les plumes qui sont collées à la coquille à s'en détacher plus facilement : peut-être aussi que cette espèce de bain rafraîchit le jeune oiseau et lui donne assez de force pour briser sa coquille avec le bec.

Le mâle qui n'a point pris de part au soin de couver les œufs, partage avec la mère celui d'élever les petits; ils les mènent en commun, les appellent sans cesse, leur montrent la nourriture qui leur convient et leur apprennent à se la procurer en grattant la terre avec leurs ongles. Il n'est pas rare de les trouver accroupis l'un à côté de l'autre et couvant leurs poussins dont les têtes sortent de tous côtés avec des yeux fort vifs; dans ce cas le père et la mère se déterminent difficilement à partir; on a vu le mâle fuir mais pesamment et en traînant l'aile, comme pour attirer l'ennemi sur lui, et fuyant toujours assez pour n'être pas pris, mais assez pour décourager le chasseur.

Les perdreaux ont les pieds jaunes en naissant; cette couleur s'éclaircit ensuite et devient blanchâtre, puis elle brunit et enfin devient tout à fait noire dans les perdrix de 3 à 4 ans. C'est un moyen de connaître leur âge; on le connaît encore à la forme de la dernière plume de l'aile, laquelle est pointue après la première mue, et qui, l'année suivante, est entièrement arrondie.

La perdrix rouge a le double de grosseur de la perdrix grise; elle se tient ordinairement dans les rochers, mais elle a l'instinct de descendre dans la plaine pour y faire son nid afin que ses petits trouvent en naissant une subsistance facile; elle pond de 8 jusqu'à 16 œufs de la grosseur d'un petit œuf de poule, blancs, marqués de petits points rougeâtres et dont le jaune, dit-on, ne peut durcir.

Nourriture : Les perdreaux en liberté se nourrissent d'abord d'œufs de fourmis, de petits insectes, puis de graine; laitue, chicorée, laiteron, mouron, séneçon, pointes des blés verts, etc. A l'état de domesticité, il faudra fournir aux perdreaux rouges les mêmes aliments et, de plus, des œufs de poule cuits durs et hachés avec quelques feuilles bien tendres de salade, etc. On fait couver les œufs de perdrix par les poules communes. Les perdreaux gris peuvent être nourris comme les poulets ordinaires (mie de pain, œufs durs, etc.). — Sable humide.

Le piége le plus sûr pour prendre les perdrix est la *tonnelle*, espèce de grande nasse où sont poussées les perdrix par un homme déguisé à peu près en vache et, pour que l'illusion soit complète, tenant en ses mains une de ces petites clochettes qu'on met au cou du bétail; lorsqu'elles sont engagées dans le filet, on choisit à la main les mâles superflus, quelquefois même tous les mâles, et on donne la liberté aux femelles.

La Gélinotte.

Cet oiseau appartient au genre tetras, voisin des perdrix; il se reconnaît à un grand espace noir entouré d'une bande blanche qu'il porte sous la gorge, à une tache rouge au-dessus des yeux et au mélange de roux, de blanc et de noir qui recouvre toutes les autres parties du corps; il vit dans les bois de bouleaux, de pins et surtout de coudriers d'où son nom de *Poule des coudriers*.

Il niche dans les broussailles et dans les fougères et pond de 12 à 16 œufs d'un roux-clair parsemé de taches plus foncées.

On doit élever les petits dans des pots garnis de plumes et de serpolet; beaucoup de propreté. Bains de pattes dans de l'eau-de-vie.

Nourriture : Millefeuille hachée et trempée dans du lait; œufs durs émiettés; puis persil et salade avec mie de pain; millet; lait de beurre non aigri; blé; lait caillé pour boisson; promenade dans un lieu sain: éviter la pluie et le froid.

Les races élevées en domesticité s'abâtardissent.

La Tourterelle.

Elle se distingue des pigeons proprement dits par une taille plus petite, plus fine, plus gracieuse, plus délicate; par sa tête petite, son plumage presque toujours couleur café tendre avec un collier de couleur plus foncée. Son chant est un roucoulement triste et plaintif, mais qui s'anime et s'accentue au temps des amours.

Elle habite les parties sombres et solitaires des bois. Elle s'apprivoise facilement.

Nourriture et soins : Blé; sarrasin; chènevis. — Nid plat; petites buchettes que l'oiseau arrange lui-même de la façon la plus convenable. Éviter le froid. En été, la cage peut être laissée dehors nuit et jour, sans inconvénient. La femelle même apprivoisée est toujours très-craintive; il faut éviter de la toucher pendant la couvaison.

Les Perroquets et les Perruches.

Ils appartiennent à l'ordre des grimpeurs; ils sont

remarquables par la beauté de leur plumage, tantôt varié de vert, de rouge, de jaune, de bleu, de gris et de blanc, tantôt d'une seule couleur; par leur facilité à imiter la voix humaine et les cris de beaucoup d'animaux. Caractères : un bec gros, dur, arrondi de toutes parts et garni à sa base d'une sorte de cire molle où sont percées les narines; langue épaisse, arrondie et charnue; pieds courts et forts, armés d'ongles crochus; ailes courtes; corps épais; vol lourd et faible.

Ils habitent les contrées chaudes des deux continents. A l'état sauvage ils vivent en troupes dans les forêts et nichent dans les arbres creux; chacun se contente d'une seule femelle; celle-ci pond chaque année de 3 à 4 œufs. En liberté, ils vivent de fruits; en domesticité, ils mangent de tout.

Ils ont de l'attachement pour les personnes qui les soignent, mais gardent longtemps rancune d'une offense.

On partage le genre perroquet en deux grandes divisions :

1° Les perroquets à queue courte, égale ou légèrement cunéiforme (en forme de coin) comprenant les perroquets propres et les cacatoès ou cacatois.

2° Les perroquets à queue longue, étagée, comprenant les aras et les perruches.

Les perroquets propres sont caractérisés par leur bec bombé, à bords dentés et l'absence d'une huppe. On les divise à leur tour en : *perroquets* proprement dits, *loris* et *psittacules*. Les deux principales espèces de perroquets proprement dits sont :

Le perroquet cendré ou jaco de couleur gris-cendré clair, avec la queue rouge et le ventre blanchâtre; il vient d'Afrique; il a plus de mémoire que tous les autres perroquets.

Le perroquet vert, d'un vert brillant avec quelques

parties jaunes ou rouges; il est originaire de l'Amérique méridionale.

Les autres espèces ont plus ou moins de rapports avec les précédentes; nous nous bornerons donc à citer : le *perroquet meunier;* le *perroquet à tête blanche;* le *perroquet à tête grise;* le *perroquet à joues bleues;* le *perroquet à ventre bleu;* le *perroquet accipitrin;* le *perroquet gros bec.*

Les aras ont la queue plus longue que le corps, les joues dépourvues de plumes, recouvertes d'une membrane blanche, le bec très-fort et crochu. Leur plumage étale les plus brillantes couleurs, nuancées et fondues d'une manière admirable; ils sont frugivores; ils s'apprivoisent très-facilement; l'ara bleu de Buffon s'acclimate le mieux en France.

Les Perruches.

Avec Buffon, nous comprenons principalement sous le nom de *perruches* les espèces de l'ancien continent, par opposition au nom de *perriches* réservé aux espèces du nouveau continent. Aujourd'hui on appelle *perruches* les perroquets à longue queue, de taille moyenne ou même fort petite ayant le bec moins gros et moins crochu que celui des aras. Les uns ont la queue en flèche : la *perruche d'Alexandrie,* à plumage d'un beau vert avec tache noire sous la gorge et collier rouge sur la nuque; la *perruche à collier;* la *perruche à longs brins;* — les autres ont la queue en pointe, comme les *perruches-aras,* ou élargie vers l'extrémité, ou même étagée, comme la perruche à bouche d'or, la perruche de Pennant, etc.

Nourriture : soupe au vin, pour exciter la loquacité des perroquets; pain, châtaignes, noix, pommes, poires, cerises, fromage, graine de laitue; toutes sortes de grains; jamais de persil ni d'amandes, deux poisons mortels pour ces oiseaux.

Le Geai.

PASSEREAUX (bec en cône, en petit pain de sucre). — Le geai est voisin des corbeaux, dont vous le distinguerez par son bec court et épais, recourbé et denté à la pointe. Il dresse les plumes de sa tête. Il a le cou épais et nerveux, les jambes élevées; son plumage est d'un gris-ardoisé; les ailes offrent des nuances noires, bleues et blanches très-jolies. Il a les habitudes du corbeau et de la pie; comme eux, il habite les forêts, le voisinage des grandes prairies; il imite toutes sortes de cris et de sons et apprend facilement à parler. Le type du genre est le geai d'Europe que tout le monde connaît; il vit de glands, de noisettes, de baies et d'insectes.

Nourriture : aux jeunes vous donnerez du pain trempé dans du bouillon et mêlé avec du cœur de mouton cuit et haché menu; des fruits, de la viande de toute sorte, des légumes, faînes, etc.

On prend les geais à la pipée.

La Pie commune.

PASSEREAUX DENTIROSTRES. — La pie est caractérisée par son bec conique et comprimé, plus ou moins crochu par le bout et garni de poils rudes dirigés en avant; plumage cendré en dessus, blanc en dessous; ailes et queue noires. A l'état sauvage, la pie mange des insectes et des petits de beaucoup d'oiseaux.

Nourriture : aux petits élevés en domesticité vous donnerez : pain, fromage mou, lait caillé, graines.

On prend les pies aux gluaux, à la pipée, etc.

Le Corbeau ou Freux.

Passereaux conirostres. — Le corbeau commun a le bec droit, conique, très-fort, garni à sa base de plumes raides dirigées en avant; la queue ronde ou carrée; le plumage généralement d'un beau noir à reflets bleuâtres. Il niche sur les vieux arbres, dans les roches escarpées, dans les ruines; il vit de charognes et même de blé, d'animaux vivants, etc.

Il apprend assez facilement à parler et à gesticuler d'une façon comique.

Comme la pie, il vole l'or, l'argent, tous les objets brillants.

Nourriture: viande et toutes sortes d'aliments.

Le Choucas.

Il appartient au même genre que le corbeau. Il habite les clochers, les ruines, les arbres creux. On distingue les choucas en choucas chauve, choucas noir, choucas cendré. Le choucas est fidèle à sa compagne et plein de tendresse pour ses petits. Il s'apprivoise facilement.

Nourriture: grains, baies, fruits, insectes, etc. Il vit volontiers dans la basse-cour en compagnie des poules, des oies, etc.

Le Rollier commun.

Il appartient à la famille des corridés; il a la tête et le dessus du col d'un bleu clair, avec des reflets verts; le dos fauve; les ailes d'un bleu violet éclatant; les parties inférieures d'un bleu d'algue marine plus ou moins foncé. Nourriture: cœur de bœuf, tripailles, grenouilles, insectes, vers; puis gruau, légumes. Mieux vaut laisser le rollier en chambre, après lui avoir rogné une aile, que de l'enfermer dans une cage où il se frappe et se brise la tête contre les barreaux.

Le Loriot.

PASSEREAUX. — Le loriot d'Europe a le plumage d'un beau jaune nuancé de vert au croupion; le ventre est d'un vert jaunâtre; les ailes, la queue, les pieds sont noirâtres.

Nourriture : œufs de fourmis; pain dans du lait; cœur de bœuf. Le loriot vit à peine quelques mois en captivité.

Le Merle commun.

PASSEREAUX. — Le merle commun ou merle noir a

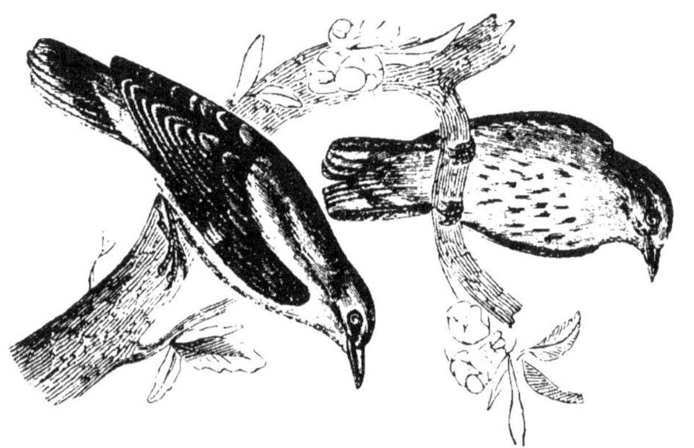

Le Merle.

tout le plumage noir avec le bec jaune; la femelle est brune avec le bec noirâtre. Les œufs sont d'un vert bleuâtre tacheté de brun. Dans une grande volière on parvient facilement à le faire nicher; il s'apprivoise vite et siffle de jolis airs.

Nourriture : pain trempé, chènevis écrasé, jaune d'œuf, le tout mêlé ensemble; puis cœur de bœuf, mie de pain, fruits, baies, etc.

La Grive ordinaire ou chanteuse.

Genre Merle. — Elle a le plumage d'un brun olivâtre en dessus, d'un blanc roussâtre tacheté de noir en dessous; une ligne jaune-roux borde ses ailes; la gorge, les flancs et le dessous de la queue offrent un blanc pur; le bec et les pieds sont jaunâtres.

Nourriture : gruau, son humecté d'eau, pain trempé dans du lait; viande hachée, baies d'if, de houx sauvage, de genévrier; cerises, groseilles, raisin, etc.; eau bien propre.

Même nourriture pour la draine et le litorne, et, de plus, carotte râpée.

Le Sansonnet ou Étourneau commun.

PASSEREAUX. — L'étourneau commun est d'un noir métallique, à reflets cuivrés; taches fauves à l'extrémité des plumes; pieds bruns, bec jaune. Les mâles ne diffèrent des femelles que par des taches plus nombreuses. Selon l'âge de ces oiseaux, les couleurs blanches ou grises s'accusent plus ou moins.

On prend les sansonnets dans des *pots à moineaux*.

Nourriture, en domesticité : cœur de mouton haché menu; limaces, vermisseaux, insectes; cerises, raisin, graines de sureau, etc.; fromage. Eau bien propre; baignoire.

La Fauvette à tête noire.

PASSEREAUX. — Une calotte noire, couvre dans le mâle, le derrière de la tête et le sommet jusque sur les yeux; au-dessous et à l'entour du cou est un gris ardoisé, plus clair à la gorge et qui s'éteint sur la poitrine dans un blanc ombré de noirâtre vers les flancs; le dos est d'un gris brun, plus clair aux barbes extérieures des pennes, plus foncé sur les inférieures et lavé d'une faible teinte olivâtre.

De toutes les fauvettes, la fauvette à tête noire a le chant le plus agréable et le plus continu; il tient un peu de celui du rossignol et l'on en jouit bien plus longtemps. L'affection qu'elle montre pour son maître est touchante; elle a pour l'accueillir un accent particulier, une voix plus affectueuse; à son approche, elle s'élance vers lui contre les mailles de sa cage, comme pour s'efforcer de rompre cet obstacle et de le joindre; et, par un continuel battement d'ailes accompagné de petits cris, elle semble exprimer l'empressement et la reconnaissance.

Les petits élevés en cage, s'ils sont à la portée du rossignol, perfectionnent leur chant et le disputent à leur maître.

Nourriture : jaune d'œuf, chènevis broyé, mie de pain; persil haché menu; figues, raisins. Nous préférons la pâtée ordinaire donnée par les oiseleurs : chènevis, mie de pain et feuilles de chou; le tout, par parties égales bien mêlées ensemble. Eau fraîche. Verdure dans la cage.

Le Rouge-gorge.

PASSEREAUX. — Il offre un plumage d'un gris-brun et olivâtre en dessus, blanc en dessous, avec la gorge, la poitrine et le front d'un roux ardent. Il n'est pas d'oiseau plus matinal. Il est le premier éveillé dans les bois et se fait entendre dès l'aube du jour; il est aussi le dernier qu'on voie voltiger le soir dans les bois. La voix seule des pipeurs ou le bruit qu'ils font en taillant les branches l'attire et il vient derrière eux se prendre à la sauterelle ou au gluau presque aussitôt qu'on l'a posé. Il devient facilement le compagnon du bûcheron; il becquette dans son pain; lorsque le froid augmente et qu'une neige épaisse couvre la terre, il vient jusque dans nos maisons, frappe du bec aux vitres, comme pour demander un asile qu'on lui donne volontiers et qu'il paie par la plus aimable familiarité, prenant un ramage plus délicat que celui du printemps et qu'il soutient pendant tous les frimats, comme pour saluer chaque jour la bienfaisance de ses hôtes et la douceur de sa retraite.

Nourriture : pain, graine, vers de farine, etc. Eau bien propre.

Le Rossignol.

PASSEREAUX. — Il a le plumage roussâtre sur le dos et les ailes d'un blanc grisâtre sous la gorge et le dessous du corps. Son bec est droit, grêle et pointu, brun en dessus et couleur de chair en dessous; ses pattes sont fines, ses ongles courbés et comprimés sur les côtés; sa queue est arrondie. Il niche dans les taillis et les buissons peu élevés. La femelle pond trois fois par an.

Le rossignol charme toujours et ne se répète jamais, du moins jamais servilement; s'il redit quelque passage, ce passage est animé d'un accent nouveau embelli par de nouveaux agréments; il réussit dans tous les genres, il rend toutes les expressions; il saisit tous les caractères, et, de plus, il sait en augmenter les effets par les contrastes. Se prépare-t-il à chanter l'hymne de la nature, il commence par un prélude timide, par des tons faibles, presque indécis, comme s'il voulait essayer son instrument et intéresser ceux qui l'écoutent; mais ensuite, prenant de l'assurance, il s'anime par degrés, il s'échauffe et bientôt il déploie, dans leur plénitude, toutes les ressources de son incomparable organe; coups de gosier éclatants; batteries vives et légères, fusées de chant, où la netteté est égale à la volubilité; murmure inférieur et sourd qui n'est point appréciable à l'oreille, mais très-propre à augmenter l'éclat des tons appréciables; roulades précipitées, brillantes et rapides, articulées avec force et même avec une dureté de bon goût; accents plaintifs cadencés avec mollesse; sons filés sans art, mais enflés avec âme..... Ces différentes phrases sont entremêlées de ces silences qui, dans tous les genres de mélodie concourent si puissamment aux grands effets.

La femelle pond ordinairement cinq œufs d'un brun verdâtre uniforme, excepté que le brun domine au gros bout et le verdâtre au petit bout. Après dix-huit ou vingt jours d'incubation, les petits commencent à éclore.

Nourriture, en domesticité : chènevis pilé, mie de pain, persil et cœur de bœuf; le tout par parties égales, bien mêlées ensemble. Vers de farine; nymphes de fourmis; blancs d'œufs durcis. Eau bien propre. Baignoire. Les pères et mères pris avec leur couvée continuent souvent à les nourrir en cage.

L'Alouette commune.

PASSEREAUX. — Elle offre un plumage d'un gris roussâtre connu de tout le monde et qu'il est, par conséquent, inutile de décrire ici. Disons seulement qu'une bande étroite d'un blanc roussâtre passe au-dessus des yeux et que les couvertures supérieures des ailes sont liserées de blanc; les pennes des ailes brunes. La femelle pond quatre ou cinq œufs de couleur grisâtre, avec taches brunes; elle les couve pendant une quinzaine de jours. Elle fait, chaque année, deux ou trois pontes.

Nourriture, en domesticité : viande et mie de pain bien mêlées; chènevis écrasé, cœur de bœuf, mie de pain bien triturés et saupoudrés de graines de pavot râpé; puis pain seul et graines de toute sorte. La partie supérieure de la cage doit être formée d'une toile et non de barreaux en fil de fer.

Le Moineau franc.

PASSEREAUX. — Le moineau franc ou pierrot est trop connu de tout le monde pour qu'il faille le décrire ici. La femelle fait trois ou quatre pontes chaque année de cinq à huit œufs. Le mâle a le dessus de la tête et les joues d'un bleu cendré sombre; une bande rougeâtre réunit les deux yeux; il a une plaque noire au devant du cou.

Nourriture : fruits, légumes, grains, pain, insectes; aliments de toute sorte.

Le Pinson commun

PASSEREAUX. — Il a le front noir, le haut de la tête et la nuque d'un bleu cendré pur, le dos et les épaules châtains, avec une nuance légèrement noirâtre, le croupion vert, toutes les parties inférieures d'une couleur de lie de vin roussâtre, plus claire sous le ventre et blanchâtre sur l'abdomen; les ailes et la queue noires avec deux bandes transversales blanches.

La femelle construit seule son nid où elle dépose de quatre à six œufs rougeâtres avec taches noirâtres et qu'elle couve environ treize jours.

Nourriture, en domesticité : pain, blé, avoine, navette, miel, chènevis, insectes, chenilles, etc.

La Linotte commune.

PASSEREAUX. — La linotte ainsi nommée parce qu'elle est très-avide des graines de lin, a le front et la poitrine rouges au printemps; la gorge blanchâtre, grivelée; le bec noirâtre; les grandes plumes largement bordées de blanc.

La femelle construit seule son nid; seule elle couve ses œufs.

Nourriture, en domesticité : navette ou gruau d'avoine dans de l'eau ou dans du lait; jaune d'œuf dur; puis alpiste, panis, graines de chou, de laitue, de plantain, mouron, épine-vinette. massepain.

Le Chardonneret.

PASSEREAUX. — Le mâle, toujours plus brillamment paré que sa femelle, a le dos brun, les ailes noires et jaunes, le tour du bec rouge et le ventre blanc; il a plus de vivacité dans le caractère, plus d'éclat dans la voix.

On le croise heureusement avec les serins.

Nourriture à donner aux jeunes : échaudés, amandes mondées et semence de melon; le tout pilé ensemble et amené à consistance de pâte; noix, massepain; plus tard, chènevis broyé avec de la graine de panis enfin du chènevis seul.

Préférer les couvées du mois d'août.

Les Serins.

PASSEREAUX. — Les espèces principales sont :

Le canari ou serin des Canaries, espèce à laquelle appartient notre serin domestique.

Le cini qui comprend le serin vert de Provence et le serin jaune d'Italie; le serin vert-jaune, venturon ou verduron.

Le serin des Canaries, à l'état sauvage, n'est pas jaune comme notre serin domestique; il a tout le dessous du corps brun, varié de gris, la poitrine d'un vert-jaune, les flancs marqués de traits bruns et le croupion blanchâtre. Le serin domestique a tout le corps couvert de plumes blanches à leur base et d'un jaune citron plus ou moins foncé sur toutes leurs parties apparentes; les grandes plumes de ses ailes et de sa queue sont blanches en dessous et jaunes en dessus, et son bec ainsi que ses pattes sont couleur de chair.

De nombreux croisements avec le bouvreuil, le linot, le torin, le chardonneret, etc., sont résultés des métis ou arlequins.

Parmi les vingt-neuf variétés fournies par le serin domestique, citons :

Le serin plein entièrement couleur de jonquille;

Le serin huppé.

Le serin panaché de noir et de jonquille;

Le serin hollandais à longues pattes, etc., etc.

La femelle fait quatre ou cinq pontes, par an, de cinq à six œufs à la fois.

Si le rossignol est le chantre des bois, le serin est le musicien de la chambre; le premier tient tout de la nature; le second participe à nos arts. Avec moins de force d'organe, moins d'étendue dans la voix, moins de variété dans les sons, le serin a plus d'oreille, plus de facilité d'imitation, plus de mémoire; et comme la différence du caractère, surtout chez les animaux, tient de très-près à celle qui se trouve entre leurs sens, le serin, dont l'ouïe est plus attentive, plus susceptible de recevoir et de conserver les impressions étrangères, devient plus sociable, plus doux et plus familier; il est capable de connaissance et même d'attachement; ses caresses sont aimables, ses petits dépits innocents et sa colère ne blesse ni n'offense.

On donne aux serins, pour faire leurs nids, de la charpie de linge fin, de la bourre de vache ou de cerf qui n'ait pas été employée à d'autres usages, de la mousse et du petit foin sec et très-menu.

Nourriture : On établit dans la chambre une trémie percée tout à l'entour, de manière que les serins puissent y passer la tête; on mettra dans cette trémie une portion du mélange suivant : trois pintes de navette, deux d'avoine, deux de millet et, enfin, une pinte de chènevis, et, tous les douze ou treize jours, on regarnira la trémie, prenant garde que toutes ces graines soient bien nettes et bien vannées. Voilà leur nourriture tant qu'ils n'ont que des œufs; mais la veille que les petits doivent éclore, on leur donne un échaudé sec et pétri sans sel qu'on leur laissera jusqu'à ce qu'il soit mangé ; après quoi on leur servira des œufs cuits durs ; un seul œuf dur, s'il n'y a que deux mâles et quatre femelles, deux œufs, s'il y a quatre mâles et huit femelles, et ainsi à proportion du nombre ; on ne leur donnera ni salade ni verdure pendant qu'ils nourrissent : cela affaiblirait beaucoup les petits. Mais, pour varier un peu les aliments et les réjouir par un nouveau mets, vous leur donnerez, tous les trois jours, sur une assiette, au lieu de l'échaudé, un morceau de pain blanc trempé dans l'eau et pressé dans la main ; ce pain étant une nourriture moins substantielle que l'échaudé empêchera ces oiseaux de devenir trop gras pendant la ponte. On fera bien de leur fournir, dans le même temps, quelques graines d'alpiste et seulement tous les deux jours, crainte de les trop échauffer. Lorsqu'ils auront des petits, on leur fera tous les jours bouillir de la navette afin de leur en ôter l'acreté. Après la ponte, il faut leur donner du plantain et de la graine de laitue pour les purger, mais il faut, en même temps, séparer tous les jeunes oiseaux qui s'affaibliraient beaucoup par cette nourriture, qu'on ne doit fournir que pendant deux jours aux pères et aux mères. Quand vous voudrez élever des serins à la brochette, vous les ôterez à leur mère dès le huitième jour et vous leur servirez une pâtée composée de navette bouillie, d'un jaune d'œuf et de mie d'échaudé, mêlée et pétrie avec un peu d'eau ; becquées toutes les deux heures. Il ne faut pas que cette pâtée soit trop liquide et, de crainte qu'elle ne s'aigrisse, elle devra être renouvelée chaque jour, jusqu'à ce que les petits mangent seuls. Eau propre ; un peu de réglisse dans la boisson.

Graines d'œillette ou de pavot, d'argentine, de laitue, d'alpiste, de chènevis etc., etc., jamais de rabette.

Le Verdier.

Passereaux. — Le verdier ou bruant commun doit son nom à sa couleur d'un vert-jaunâtre ; il vient en France avec les hirondelles et part avec les cailles. La femelle a le ventre presque entièrement blanc ; elle pond cinq ou six œufs, tachetés au gros bout de rouge-brun sur un fond blanc.

Nourriture : pain ; graines de scorsonère et de salsifis ; orge, millet, panis, avoines, etc.

Le Bouvreuil commun.

Passereaux. — Il a le dos cendré, le ventre d'un rouge tendre, la tête et les ailes d'un beau noir. Un bouvreuil qui n'a point eu de leçons n'a que trois cris, tous fort peu agréables : le premier, celui par lequel il débute ordinairement, est une espèce de coup de sifflet : *tui tui tui*. Ensuite il fait entendre un ramage plus suivi mais plus grave, presque enroué et dégénérant en fausset. Enfin, dans les intervalles, il a un petit cri intérieur, sec et coupé, fort aigu, mais en même temps fort doux ; il exécute ce son, fort ressemblant à celui d'un ventriloque, sans aucun mouvement apparent du bec ni du gosier, mais seulement avec un mouvement sensible dans les muscles de l'abdomen.

Lorsque l'homme daigne se charger de l'éducation de cet oiseau, lorsqu'il veut lui faire entendre avec méthode des sons plus beaux, plus moelleux, mieux filés, le bouvreuil docile, soit mâle, soit femelle, les imite avec justesse, les perfectionne, quelquefois surpasse son maître, sans oublier, pour cela, son ramage naturel. Il apprend aussi à parler sans beaucoup de peine et à donner à ses petites phrases un accent pénétrant, une expression intéressante. Il est très-capable d'attachement personnel et même d'un attachement très-fort et très-durable; on en a vu d'apprivoisés s'échapper de la volière, vivre en liberté dans les bois pendant l'espace d'une année et, au bout de ce temps, reconnaître la voix de la personne qui les avait élevés, et revenir à elle pour ne la plus abandonner; on en a vu d'autres qui, ayant été forcés de quitter leur premier maître, se sont laissés mourir de regret. Ces oiseaux se souviennent fort bien et quelquefois trop bien de ce qui leur a nui : un d'eux ayant été jeté par terre avec sa cage par des gens de la plus vile populace, n'en parut pas fort incommodé d'abord; mais, dans la suite, on s'aperçut qu'il tombait en convulsion toutes les fois qu'il voyait des gens mal vêtus, et il mourut dans un de ces accès, huit mois après le premier événement.

La femelle pond de quatre à six œufs d'un blanc sale, un peu bleuâtre, environnés, près du gros bout, d'une zone formée par des taches de deux couleurs, les unes d'un violet éteint, les autres d'un noir bien tranché. Les petits ne commencent à siffler que lorsqu'ils commencent à manger seuls, et, dès lors, ils ont l'instinct de la bienfaisance, si ce que l'on m'a assuré est vrai, que de quatre jeunes bouvreuils d'une même nichée, tous quatre élevés ensemble, les trois aînés qui savaient manger seuls, donnaient la becquée au plus jeune, qui ne le savait pas encore.

Après que l'incubation est finie, les pères restent appariés et le sont encore tout l'hiver; car on les voit toujours deux à deux, soit qu'ils voyagent, soit qu'ils restent. Ils couvent en volière; ils s'apparient avec les serines.

Nourriture, en domesticité : cœur de bœuf haché; vers de farine aux jeunes; baies de sureau aquatique, chènevis aux adultes. Aliments très-abondants.

Les Mésanges.

PASSEREAUX. — La mésange charbonnière ou mésengère, qui attache son nid aux huttes des charbonniers, a la tête noire, les joues blanches, le dessus du corps olive-verdâtre, le ventre jaune.

La petite charbonnière a les parties supérieures du corps cendrées, le ventre blanc. La nonnette a le dos gris-brun, le ventre blanc.

L'azurée ou mésange bleue a les parties supérieures du corps d'un beau bleu d'azur, les parties inférieures blanches.

La mésange huppée, à huppe noire bordée de blanc, est assez rare.

La mésange à longue queue est noire et blanche.

La mésange-moustache mâle porte deux jolies bandes d'un noir de velours de chaque côté du col à partir de la base du bec et le plumage bleuâtre; la femelle est roussâtre.

La mésange-rémiz a le bec fin, taillé en alène; le plumage cendré, noir et blanc.

Tous les oiseaux de cette famille sont faibles en apparence parce qu'ils sont très-petits; mais ils sont en même temps vifs, agissants et courageux; on les voit sans cesse en mouvement; sans cesse ils voltigent d'arbre en arbre; ils sautent de branche en branche; ils grimpent sur l'écorce; ils gravissent contre les murailles; ils s'accrochent, se suspendent de toutes les manières, souvent même la tête en bas, afin de pouvoir fouiller dans toutes les petites fentes et y chercher les vers, les insectes ou les œufs. Ils vivent aussi de graines; mais, au lieu de les casser dans leur bec, comme font les linottes et les chardonnerets, presque toutes les mésanges les tiennent assujéties sous leurs petites serres et les percent à coups de bec ; elles percent de même les noisettes, les amandes, etc. Si on leur suspend une noix au bout d'un fil elles s'accrocheront à cette noix et en suivront les balancements sans lâcher prise, sans cesser de la becqueter.

Elles pondent jusqu'à dix-huit ou vingt œufs ; il semble qu'elles aient une tendresse anticipée pour les petits qui en doivent éclore : cela paraît aux précautions affectionnées qu'elles prennent dans la construction du nid, à l'attention prévoyante qu'ont certaines espèces de le suspendre au bout d'une branche, au choix recherché des matériaux qu'elles y emploient, tels qu'herbes menues, petites racines, mousse, fil, crin, laine, coton, plumes, duvet, etc.

Nourriture : chènevis écrasé, panis, farine, noisettes, amandes, mie de pain ; insectes, viande hachée ; suif.

Le Roitelet.

Le roitelet ordinaire a environ neuf centimètres de long ; il porte sur sa tête des plumes longues et effilées, d'un jaune vif brillant ; toutes les parties supérieures de son corps sont d'un vert-olivâtre nuancé de jaunâtre ; les plumes des ailes et de la queue sont brunes.

Le roitelet à triple bandeau ou à moustaches, plus petit que le précédent, s'en distingue encore par trois bandes jaune, noire et blanche qui environnent son cou et par les plumes de sa tête qui sont d'un rouge de feu.

Le roitelet modeste porte sur la tête une bande vert-jaunâtre.

La femelle du roitelet pond six ou sept œufs qui ne sont guère plus gros que des pois, dans un petit nid fait en boule creuse, tissu solidement de mousse et de toile d'araignée, garni en dedans du duvet le plus doux et dont l'ouverture est dans le flanc; elle l'établit le plus souvent dans les forêts et quelquefois dans les ifs et les charmilles de nos jardins, ou sur des pins, à portée de nos maisons.

Les plus petits insectes font la nourriture ordinaire de ces très-petits oiseaux; l'été, ils les attrapent lestement en volant, l'hiver, ils les cherchent dans leurs retraites, où ils sont engourdis, demi-morts et quelquefois morts tout à fait. Ils s'accommodent aussi de leurs larves et de toutes sortes de vermisseaux. Ils sont si habiles à trouver et à saisir cette proie, et ils en sont si friands, qu'ils s'en gorgent quelquefois jusqu'à étouffer. Ils mangent pendant l'été de petites baies, de petites graines, telles que celles du fenouil. Enfin on les voit aussi fouiller le terreau qui se trouve dans les vieux saules et d'où ils savent apparemment tirer quelques parcelles de nourriture. Ils se plaisent sur les chênes, les ormes, les pins élevés, les sapins, les genévriers, etc. Ils vont ordinairement deux à deux pendant l'hiver et se rappellent lorsqu'ils ont été séparés. Ils sont dans un mouvement presque continuel, voltigeant sans cesse de branche en branche, grimpant sur les arbres, se tenant indifféremment dans toutes les situations, et souvent les pieds en haut comme les mésanges, furetant dans toutes les gerçures de l'écorce, en tirant le petit gibier qui leur convient, ou le guettant à la sortie. L'automne, ils sont gras et leur chair est un fort bon manger; c'est alors qu'on les prend communément à la pipée.

Nourriture : celle du rossignol en domesticité; de plus, mouches, araignées, fourmis, etc.

La Bergeronnette ou Lavandière.

La bergeronnette du printemps a le devant et le des-

sous du corps d'un beau jaune; tout le manteau olivâtre;
la tête cendrée, teinte au sommet d'olivâtre; une ligne
blanche passe au-dessus de l'œil dans la femelle; une
ligne jaune occupe cette même place chez le mâle qui, de
plus, offre des mouchetures noirâtres sur la gorge et
au-dessous des genoux.

La femelle fait deux pontes de chacune cinq ou six
œufs d'un bleu-grisâtre avec taches blanches et rougeâtres sous forme de marbrures.

Nourriture : aux jeunes, des œufs de fourmis, de la
mie de pain trempée dans du lait bouilli; aux adultes,
des moucherons et d'autres petits insectes.

Le Coucou ordinaire.

GRIMPEURS. — Il a le corps long d'environ 25 à 30 centimètres, le bec presque aussi long que la tête, très-
fendu, comprimé, susceptible de s'allonger à volonté;
les tarses courts; la queue longue et variant du blanc au
jaunâtre.

On sait que la femelle ne fait pas de nid; elle dépose
ses œufs dans le nid d'autres oiseaux.

Le mâle seul chante, au printemps, dans la saison des
amours. Tantôt perché sur une branche, et tantôt en
volant, il s'interrompt quelquefois par un râlement sourd
tel à peu près que celui d'une personne qui crache et
comme s'il prononçait *crou crou* d'une voix enrouée et
en grasseyant; outre ces cris, on entend quelquefois un
autre assez sonore, quoiqu'un peu troublé, composé de
plusieurs notes et semblable à celui du petit plongeon.

La femelle a pourtant un *glou glou* qu'elle répète cinq
ou six fois d'une voix forte et assez claire en volant d'un
arbre à l'autre.

Les petits nouvellement éclos ont un cri d'appel aussi

aigu que celui des fauvettes, leurs nourrices, dont ils prennent le ton par la force de l'instinct imitateur, et comme s'ils sentaient la nécessité de solliciter, d'importuner une mère adoptive.

Nourriture, en domesticité : Viande hachée, insectes, etc.

Les Toucans.

GRIMPEURS. — Vous reconnaîtrez ces oiseaux à leur bec énorme, presque aussi gros que le corps, dentelé sur le bord des mandibules, arqué vers le haut ; à leur langue étroite, garnie de barbes rangées comme celles d'une plume ; à leur plumage noir ou vert, avec des couleurs vives, rouges, blanches ou jaunes sur la gorge, la poitrine et le croupion.

Citons parmi les toucans proprement dits :

Le toucan du Brésil à ventre rouge, ou prédicateur ;

Le toucan de Para à plumage noir ;

Le toucan caréné ;

Le toucan piscivore ;

Parmi les aracaires :

Le ptéroglossus.

Nourriture : Toutes sortes d'aliments.

Le Pic-Vert ou Pivert.

GRIMPEURS. — Il a le dessus de la tête rouge, les côtés noirâtres, le dessus du cou, le dos et les couvertures supérieures de la queue d'un vert-olive, jaune sur le croupion ; la gorge d'un blanc-jaunâtre, le dessous du cou et la poitrine d'un vert pâle. Le grand pic-noir est entièrement noir excepté la calotte rouge chez le mâle ; il est presque de la grosseur d'une corneille.

Le pivert arrive au printemps dans nos bois, qu'il fait retentir de ses cris aigus et durs, *triacacan triacacan,* que l'on entend de loin, et qu'il jette surtout en volant

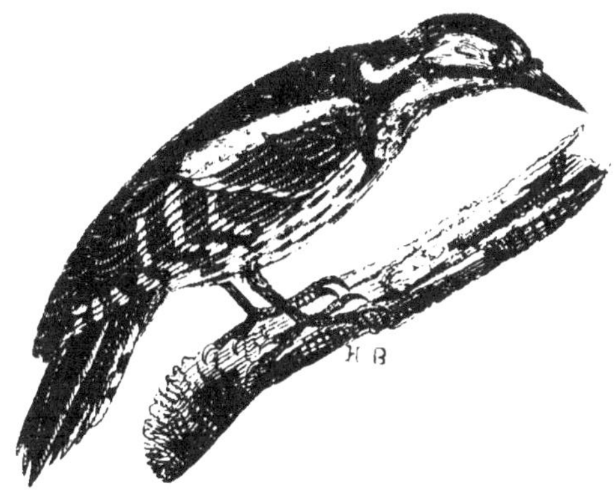

Le Pic-Vert ou Pivert.

par élans et par bonds. Il plonge, se releve et trace en l'air des arcs ondulés, ce qui n'empêche pas qu'il s'y soutienne assez longtemps; et, quoiqu'il ne s'élève qu'à une certaine hauteur, il franchit d'assez grands intervalles de terres découvertes pour passer d'une forêt à l'autre. Dans le temps de la pariade, il a, de plus que son cri ordinaire, un appel d'amour qui ressemble, en quelque manière, à un éclat de rire bruyant et contenu, *tio tio tio,* répété jusqu'à trente et quarante fois de suite.

Il grimpe contre les arbres qu'il attaque et qu'il frappe à coups de bec redoublés; travaillant avec la plus grande activité, il dépouille souvent les arbres secs de toute leur écorce; on entend de loin ses coups de bec et l'on peut les compter.

La ponte est ordinairement de cinq œufs qui sont verdâtres avec de petites taches noires.

Nourriture, en domesticité : œufs de fourmis, viande, noix, noisettes.

L'Epeiche ou Pic varié.

GRIMPEURS. — Le sommet de sa tête est noir avec une bande rouge sur l'occiput et la coiffe se termine sur le cou par une pointe noire; de là partent deux rameaux noirs, dont une branche, de chaque côté, remonte à la racine du bec, y trace une moustache, et l'autre, descendant au bas du cou, le garnit d'un collier.

Il niche ordinairement dans les vieux trembles.

Nourriture : la même que le pivert.

Le Torcol d'Europe.

GRIMPEURS. — Il a les parties supérieures d'un cendré roux, tacheté de brun et de noir; la gorge et le devant du cou roussâtres, avec de petites raies transversales et le reste des parties inférieures d'un blanc roussâtre, parsemées de taches brunes. Son nom lui vient de son habitude de tourner la tête de façon à avoir le *cou* comme *tordu*, quand quelque chose l'effraye subitement.

Nourriture : œufs de fourmis, insectes, mie de pain.

Le Martin-Pêcheur ou Alcyon d'Europe.

PASSEREAUX. — Il est de la grosseur d'une alouette, le dessus de son corps et ses ailes sont d'un très-beau bleu de ciel passant au vert d'émeraude; sa gorge est d'un roux vif et pourpré, et son ventre est blanchâtre; deux taches rousses ornent ses joues; ses yeux sont noirs et ses pattes ainsi que son bec rouges. Aucun oiseau, en Europe, ne peut lui être comparé pour la netteté, la richesse et l'éclat des couleurs.

Son vol est rapide et filé; il suit ordinairement les contours des ruisseaux, en rasant la surface de l'eau. Il crie, en volant. *ki ki ki*, d'une voix perçante qui fait retentir les rivages. Il se tient sur une branche avancée au-dessus de l'eau pour pêcher; il y reste immobile et épie souvent deux heures entières le moment du passage d'un petit poisson; il fond sur cette proie en se laissant tomber dans l'eau, où il reste plusieurs secondes; il en sort avec le poisson au bec, le porte ensuite sur la terre contre laquelle il le bat pour le tuer, avant de l'avaler.

Il niche au bord des rivières et des ruisseaux, dans

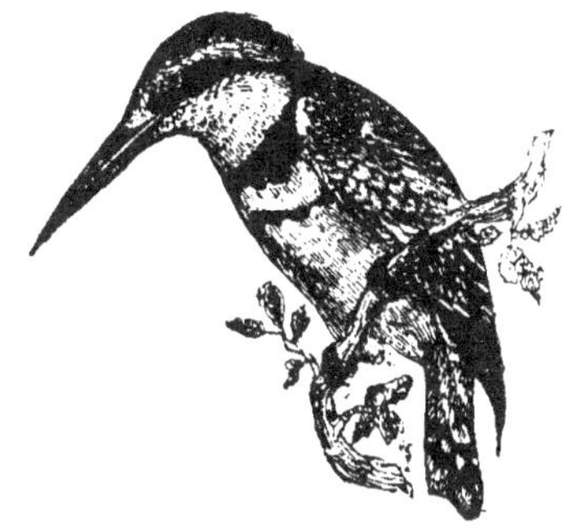

Le Martin-Pêcheur.

des trous creusés par les rats d'eau ou par les écrevisses, qu'il approfondit lui-même, et dont il maçonne et rétrécit l'ouverture. La femelle pond de six à neuf œufs.

Nourriture : œufs de fourmis, vers de farine, toutes sortes de petits insectes. Eau bien fraîche.

L'Ortolan.

PASSEREAUX. — Le mâle a la gorge jaunâtre, bordée de cendrée; le tour des yeux du même jaunâtre; la poitrine, le ventre et les flancs roux avec quelques mouchetures; les couvertures inférieures de la peau de la même couleur, mais plus claire; la tête et le cou cendré-olivâtre; le dessus du corps varié de marron-brun et noirâtre; le croupion et les couvertures supérieures de la queue d'un marron-brun uniforme; les pennes de l'aile noirâtres, les grandes bordées extérieurement de gris; les moyennes de roux; leurs couvertures supérieures variées de brun et de roux, les inférieures d'un jaune-soufre; les pennes de la queue noirâtres bordées de roux, les deux plus extérieures bordées de blanc; enfin le bec et les pieds jaunâtres.

La femelle a un peu plus de cendré sur la tête et sur le cou et n'a pas de tache jaune au-dessous de l'œil; en général le plumage de l'ortolan est sujet à beaucoup de variétés.

L'ortolan est moins gros que le moineau franc; il chante à peu près de la même façon que le bruant. La femelle pose son nid sur les ceps, dans les blés, etc., et pond quatre ou cinq œufs d'un pourpre très-pâle avec taches noirâtres.

Méthode d'engraissement : chambre sombre; avoine, panis, millet, etc.; eau très-fraîche.

Le Bengali.

Il a de chaque côté de la tête une espèce de croissant couleur pourpre qui accompagne le bas des yeux et donne du caractère à la physionomie de ce petit oiseau.

La gorge est d'un bleu clair; cette même couleur domine sur toute la partie inférieure du corps jusqu'au bout de la queue et même sur les couvertures supérieures; tout le dessus du corps, compris les ailes, est d'un joli gris.

Dans quelques individus, ce même gris, un peu plus clair, est encore la couleur du ventre et des couvertures inférieures de la queue.

Dans d'autres, il n'y a pas de croissant sous les yeux.

Le bengali brun doit son nom à la couleur brune qui

domine dans son plumage; mais elle est plus foncée sous le ventre et mêlée à l'endroit de la poitrine de blanchâtre dans quelques individus et de rougeâtre chez d'autres.

" Nourriture : millet d'Afrique de préférence au millet d'Europe; mouron, séneçon.

Serre chaude, si l'on veut obtenir des couvées.

Le Sénégali.

Deux couleurs principales dominent dans le plumage de cet oiseau; le rouge vineux sur la tête, la gorge, tout le dessous du corps jusqu'aux jambes et sur le croupion; le brun verdâtre sur le bas-ventre et sur le dos; mais à l'endroit du dos il a une légère teinte de rouge. Les ailes sont brunes, la queue noirâtre, les pieds gris, le bec rougeâtre, à l'exception de l'arête supérieure et inférieure et de ses bords qui sont bruns et forment des espèces de cadres à la couleur rouge.

Nourriture : la même que le bengali.

La Veuve à collier d'or.

Elle a un collier jaune foncé qui tranche sur la couleur noire de son plumage; elle a la poitrine orangée; le ventre et les cuisses blanches; le bas-ventre et les couvertures noirâtres; la tête, la gorge et le devant du cou, le dos, les ailes et la queue noires. Cette queue est composée de douze pennes à peu près égales et recouverte par quatre longues plumes qui naissent aussi du croupion, mais un peu plus haut; les deux plus longues sont un peu arquées comme celles du coq; les deux plus courtes sont une fois aussi larges que les deux plus longues et se terminent par un filet délié, par une espèce de brin de soie qui a plus d'un pouce de long.

Les jeunes femelles deviennent, en trois ans, d'un brun presque noir et leur couleur ne change plus dans aucun temps.

Citons encore : la veuve dominicaine, la grande veuve, la veuve à épaulettes, la veuve mouchetée, la veuve en feu, la veuve éteinte.

Nourriture : millet, gruau d'orge, alpiste, chicorée, mouron, laitue. Eau très-claire et en abondance pour le breuvage et le bain.

MALADIES PROPRES AUX OISEAUX DE VOLIÈRE (1).

Ulcères de la tête.

Cautérisation avec une aiguille rougie au feu; puis savon noir liquide. Suc de bette comme boisson.

Abcès de la tête.

Onctions avec le beurre frais, la graisse de chapon, le saindoux; cautérisation avec une aiguille rougie au feu, si l'abcès est fétide et purulent.

Chancres du bec et du palais.

Touchez-les avec un pinceau trempé dans du miel rosat un peu animé par quelques gouttes d'acide sulfurique.

Bouton du croupion

Percez avec une aiguille; frictions avec la pommade de litharge, de cire et d'huile d'olives.

---

(1) Voir pour la pépie etc., les remèdes indiqués plus haut, dans les articles qui concernent les bêtes de basse-cour, les pigeons, etc., etc.

Pucerons et poux.

Bains fréquents; sable dans la cage des oiseaux.

Mal d'yeux.

Feuilles de bette et de poirée; suc du figuier; collyre fait avec la racine d'ellébore blanc officinal; eau des pleurs de la vigne.

Consomption, langueur et atrophie

Jus de navets en boisson.

Tympanite.

Percez la peau pour en chasser l'air amassé dans les tissus.

Mue.

Conjurer les dangers qui accompagnent ce moment critique, par une nourriture plus abondante, une bonne exposition au soleil; quelquefois donnez un peu de vin chaud.

Mal aux pattes.

Laver les pattes dans l'eau tiède, retirer les écailles qui s'y attachent par couches plus ou moins dures, plus ou moins épaisses.

Goutte.

Bains faits avec des fleurs de guimauve, de romarin et de sureau.

Gale.

Nourriture rafraîchissante.

Fractures.

Remettre doucement en place les os blessés ; charpie trempée dans l'huile de lin ; si l'amputation est nécessaire, cautérisez avec un fer rougi à blanc ; compresses d'huile et de cendre ou de savon noir fondu.

Dyssenterie.

Semences de melon ; jaunes d'œufs durcis ; eau martiale ou ferrugineuse ; quelquefois du lait ; un peu de bouillon gras bien consommé et dégraissé.

Constipation.

Eau de bette pour boisson ; mouron, laitue, chicorée ; pain dans du lait bouilli ; farine et safran écrasés dans l'huile.

Rhume.

Eau miellée ; infusion de véronique ; suc de carottes, comme purgatif

PHARMACIE VÉTÉRINAIRE [1]

Acétates. — On appelle ainsi des sels résultant de la combinaison du vinaigre (acide acétique) avec le plomb (extrait de saturne), le cuivre, etc.

L'acétate de cuivre, poison dangereux, s'emploie à l'extérieur pour laver les plaies.

L'acétate de plomb sert à résoudre les tumeurs, les abcès, etc.

L'acétate d'ammoniaque, qui s'administre à la dose de 60 à 125 grammes, porte à la sueur et aux urines.

Acides. — Parmi les acides employés le plus souvent dans la médecine vétérinaire nous citerons :

L'acide sulfurique qui, mêlé à l'alcool, forme l'eau de Rabel très-employée pour cautériser les plaies ; bien étendu d'eau, l'acide sulfurique se donne comme boisson, et s'administre en gargarismes.

L'eau forte (acide nitrique), alcoolisée et étendue à la dose de 15 à 60 grammes dans une grande quantité d'eau, est rafraîchissante et antiputride.

L'acide muriatique sert à cautériser les plaies.

L'acide acétique s'emploie comme caustique à l'exté-

---

(1) Beaucoup de remèdes, avec leurs formules et leur mode d'emploi, ayant été indiqués aux chapitres IX et X de la première partie, ne se trouvent pas dans ce Vocabulaire.

rieur; largement étendu d'eau, il se donne à l'intérieur comme rafraîchissant, etc.

Acidulée (boisson). — C'est un breuvage auquel on mélange une quantité d'un acide quelconque pour produire une acidité utile à la santé et assez agréable au goût.

Adoucissants ou Émollients. — Gommes, mucilages, huiles douces, mauve, guimauve, pulpes de fruits, graines de lin, betteraves, cataplasmes, etc.

Alcalis. — Acétate et carbonate d'ammoniaque. Voir *Acétates*.

Alcool. — Voir *Esprit-de-vin*.

Aloès. — Suc extrait d'une plante de ce nom; bon purgatif à administrer à l'intérieur à la dose de 31 à 62 grammes en breuvage ou en pilules. On distingue, dans le commerce, l'aloès en : *aloès socotrin* (tiré primitivement de l'île de Socotora) d'un jaune transparent, d'une saveur amère et aromatique, d'une odeur forte; *aloès hépatique* plus grossier, d'un rouge brun comme le foie; *aloès caballin*, moins estimé, d'un brun sale. L'aloès succotrin est préférable aux deux autres espèces. La pulpe de ses feuilles est bonne contre les brûlures.

Alun. — Sel blanc, très-soluble dans l'eau; il est formé par la combinaison du sulfate d'alumine (voir *Sulfates*) avec le sulfate de potasse et l'eau. Tantôt on le retire de l'alunite; tantôt on l'obtient en abandonnant au contact de l'air des schistes alumineux préalablement calcinés; on lessive le produit et l'on ajoute le sulfate de potasse. Dans le commerce, on le vend ordinairement en grosses masses blanches et transparentes, qu'on obtient en faisant fondre les cristaux dans leur eau de cristallisation et en coulant le liquide dans de grands vases où il se fige. La calcination boursoufle l'alun et le transforme en une poudre légère, poreuse et blanche; cet alun calciné ronge les ulcères et les chairs baveuses.

Ammoniaque liquide ou caustique. — Appliquée sur la peau, elle la rougit et la brûle. Bon remède contre les morsures des animaux venimeux, serpents, etc.

L'ammoniaque (alcali volatil), à la dose de 8 à 31 grammes donnée à l'intérieur, dans quantité suffisante d'eau, ranime les fonctions de l'appareil digestif, porte aux sueurs et aux urines.

A l'extérieur l'ammoniaque seule ou mêlée aux corps gras (huiles, etc.) résout les tumeurs, les engorgements.

ANGÉLIQUE. — (Ainsi nommée par allusion à ses vertus bienfaisantes.) Plante aromatique et charnue de la famille des ombellifères; il y en a neuf ou dix espèces; la plus belle est l'angélique-archangélique. La tige, les feuilles, les racines et les graines sont cordiales, vermifuges et stimulantes.

ANIS (*ombellifères*). — Plante bonne contre les coliques venteuses.

ANODINS. — Remèdes propres à calmer et même à faire cesser complétement les douleurs : ciguë, pavot, laudanum, etc., *à petites doses*.

ANTIMOINE. — Métal d'un blanc-bleuâtre, brillant, lamelleux, se rapprochant beaucoup de l'arsenic avec lequel il est souvent mêlé.

L'antimoine cru s'emploie comme fondant et dépuratif.

Le foie d'antimoine, ou oxyde d'antimoine, se donne à la dose de 31 à 62 grammes contre les maladies de peau et contre les maladies vermiculaires; il est dépuratif.

L'oxyde blanc d'antimoine, ou antimoine diaphorétique, pousse aux évacuations du ventre, aux urines.

Le Kermès minéral (oxyde d'antimoine hydrosulfuré rouge) donné à la dose de 8 à 31 grammes en pilules, en opiats, en breuvages, est bon contre les maladies de poitrine, les catarrhes chroniques, etc.

L'Émétique (tartrate d'antimoine et de potasse), à la dose de 2, 4 et 8 grammes associé d'ordinaire à l'aloès, etc., est un purgatif énergique.

ANTIMONIAUX. — Médicaments dont l'antimoine est la base ou le principe actif (soufre doré, kermès, émétique).

AROMATES OU AROMATIQUES. — Substances végétales à

odeur forte plus ou moins suave, à saveur plus ou moins âcre; à vertus stimulantes, toniques, cordiales, vulnéraires; on les donne en opiats, en extraits, en teintures, en onguents, en fumigations, en breuvages.

ASSA-FOETIDA. — Gomme-résine qui découle de la plante appelée *Ferula assa-fœtida*; son odeur et sa saveur âcres et fétides analogues à celles de l'ail, sont dues particulièrement à une huile essentielle sulfurée; vermifuge, fondante; très-propre à ranimer les fonctions de l'estomac et des intestins; très-bonne contre le farcin, les maladies de peau, les engorgements, les vers. Dose de 16 à 32 grammes; en pilules, teintures, etc.

ASTRINGENTS. — Substances ayant la propriété de resserrer et de crisper les parties avec lesquelles on les met en contact. Emploi contre les diarrhées chroniques, les hémorragies, les plaies baveuses et saignantes. Les principaux astringents de la pharmacie vétérinaire sont: l'alun cru ou brûlé; les vitriols vert, blanc et bleu; le cachou, la noix de galle, le brou de noix; les écorces de chêne, de quinquina, de grenades, la racine de bistorte.

AUNÉE. — Plante de la famille des ombellifères. Sa racine, amère, stimulante, diaphorétique, vermifuge, carminative (contre les vents) se donne à la dose de 31 à 120 grammes en poudre délayée dans du vin. L'aunée des prés est recommandée contre la dyssenterie.

BAUMES NATURELS. — Substances aromatiques et résineuses découlant naturellement de certains végétaux; baumes pharmaceutiques; onguents résineux, huileux, spiritueux.

Le Baume d'Arcéus est un onguent mou formé de térébenthine, de résine et de graisse, dont on se sert pour hâter la cicatrisation des plaies et des ulcères, pour s'opposer aux effets des contusions et des meurtrissures.

Le Baume anodin de Bates est un savon contenant du camphre et de l'opium en dissolution; on l'emploie contre les névralgies et les rhumatismes chroniques quand il s'agit de soigner des chevaux de prix.

Le Baume nerval ou *nervin*, formé de moelle de bœuf purifiée, de beurre ou d'huile concrète de muscade, d'huile volatile de romarin, de camphre, de baume de tolu, d'alcool, s'emploie contre les foulures, les entorses, les faiblesses des articulations et les rhumatismes.

Le Baume de soufre est une dissolution de fleur de soufre dans quatre parties d'une huile essentielle (essence de térébenthine, etc.) ; bon contre les maladies des reins et de la vessie, contre l'asthme. A la dose de quelques grammes dans un breuvage tiède.

Le Baume tranquille est de l'huile d'olive tenant en dissolution certains principes de plantes narcotiques (jusquiame, belladone, pavot, stramonium) et de plantes aromatiques (lavande, absinthe, sauge, rue, menthe), avec du mucilage ; il s'emploie comme calmant : à l'intérieur, en lavements ; à l'extérieur, en frictions.

Le baume de saturne (acétate de plomb et essence de térébenthine) est bon pour nettoyer et sécher les ulcères et les plaies.

Le baume de Laborde ou de Fourcroy composé de substances résineuses et de plantes aromatiques (storax, benjoin, oliban, térébenthine, genièvre, thériaque) infusées dans l'huile d'olive, s'emploie pour calmer les douleurs et faciliter la cicatrisation des plaies (réservé aux chevaux de prix).

BÉCHIQUES. — Médicaments toniques, astringents, employés contre la toux etc. : guimauve, figues, raisins secs. Voir *Astringents.*

BISTORTE (*polygonées*). — Plantes aux racines contournées en forme d'S ; tonique et astringente. En poudre à l'intérieur, à la dose de 62 à 125 grammes.

BOISSONS. — Eau blanchie, miellée, acidulée ; décoctions, infusions.

BOLS. — Médicaments internes plus gros que les pilules, plus ou moins solides, ronds ou ovales.

CALMANTS. — Médicaments adoucissants, anodins, antispasmodiques ou narcotiques. Voir *ces mots.*

CAMOMILLE (*composés*). — Plante qui s'administre, à l'intérieur, en poudre, en infusions, en lavements ; à l'extérieur, en lotions, en cataplasmes ; contre les vers. la fièvre, les coliques venteuses ; elle est stomachique, sudorifique, antispasmodique.

CAMPHRE. — Espèce d'essence concrète, à odeur forte, à saveur amère et aromatique.

Le camphre est plus léger que l'eau. Il est si volatil qu'il disparaît bientôt complétement, si on le laisse exposé à l'air libre. L'eau n'en dissout qu'une petite quantité ; l'alcool, l'éther, les huiles grasses et les huiles essentielles le dissolvent en toutes proportions. Il est antiseptique antiputride, fortifiant, détersif, vulnéraire, résolutif, administré à l'extérieur ; il est calmant, antispasmodique à petites doses à l'intérieur ; il est échauffant, excitant, fortifiant, à fortes doses à l'intérieur ; à doses trop fortes (à l'intérieur) il devient un poison mortel.

CANTHARIDES (insectes de couleur verte à reflets dorés). —Broyées et réduites en poudre on les applique, seules ou mêlées à un onguent, pour déterminer des ampoules. Les cantharides sont à la fois un remède très-énergique et un violent poison ; on les administre quelquefois à l'intérieur, mais avec une réserve extrême, contre l'hydropisie et diverses maladies rebelles des voies urinaires ; la teinture de cantharides s'emploie en frictions comme médicament propre à guérir les engorgements. On conjure les accidents nerveux et toxiques qui peuvent résulter de l'usage des cantharides, avec le camphre en frictions et en lavements.

CARBONATES et SOUS-CARBONATES. — Ce sont des sels composés d'acide carbonique et d'une base ; si la base n'est saturée que d'une manière incomplète, on appelle ces sels sous-carbonates.

Le sous-carbonate de potasse et le *sous-carbonate de soude* s'emploient en frictions contre les engorgements et contre le farcin ; on les associe, à doses modérées, aux purgatifs : de 8 à 31 grammes.

Le sous-carbonate d'ammoniaque est un dépuratif tonique à l'intérieur, un fondant à l'extérieur.

Le carbonate de magnésie ou *magnésie carbonatée* s'emploie contre les maladies de l'estomac et des entrailles.

Le carbonate de fer ou *fer carbonaté* a le même usage que le précédent.

CARMINATIFS. — Remèdes contre les vents de l'estomac et du ventre ; on les compose avec des substances toniques et aromatiques ; mélisse, sauge, camomille ; grains d'anis, de coriandre, de fenouil, de carvi etc ; éther, camphre, teinture de valériane composée, alcali volatil.

CATAPLASMES. — Médicaments extérieurs s'appliquant sous la forme d'une bouillie plus ou moins épaisse, pendant un temps plus ou moins long ; on distingue les cataplasmes émollients faits avec les farines de graines de lin, de seigle, d'orge, la fécule, la mie de pain, etc ; les cataplasmes maturatifs préparés avec des farines résolutives : orobe, lupin, fève, fenugrec ; les cataplasmes actifs : farine de moutarde avec vinaigre à froid ; les cataplasmes fortifiants : poudre d'écorce de chêne, de grenade, poudre de quinquina, etc.

On saupoudre les cataplasmes de camphre, de sureau, etc ; on mêle aux cataplasmes du laudanum, du baume tranquille, des graines, des onguents, des huiles. Ils doivent toujours être bien liés, bien consistants, appliqués chauds, et renouvelés, dès qu'ils se refroidissent.

CAUSTIQUES. — On appelle ainsi toute substance corrosive qui, mise en contact avec une partie quelconque du corps, la désorganise et la brûle, en laissant une croûte ou escarre qui se détache ensuite.

Les caustiques les plus actifs produisent des escarres et sont nommés, pour cette raison, *escarotiques*.

Les caustiques à action plus faible sont nommés *cathérétiques*. On les emploie pour détruire les végétations charnues.

Les caustiques les plus employés sont la pierre à cautère ou potasse caustique, le beurre d'antimoine, l'ammoniaque concentrée à l'état liquide, ou incorporée dans du suif ou dans du beurre de cacao (pommade ammoniacale de Gondret) ; les acides minéraux, la pierre infernale ou nitrate d'argent fondu, le sublimé corrosif ou deutochlorure de mercure ; certaines préparations arsénicales (le caustique du frère Côme) ; un mélange de chaux vive et de potasse appelé caustique de Vienne ; l'alun calciné, l'alun brûlé ; l'acide muriatique, l'acide nitrique, l'acide sulfurique ; le sulfate de cuivre ou vitriol bleu ; le feu.

CÉRUSE, BLANC DE PLOMB, BLANC D'ARGENT, SOUS-CARBONATE DE PLOMB. — C'est une combinaison d'acide carbonique et d'oxyde de plomb, blanche, friable, insipide (sans goût) et insoluble dans l'eau. Médicament siccatif et astringent.

CHARGE. — Médicament fortifiant et résolutif, formé de poix, de savon, d'essences, d'eau-de-vie camphrée, etc., pour frictions.

CINABRE. — Combinaison de soufre et de mercure ; remède diaphorétique et purgatif donné à l'intérieur, on l'emploie contre les maladies de la peau ; dose de 8 à 31 grammes ; à l'extérieur, on l'emploie dans la cure des plaies baveuses et sales.

CIGUË ou CONIUM (*ombellifères*). — On l'administre à l'intérieur sous forme d'extrait ; à l'extérieur, sous forme de cataplasme et d'emplâtre ; fondante, résolutive contre le cancer, le squirrhe. Beaucoup de précaution. C'est un poison violent.

COLLYRES. — Préparation médicamenteuse employée extérieurement pour les maladies d'yeux. Ce sont tantôt des poudres qu'on souffle dans l'œil ; tantôt des onguents ou des décoctions dont on enduit les paupières ; enfin des vapeurs ou des gaz à l'action desquels on expose les yeux. Leur composition varie selon la nature du mal qu'il faut combattre. Les collyres les plus usités sont :

Collyres fortifiants : Vitriol bleu, alun, pierre divine, dissous dans de l'eau ; camphre.

Collyres résolutifs : Camomille, mélilot, sureau avec addition d'extrait de Saturne.

Collyres émollients : Têtes de pavot, laudanum, mauve, plantain, eau de rose, etc.

CORDIAUX. — Médicaments propres à augmenter promptement la chaleur générale du corps et l'action du cœur et de l'estomac. Cannelle, girofle, vanille, vin, eau-de-vie V. *Stomachiques* et *Toniques.*

CORIANDRE (*ombellifères*), plante à odeur de punaise. Contre les désordres de l'estomac et les coliques venteuses. Mêmes propriétés que l'anis.

CRÊME DE TARTRE OU BITARTRATE DE POTASSE. — Remède diurétique, rafraîchissant, à la dose de 30 à 40 grammes ; résolutif, purgatif, à la dose de 125 grammes et plus.

CROCUS. — V. *Antimoine.*

DÉPURATIFS. — Médicaments ayant pour propriété d'enlever à la masse des humeurs les principes qui en altèrent la pureté et de les rejeter hors du corps : aloès-rhubarbe, assa-fœtida, kermès, antimoine, soufre, carbonate d'ammoniaque, gomme ammoniaque, savon, etc.

DESSICCATIFS. — Remèdes externes propres à dessécher les plaies et à en hâter la cicatrisation : extrait de saturne poudre de lycopode, de tan, d'alun, etc.

DIAPHORÉTIQUES. — Sudorifiques peu actifs. V. *Sudorifiques ;* — infusions de sauge, de sureau, etc.

DÉTERGENTS OU DÉTERSIFS. — Médicaments employés dour nettoyer les plaies et les ulcères, en ravivant les surfaces suppurantes : eau de Rabel, oxymel, miel rosat, eau-de-vie camphrée ; teinture d'aloès ou de myrrhe camphrée ou non camphrée.

DIGESTIFS. — Médicaments externes employés pour nettoyer les plaies et activer la formation des chairs nouvelles sur une plaie, un ulcère : huile de millepertuis et de térébenthine, teinture d'aloès ou de myrrhe, onguent basilicum.

DIURÉTIQUES. — Médicaments propres à augmenter la sécrétion de l'urine : nitre, crême de tartre, azotate de potasse, etc., digitale, pariétaire, scille, racines de guimauve, de réglisse, de chiendent, de fraisier, d'asperge, queues de cerises, etc.

EAU DE GOULARD. — V. *Eau végéto-minérale.*

EAU DE RABEL (acide sulfurique). — V. *Acides.*

EAU DE SON. — V. Ire partie, ch. III

EAU-DE-VIE. — V. *Esprit-de-vin.*

EAU-DE-VIE CAMPHRÉE. — On l'emploie à l'extérieur contre les plaies, les abcès, les engorgements; pour déterger les plaies; pour frictionner les membres, etc.; à l'intérieur, on la donne mêlée dans une grande quantité d'eau comme antiputride, fortifiante, vulnéraire. V. *Camphre.*

EAU-DE-VIE DE SAVON. — Eau-de-vie camphrée mêlée de savon; contre les entorses, les engorgements des glandes.

EAU ÉTHÉRÉE-CAMPHRÉE. — Elle se prépare en dissolvant une partie de camphre dans trois d'éther sulfurique et en mêlant le tout à 56 parties d'eau : contre rhumatismes, névralgies (chevaux de luxe).

EAU VÉGÉTO-MINÉRALE. EAU DE GOULARD. — (Extrait de saturne et eau-de-vie mélangés) s'emploie pour les contusions, les entorses; sert à nettoyer les plaies, etc.

EAU VINAIGRÉE. — V. Ire partie, ch. III.

EAU VULNÉRAIRE OU EAU D'ARQUEBUSADE (herbes aromatiques recueillies dans les Alpes et infusées dans l'esprit-de-vin), moins employée qu'autrefois, ayant plusieurs des propriétés de l'eau-de-vie camphrée, et particulièrement bonne pour les blessures d'armes à feu, les contusions, etc.

ÉCORCE DE CHÊNE. — On l'étend, réduite en poudre, sur les plaies qui menacent de devenir gangréneuses.

ÉCORCE D'ORANGE, DE CITRON. — Bonne contre les maux d'estomac, les douleurs d'entrailles, les coliques venteuses.

ÉLECTUAIRES; OPIATS. — Médicaments de consistance molle, composés d'un choix de plusieurs substances, poudres ou pulpes diverses, liées avec du vin, des sirops, etc. Quand on les remplace par la substance principale qui entrait autrefois dans leur formation, on les appelle plus particulièrement *opiats*. Citons, parmi les principaux électuaires : la thériaque stomachique et calmante, vermifuge et anti-venteuse.

On fait principalement entrer dans sa composition moderne (bien plus simple que l'ancienne) scille, opium, agaric blanc, scordium, suc de réglisse purifié, racines de potentille, de gingembre, feuilles de dictame, sommités de marrube, nard indien, jonc odorant, safran, poivre noir, racines de gentiane, écorce de citron, racines d'acorus, de valériane ; térébenthine de Chio ; sommités de millepertuis, d'amome ; semences d'anis, de fenouil, de véséli, gomme arabique, miel de Narbonne, vin d'Espagne, racine de petite aristoloche, bitume de Judée, etc.

On peut supprimer plusieurs des ingrédients ci-dessus mentionnés sans que la thériaque perde de ses qualités réelles.

Dose : 31 à 62 grammes délayés dans du vin ; une fois par jour.

La confection d'Hyacinthe. Propriétés principales de la thériaque ; même dose ; même mode d'administration.

EMÉTIQUE. — V. *Antimoine*.

EMOLLIENTS. — (Substances médicamenteuses qui détendent, relâchent et ramollissent les parties enflammées ou trop tendues), s'emploient à l'intérieur : eau chaude ; bouillon blanc ; fleurs et racines de mauve et de guimauve ; graine de lin, bourrache, pariétaire, etc. ; à l'extérieur : cataplasmes de graine de lin, de mie de pain, de pommes de terre, etc.

ENCENS OU OLIBAN. — Citons : l'encens d'Afrique d'un blanc-jaunâtre ; morceaux irréguliers, larmes ; probablement fourni par le juniperus lycia ou thurifera (arbre d'Arabie) ; l'encens de l'Inde, supérieur au précédent : en larmes jaunes, arrondies, plus grosses que celles de l'en cens d'Afrique; il est fourni par le Boswellia thurifera; l'encens mâle, sous forme de lames détachées les unes des autres; c'est le plus pur des encens; l'encens femelle qui se présente en larmes réunies et moins transparentes. On mélange l'encens à divers médicaments toniques, fortifiants.

ÉPISPASTIQUES. — Substances médicamenteuses qui, appliquées sur la peau, y déterminent de la douleur, de la chaleur et une rougeur plus ou moins vive, suivie du détachement de l'épiderme, soulevé par un amas de sérosité exhalée : eau bouillante, cantharides, moutarde; onguent et teinture, vésicatoires; pommade ammoniacale, alcali volatil. Les pommades épispastiques sont: la pommade épispastique verte ou forte; la pommade épispastique moyenne ou jaune; la pommade épispastique douce ou blanche. V. *Vésicatoire*.

ESPÈCES. — Les végétaux ou les parties des végétaux qui jouissent de propriétés analogues et que l'on conserve mélangés pour l'usage; les espèces servent à préparer des infusions, des décoctions: on distingue :

Les espèces amères.	Les espèces stimulantes.	
— apéritives.	— sudoriques.	
— astringentes.	— vulnéraires.	
— cominatives.	— vermifuges.	
— émollientes.	Voyez ces mots.	
— purgatives.		

Souvent les poudres composées doivent être préférées aux espèces proprement dites.

ESPRIT DE MINDÉRÉRUS. — Nom ancien de l'acétate d'ammoniaque; c'est un liquide préparé avec le carbonate d'ammoniaque, provenant de la distillation de la corne de cerf; il contient une espèce de savonule ayant des propriétés toniques et diaphorétiques (emploi pour les chevaux de luxe).

ESPRIT-DE-SOUFRE. — Ancien nom de l'acide sulfureux que l'on obtient en brûlant du soufre pulvérisé dans une cloche de verre remplie d'air.

Esprit-de-Vénus. — Ancien nom du vinaigre concentré, obtenu par la décomposition, à feu nu, du verdet cristallisé et de l'acétate de cuivre.

Esprit-de-vin ou **Alcool** ou **Trois-six.** — Liquide incolore, très-volatil et très-combustible, composé de carbone, d'hydrogène et d'oxygène et se produisant dans la fermentation des liquides sucrés.

Il dissout les résines, les essences, les matières grasses; combiné avec les acides, il produit les éthers.

On obtient l'alcool absolu en distillant l'alcool du commerce avec des essences très-avides d'eau : chaux vive, carbonate de potasse. L'alcool du commerce s'obtient en distillant les liquides sucrés qui ont éprouvé la fermentation spiritueuse. Cette opération se pratique en grand sur les vins. On tire aussi l'alcool du cidre, des mélasses, de la betterave, de la pomme de terre, des grains, du bois même, etc. En pharmacie, il sert à la confection des *teintures* et des *alcoolats*, etc., etc.

Il est cordial, antiputride, vulnéraire, sudorifique.

Esprit-de-vin camphré. — Un litre d'alcool et 300 gr. de camphre; lotions composées, etc.

Esprit-de-vitriol. — Nom ancien de l'acide sulfurique étendu d'eau.

Esprit volatil. — Sous-carbonate d'ammoniaque.

Éther, essences. V. *Huiles.* — En chimie, on nomme *éther* tout composé produit par la combinaison d'un acide et d'un alcool, composé qui est ordinairement liquide, volatil, inflammable et odorant.

Vulgairement, on appelle *éther* ou *éther sulfurique* un liquide incolore et très-volatil semblable à ces combinaisons et qu'on obtient en chauffant de l'acide sulfurique avec l'alcool ordinaire; il est calmant et antispasmodique; il s'emploie contre les coliques venteuses, l'indigestion et contre la brûlure: dose de 31 grammes à 40 et plus selon, les cas, dans un breuvage tonique.

Euphorbe (*euphorbiacées*). — Plante au suc laiteux, âcre, caustique et corrosif qui se condense en petits morceaux friables, d'un jaune pâle, demi-transparents; c'est la *gomme-résine d'euphorbe;* contre les plaies anciennes et sales, les ulcères. L'emploi à l'intérieur, comme vomitif, est très-dangereux. — Teinture d'euphorbe, mêmes vertus que la résine d'euphorbe.

Extraits. — Tout produit obtenu en traitant une substance animale ou végétale par un dissolvant convenable et évaporant ensuite le véhicule jusqu'à ce qu'on ait un résidu mou et solide.

On prépare les extraits avec le suc propre des végétaux, quand ceux-ci sont frais; avec des infusions aqueuses ou alcooliques, quand les végétaux sont secs; de là les noms d'*extraits* aqueux et d'extraits alcooliques.

Les extraits sont quelquefois très-compliqués; tantôt ils ne contiennent qu'un ou deux principes.

On appelle *extraits mous* ceux qui ont la consistance d'une pâte ductile; *extraits solides* ceux qui sont cassants à froid; *extraits gommeux, gélatineux, savonneux,* selon que prédomine la gomme, ou la gélatine, ou le savon.

La médecine vétérinaire se sert principalement, pour ses extraits, du genièvre, de la gentiane, de la rhubarbe, du séné, du pavot, de l'aunée, de l'aloès, de l'opium, etc.

Dose : de 31 à 125 grammes.

Farine. — Poudre blanche, jaunâtre, rouge, etc.,etc., obtenue par la trituration des graines, des céréales, etc., blé, seigle, orge, lupins, fèves, moutarde, etc.; se donne dans les breuvages; s'emploie en cataplasmes.

Fenouil (*ombellifères*). — Contre les coliques venteuses : mêmes propriétés que l'anis.

Fer. — Médicament tonique employé moins qu'autrefois dans la médecine vétérinaire.

Limaille de fer porphyrisée. — A la dose de 62 à 125 grammes en opiat, en pilules, contre la faiblesse générale, l'hydropisie.

Lactate de fer. — Limaille de fer traitée par l'acide lactique étendu d'eau.

L'oxyde noir de fer se donne à la dose de 31 à 62 gr.

Le tartrate de potasse de fer (boule de Nancy) est résolutif, astringent et vulnéraire.

FOIE D'ANTIMOINE. — V. *Antimoine.*

FOIE DE SOUFRE. — V. *Sulfure de potasse.*

FOMENTATION. EMBROCATION. LOTION.

La fomentation consiste dans l'application d'un médicament chaud (liquide ou solide) sur une partie du corps, avec une éponge, un linge, une flanelle.

Le liquide employé peut être aqueux, vineux, alcoolique, acide, huileux et tenir en dissolution quelque substance émolliente, tonique, astringente, aromatique, selon le but proposé. On fait aussi des fomentations sèches : sable, sel, cendres de sarments.

Si le liquide est froid, la fomentation prend le nom d'embrocation. Dans la simple *lotion*, les médicaments ne sont pas appliqués à demeure à l'aide d'étoupes, de compresses, etc. V. Ire partie, ch. IX.

FORMULE. — V. *Médicaments.*

FOUGÈRE MÂLE (*Fougères*). — Les racines pulvérisées se donnent comme vermifuge à la dose de 31 à 125 gr.

FRICTIONS. — V. Ire partie, ch. IX.

FUMIGATION. — La fumigation consiste à diriger, au moyen de certains appareils, des vapeurs d'eau, de décoctions, etc., la fumée de plantes aromatiques sur une partie du corps, ou à les introduire, par l'aspiration, dans les voies aériennes.

Les fumigations émollientes s'obtiennent par la vapeur d'eau chaude et de décoctions de plantes malvacées. V. Ire partie, ch. IX.

Les fumigations excitantes sont produites par la vapeur des décoctions de plantes aromatiques, de l'alcool, des teintures éthérées.

Les fumigations sulfureuses sont produites par la combustion du soufre.

Comme désinfectantes, les fumigations servent à purifier les étables, les écuries, etc. : vapeur de soufre enflammé (acide sulfureux); vinaigre brûlé, parfums, aromates; on appelle fumigation guytonienne celle que l'on fait, suivant le procédé Guyton-Morveau, avec un mélange de peroxyde de manganèse, de sel et d'acide sulfurique. Le chlore peut remplacer plusieurs des fumigations coûteuses autrefois en usage.

On ferme hermétiquement l'étable, l'écurie, pendant douze heures et l'on n'y ramène les bœufs, les chevaux, etc., qu'après avoir bien aéré.

GALANGA (*amomées*). — La racine pulvérisée s'administre à la dose de 31 grammes et plus, comme tonique, excitant.

GARGARISMES. — Médicament liquide que l'on maintient plus ou moins longtemps dans l'arrière-bouche du cheval, sans le lui faire avaler; gargarismes adoucissants: eau de guimauve, d'orge, miellée ou acidulée; gargarismes contre la gangrène : acides minéraux, sels de fer, quinquina, écorce de grenade; gargarismes détersifs simples : miel rosat, eau de Rabel, etc., dans quantité suffisante d'eau.

GAYAC ou GAIAC (*zygophyllées*). — La racine de Gaïa dite gaïacine à odeur de benjoin, à saveur douce d'abord, puis amère, puis enfin très-âcre, s'obtient pure en faisant macérer des copeaux de gaïac dans l'alcool; elle est très-soluble dans l'éther et dans l'acool; très-peu soluble dans l'eau.

GENÉVRIER (*cupressinées*). — De ses baies, réduites en poudre, on obtient un médicament tonique, cordial, stomachique, irritant; dose (en extrait ou en poudre) de 31 à 125 grammes.

Le Genévrier-cade fournit l'huile de cade employée comme vermifuge.

GENTIANE (*gentiannées*). — Sa racine épaisse, jaune, amère, est un bon médicament tonique, fébrifuge, antivermineux, à la dose de 62 à 125 grammes. La gentiane s'administre seule ou mêlée aux antimoniaux. V. *Antimoine*.

Cette racine traitée par l'éther fournit le *gentianin*, substance volatile, odorante, amère, de couleur dorée; soluble dans l'éther, l'alcool et l'huile bouillante.

GINGEMBRE (*zingibéracées*). — Plante aux propriétés très-énergiques et très-stimulantes.

GOMME ARABIQUE. — Beaucoup d'arbres autres que l'acacia d'Égypte fournissent cette substance qui se présente en petites masses arrondies, tantôt blanches, tantôt rouges ou rousses, solubles dans l'eau froide; c'est un calmant.

GOMME AMMONIAQUE. — Gomme-résine, ordinairement en larmes blanches, fournie par le Dorema armeniacum (*ombellifères*); emploi à l'extérieur comme emplâtre; à l'intérieur, comme excitant contre l'asthme et les catarrhes pulmonaires chroniques.

GOMME-GUTTE. — Espèce de gomme-résine en masses cylindriques d'un jaune-brun, opaques, inodores, d'une cassure vitreuse, presque insapide d'abord, puis âcre et amère (produite par le Garcinia morella); purgatif qui doit être administré avec beaucoup de précaution, à la dose de 8 à 31 grammes.

V. *Assa-fœtida, euphorbe, myrrhe, encens.*

GOUDRON. — Substance fournie par les pins et les sapins. L'alcool, l'éther, les huiles grasses et les huiles volatiles dissolvent le goudron; — s'emploie pour guérir les plaies des chevaux, la gale des moutons.

GRAISSE. — Saindoux, suif de mouton employés dans les onguents, les cataplasmes maturatifs, contre les fentes de la corne du sabot, etc.

GUIMAUVE (*malvacées*). — Les racines contiennent un mucilage émollient et adoucissant; — très-employée dans les affections catarrhales et dans toutes les inflammations; contre la gourme, etc.

HUILE. — Liqueur grasse, onctueuse, inflammable, qui se tire de diverses substances.

HUILE DE LAURIER fournie par le laurier commun; elle est résolutive et émolliente.

HUILE DE CADE. — V. *Genévrier.*

Huile empyreumatique. — Produit volatil résultant de la distillation, à feu nu, d'une matière animale (corne de cerf); antispasmodique, anti-vermineux, à la dose de 16 à 62 grammes. On prépare avec l'huile empyreumatique un savon contre la gale.

Incisifs. — Médicaments propres à détacher les humeurs épaisses et coagulées dans l'estomac, les entrailles et les voies respiratoires, etc.; poudres d'iris, de réglisse, de scille, d'aunée; oxymel simple et scillitique; gomme ammoniaque, assa-fœtida, antimoine, etc.

Jalap (*convolvulacées*). — La racine de cette plante a des propriétés purgatives très-énergiques. On l'administre en poudre; teinture, résine de Jalap.

Kermès. — V. *Antimoine*.

Lavande (*labiées*). — Plante tonique, cordiale, stomachique, à odeur forte, mais suave, à saveur chaude et amère. On en retire, par distillation, une huile essentielle connue dans le commerce sous le nom d'*huile d'aspic*, qu'on devrait bien plutôt appeler huile de spic.

Lavements. — Injections d'un liquide dans les intestins au moyen d'une seringue : eau chaude, décoctions de plantes émollientes, de graines de lin, de son, etc. On ajoute quelquefois du laudanum, des têtes de pavot pour les rendre calmants; de 125 à 250 grammes d'huile d'œillette ou de noix, pour les rendre plus laxatifs; 125 grammes de sel de Glauber pour les rendre purgatifs, etc., etc. V. Ire partie, ch. IX.

Laxatifs. — Purgatifs doux : miel, manne grasse, casse, etc. V. *Purgatifs*.

Laudanum. — On appelle ainsi tous les médicaments liquides ou solides dans lesquels l'opium se trouve associé à divers ingrédients.

La dose de laudanum, à l'intérieur, est de 16 à 62 gr. Tonique, calmant.

Liniments. — Médicaments onctueux et liquides, contenant ordinairement de l'huile comme base principale; employés à l'intérieur en frictions.

Lotion. — Opération qui consiste à laver le corps, en promenant sur sa surface un linge ou une éponge trempés dans l'eau ou dans un liquide médicamenteux. Liquide dont on se sert dans l'opération même.

Les lotions sont émollientes, détersives, alcalines, etc. *V. Fomentations.*

Masticatoires. — V. Ire partie, ch. IX.

Mastigadour. — Médicament enfermé dans un morceau de linge et maintenu dans la bouche du cheval de façon qu'il broie et mastique le contenu, sans pouvoir avaler l'enveloppe; on se sert des mastigadours principalement dans les maladies de la bouche et de la gorge: miel, poudre de réglisse, de guimauve, de plantes aromatiques, etc.

Menthe poivrée ou Baume (*labiées*). — Plante antispasmodique, cordiale, vulnéraire, anti-venteuse; s'emploie aussi contre la toux, l'asthme. En infusion, en poudre.

Mercure ou Vif-argent. — C'est un corps simple, métallique, liquide, d'un blanc d'argent. Remède héroïque employé dans beaucoup de cas. *V. Cinabre.*

Le mercure doux ou chlorure de mercure, ou calomel, est un purgatif anthelminthique (contre les helminthes, vers): dose de 4 à 16 grammes; contre le farcin, la morve, etc. *V. Onguent mercuriel.*

Miel. — Adoucissant et laxatif; il entre dans la composition des électuaires, des bols, des breuvages pectoraux; on l'associe au mercure, (*mercuriel*); au vinaigre, (*oxymel*); délayé dans de l'eau, il donne l'hydromel.

Muriates. — Sels formés d'une base et d'acide muriatique; on dit plutôt aujourd'hui *chlorures* ou *chlorhydrates.* Le muriate de soude est le sel marin ou le sel de cuisine; le muriate d'ammoniaque est le sel ammoniac.

L'acide muriatique est l'acide chlorhydrique ou esprit de sel fumant.

Nicotiane. — V. *Tabac.*

Nitrates. — Sels formés par la combinaison de l'acide

nitrique ou azotique avec les bases. V. *Pierre infernale* et *Sel de nitre*.

OLBAN ou ENCENS. — C'est une gomme résine qui entre dans la composition des teintures détersives et vulnéraires, dans les fumigations aromatiques, etc. V. *Encens*.

ONGUENTS. — Médicaments externes composés de corps gras (graisse, cire, huile) d'une consistance molle, analogue à celle de l'axonge (saindoux) et qui se liquéfie à la chaleur de la peau. On applique le plus ordinairement les onguents sur les plaies et les ulcères et on les emploie alors comme suppuratifs, dessiccatifs, calmants, excitants, styptiques.

Onguent vésicatoire. L'onguent emplâtre-vésicatoire le plus ordinaire se prépare avec de la poix blanche, de la térébenthine, de la cire jaune et des cantharides pulvérisées. Le vésicatoire anglais se fait avec parties égales de poix blanche, d'axonge, de cire jaune et de poudre de cantharides. Le vésicatoire économique des campagnes consiste à saupoudrer de cantharides du levain humecté de vinaigre. On prépare des cataplasmes vésicatoires en saupoudrant avec de la poudre de cantharides le cataplasme de farine de lin. L'onguent vésicatoire s'emploie comme un résolutif très-énergique contre les engorgements froids.

L'*onguent d'althéa*, dont la guimauve est l'ingrédient propre, est calmant et adoucissant; il ramollit les tumeurs.

OPIATS. — Médicaments dans la préparation desquels entre l'opium et même beaucoup d'autres substances dont l'opium est absent et qui ne diffèrent en rien des électuaires. V. *Electuaires*. On donne les opiats dans des breuvages; on les convertit en bols.

OPIUM. — Suc épaissi de plusieurs espèces de pavots, particulièrement du papaver somniferum; on le recueille au moyen d'incisions faites aux têtes de pavots non encore mûres, d'où il découle sous la forme d'un suc laiteux qui se concrète promptement. Il a une forte odeur vireuse et une saveur amère. Il nous est apporté d'Orient sous la forme de masses plus ou moins dures, brunes, amères. On distingue dans le commerce : l'opium de Smyrne (le meilleur); l'opium d'Egypte ; l'opium de Constantinople; l'opium d'Algérie.

L'opium constitue un des médicaments les plus importants, les plus héroïques; à petite dose il apaise les douleurs ; à forte dose, il est très-excitant et devient, à doses extrêmes, un poison violent. On administre l'opium aux chevaux à la dose de 4 à 16 grammes et au-dessus, en pilules, en lavements, etc. Si on le remplace par l'extrait de pavot indigène, on double, ou l'on triple la dose.

Avec l'opium, on prépare le laudanum, etc.

Oxydes. — Tous les composés renfermant de l'oxygène.

Oxyde d'antimoine ou *Acide antimonieux*, corps blanc produit par le grillage de l'antimoine métallique. V. *Antimoine.*

Oxyde de cuivre. Il sert à la préparation de beaucoup de sels de cuivre. V. *Egyptiac.*

Oxyde de mercure. V. *Mercure.*

Oxyde de plomb. V. *Plomb.*

Oxymel. — Mélange de miel, d'eau et de vinaigre.

L'oxymel simple et l'oxymel scillitique se donnent comme rafraîchissants et diurétiques à la dose de 125 gr.

L'*oxymel de cuivre*, appelé improprement onguent égyptien, ne s'emploie qu'à l'extérieur pour ronger les chairs baveuses des ulcères.

Pavot. — Les têtes de pavots sont employées comme remèdes anodins et calmants, en lavements, en cataplasmes, en boissons.

Pectoraux. — V. *Béchiques.*

Pétrole ou Huile de pierre. — Sorte de naphte coloré en brun ou en noir par des matières goudronneuses, de consistance visqueuse; très-inflammable; il entre dans la composition des topiques fortifiants.

Plomb. — Il fournit à la médecine vétérinaire des oxydes astringents et siccatifs : céruse, minium, etc.

Poix blanche, poix grasse, poix de Bourgogne. — V. *Térébenthine.*

Poix noire ou Poix des cordonniers. — Goudron solidifié au soleil ou artificiellement ; médicament fondant et maturatif ; il sert à la composition de beaucoup d'onguents.

Ponction. — V. Iʳᵉ partie, ch. IX.

Potasse. — V. *Alcali*.

Potasse caustique ou Pierre a cautère. — Corps solide, blanc, sans odeur, extrêmement caustique et attirant promptement l'humidité : très-soluble dans l'eau.

Poudres. — Compositions desséchées et broyées, possédant les propriétés des substances qui les fournissent ; elles entrent dans la composition des breuvages, des bols, des opiats, des cataplasmes, des mastigadours, etc. Doses ordinaires de 62 à 125 grammes.

Précipité. — Dépôt qui se forme et se *précipite* quand un corps se sépare du milieu du liquide où il était dissous. — Oxyde de mercure ; oxyde rouge de mercure servant, à l'extérieur, pour ronger les chairs baveuses.

Purgatifs. — Médicaments propres à déterminer les évacuations du ventre.

Quinquina (*rubiacées*). — Médicament héroïque, antiputride, fébrifuge, tonique, astringent ; contre la gangrène, le charbon, les fièvres chroniques, intermittentes, etc. A l'intérieur, on l'administre à la dose de 31 à 125 grammes dans du vin, etc. ; à l'extérieur, on l'applique en poudre sur les plaies fongueuses, etc. ; on en saupoudre les cataplasmes ; il entre dans la composition des lavements antiseptiques. On distingue le quinquina gris ou de Loxa ; le quinquina jaune, ou royal, ou calisaya ; c'est le fébrifuge par excellence ; le quinquina rouge.

Rafraichissants. — Médicaments propres à diminuer la trop grande chaleur du corps : décoctions émollientes, boissons acidulées, miellées, etc. ; crême de tartre, sel de nitre, etc.

Réglisse (*légumineuses*). — Plante rafraîchissante et un peu diurétique.

Relachants. — V. *Émollients* et *Laxatifs*.

Résines. — Les résines se distinguent des gommes en ce qu'elles ne sont pas solubles dans l'eau.

Résolutifs. — Médicaments qui déterminent la résolution des engorgements à caractère inflammatoire, tumeurs, etc : Eau de Goulard, teinture de cantharides, onguent mercuriel, poix de Bourgogne, gomme ammoniaque, mercure, etc.

Rhubarbe (*polygonées*). — Sa racine pulvérisée s'administre à la dose de 16 à 62 grammes, comme stomachique, vermifuge; contre la diarrhée chronique, le gras-fondure, etc.

Ricin (*euphorbiacées*). — Ses semences pilées dans du miel s'administrent à la dose de 4 à 8 grammes, comme purgatif.

L'huile de ricin est un bon laxatif à la dose de 125 à 250 grammes.

Rue (*rutacées*). — On la pile dans l'huile et on la donne comme vermifuge; anti-venteuse. L'huile de rue s'emploie à l'extérieur comme vulnéraire.

Sabine (*cupressinées*). — Anti-venteuse, vermifuge.

Safran de mars (oxyde brun de fer). — A la dose de 31 à 62 grammes, comme apéritif; contre l'hydropisie.

Sauge (*labiées*). — La sauge et le romarin s'emploient en infusion contre les transpirations arrêtées.

Savons. — Combinaisons d'alcalis et de corps gras.

Scille (*liliacées*). — Sa racine est fondante, incisive, diurétique.

Sels. — Composés chimiques formés d'un acide et d'une base; d'un corps non métallique et d'un métal.

Sel marin ou *muriate de soude :* résolutif, fondant, purgatif, diurétique suivant la dose.

Sel de Glauber (sulfate de soude) : purgatif doux à la dose de 125 grammes.

Sel d'Epsom : mêmes vertus que le sel de Glauber; même dose.

Séné (*légumineuses*). — La feuille de cette plante, administrée à la dose de 31 à 62 grammes, est purgative, mais, comme elle occasionne souvent des coliques, on l'associe avec le sel de Glauber, etc., pour parer à cet inconvénient.

SÉTON. — V. Ire partie, ch. IX.

SOUFRE. — A l'intérieur, on l'administre à la dose de 31 à 125 grammes dans les cas de maladies de la peau ; à l'extérieur, on saupoudre avec la fleur de soufre les parties dartreuses, galeuses, etc.

STERNUTATOIRES. — V. Ire partie, ch. IX.

STIMULANTS. — Médicaments propres à exciter l'action organique à l'intérieur ou à l'extérieur.

SUBLIMÉ CORROSIF (*deutochlorure de mercure*). — Sel blanc cristallisé en belles aiguilles brillantes ; volatil, soluble dans l'eau. Ce médicament sert à l'extérieur pour déterger les plaies ; on l'incorpore à la gomme ammoniaque, à l'assa-fœtida, au savon. Le sublimé corrosif s'administre quelquefois, à l'intérieur, à la dose de 2 grammes contre les maladies de la peau, contre la morve.

SULFATES. — Sels formés par la combinaison de l'acide sulfurique et d'une base.

SULFURES. — Composés formés par la combinaison du soufre avec un autre corps. V. *Antimoine, Mercure.*

Sulfure de potasse ou *Foie de soufre* (combinaison du soufre avec un alcali minéral) ; à l'extérieur contre les dartres, la gale et toutes les maladies de la peau.

SUREAU (*caprifoliacées*). — A l'intérieur, la fleur de cette plante donnée en infusion est diaphorétique ; à l'extérieur, on l'emploie comme résolutive.

TABAC. — A l'extérieur, la décoction de feuilles de tabac s'emploie contre la vermine ; à l'intérieur, administré à petite dose avec beaucoup de prudence, le tabac est un purgatif violent ; on donne aussi des lavements de tabac dans certains cas rares.

TARTRE ACIDULÉ DE POTASSE OU CRÊME DE TARTRE. — Médicament laxatif, diurétique et rafraîchissant ; à la dose de 60 à 140 grammes.

TARTRE VITRIOLÉ. — V. *Sulfates.*

TARTRATE D'ANTIMOINE. — V. *Antimoine*.

TEINTURE. — Solution dans un menstrue convenable (alcool, etc.) d'une ou de plusieurs substances simples ou composées.

Teinture de cantharides. — V. *Cantharides*.

TÉRÉBENTHINE. — Suc résineux (de la consistance du miel) qui découle, naturellement ou à l'aide d'incisions artificielles, du pin, du sapin, du mélèze, etc.

A l'intérieur, on administre la térébenthine comme pectorale, diurétique, contre les maladies de la vessie et contre les coliques hépathiques ; à l'extérieur, elle est vulnéraire, résolutive, fortifiante. La poix de Bourgogne, la poix-résine, etc., ont une vertu analogue.

On distingue dans le commerce : la térébenthine commune de Strasbourg (provenant du sapin), la térébenthine de Bordeaux (provenant du pin maritime), la térébenthine de Venise ou de Briançon (provenant du mélèze).

THÉRIAQUE. — V. *Électuaires*.

TONIQUES. — Médicaments propres à exciter l'action des organes et à augmenter leur force : genièvre, thériaque, etc. V. *Stimulants*.

VALÉRIANE (*valérianées*). — Sa racine s'administre contre les vers, les vents, etc. V. *Teinture*.

VERMIFUGES. — Médicaments propres à tuer les vers, à les expulser du corps : oignon, ail, assa-fœtida, térébenthine, éther sulfurique, tartrate de potasse et d'antimoine, kermès minéral, calomel, jalap, gomme-gutte, huile de ricin, rhubarbe, séné, etc.

VERT-DE-GRIS. — V. *Acétates*.

VÉSICATOIRE. — V. Ire partie, ch. IX.

VIN. — Tonique, fortifiant ; s'emploie pour laver les plaies.

VINAIGRE. — Rafraîchissant et résolutif.

VITRIOL. — V. *Sulfates*.

VULNÉRAIRES. — Médicaments propres à guérir les plaies et les blessures. Onguent basilicum, baume vulnéraire, eau-de-vie camphrée, eaux tenant en dissolution des plantes aromatiques.

MARÉCHALERIE

CHAPITRE PREMIER

Sabot du cheval. — Ferrure usuelle et normale du cheval, de l'âne, du mulet et du bœuf.

Donnons d'abord une description succincte du pied des animaux que l'on ferre.

Les parties constituantes du sabot sont : la sole (L, sole

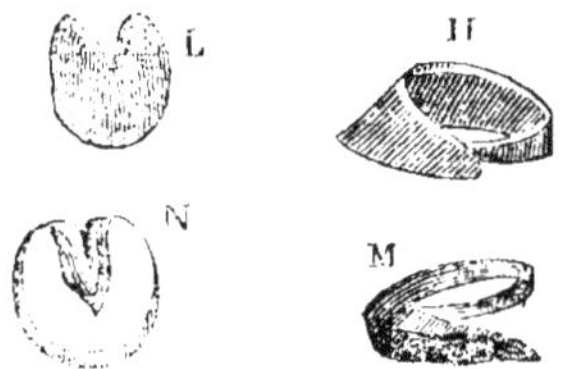

détachée du sabot; N, sole attachée au sabot); la muraille, H; la fourchette avec sa bande étroite de corne luisante appelée périople, M.

La muraille contient les parties intérieures et les protége; elle présente deux faces, une externe et l'autre interne. L'externe est recouverte d'une sorte d'enduit ou de vernis naturel qui la défend contre l'eau, l'humidité, etc.; on la divise en pince ou partie antérieure; en mamelles placées sur les côtés; en quartiers qui font suite aux mamelles, et en talons.

Le sabot diminue de hauteur à partir de la pince jusqu'aux talons; là on voit la muraille se recourber à angle aigu et se continuer de chaque côté de la fourchette pour en atteindre la pointe ; ces parties de la muraille s'appellent barres ou arcs-boutants. — La face interne de la muraille est recouverte de lamelles cornées dirigées de haut en bas et s'engrenant avec celles qui recouvrent l'os du pied.

La muraille offre deux bords : l'un supérieur, l'autre inférieur. Le premier est beaucoup plus mince que le second et porte un sillon profond qui loge le bourrelet, organe sécréteur de la corne; le bord inférieur, très-épais, est celui dans lequel on enfonce les clous.

La sole est une plaque de corne dure formée de couches superposées et remplissant en partie le vide des deux quartiers. Elle offre deux faces : l'une supérieure, convexe; l'autre inférieure, concave.

La première touche aux chairs de l'os du pied; la seconde est en contact avec le sol (quand l'animal n'est pas ferré). De ces deux bords: l'un externe, à forme de croissant, unit la paroi à la sole; l'autre, interne, adhère aux barres et à la fourchette.

La sole et la muraille réunies forment à l'intérieur la fourchette.

La Fourchette est une portion de corne, de forme triangulaire, moins dure que le reste du sabot, et remplissant le vide laissé entre les barres auxquelles elle adhère et dont elle couvre les angles par un prolongement appelé glôme de la fourchette.

La base de la fourchette est large, grosse, douée d'un mouvement d'élasticité décroissant de la circonférence au centre du pied; de chaque côté de la fourchette sont des cavités longitudinales dites commissures de la fourchette; au milieu de la fourchette est le coussin qui protége un tendon particulier.

A la base de la fourchette est une cavité qui la sépare en deux parties, en déterminant des bords proéminents d'une corne plus dure que le reste de la fourchette.

La fourchette sert de point d'appui sur le sol et de moyen d'écartement au talon ; on ne devrait jamais la parer, ni la brûler; elle se renouvelle d'elle-même.

Nous dirons simplement que, chez l'âne et le mulet, la surface plantaire est plus resserrée, moins circulaire que chez le cheval.

Le pied du bœuf est, pour ainsi dire, le pied du cheval, mais partagé en deux par une ligne longitudinale; il n'y a pas de fourchette; la paroi de l'ongle se replie dans la pince et non dans la région du talon pour se mettre en rapport, par sa surface externe, avec la paroi également recourbée de l'onglon opposé. La corne de l'ongle du bœuf offre moins d'épaisseur et moins de dureté que celle du cheval.

FERS. — Le fer est une sorte de semelle métallique fixée par des clous sous le pied, pour empêcher l'usure de la corne. La face supérieure reçoit l'ajusture, l'inférieure reçoit les étampures.

Le fer de devant, bien fait, doit être partout de même épaisseur; les étampures doivent être à égale distance les unes des autres et aussi rapprochées que possible de la pince; celles de la branche interne rapprochées du bord externe (plus maigres), celles de la branche externe plus rapprochées du bord interne (plus grasses).

Le fer de derrière doit être plus fort et plus couvert en pince; il diminue peu à peu de force et de couverture vers les éponges qui seront moins larges et plus minces que les autres parties; ses étampures sont à égale distance et laissent entre elles un espace en pince où l'on lève le prolongement dit pinçon.

Pour les chevaux de selle et d'attelage léger, l'inégalité d'épaisseur des fers nous a paru avoir toujours des inconvénients.

Un fer pesant de 500 à 625 grammes suffit pour un cheval de 1ᵐ 60 de haut; un fer pesant de 400 à 500 grammes suffit pour un cheval ordinaire de 1ᵐ 50 de haut.

Prenez ces longueurs comme point de départ pour le poids du fer.

En général, le fer français a trop de couverture.

Souvent les maréchaux attaquent trop la sole, la fourchette et les arcs-boutants; ils détruisent même quelquefois ces derniers, sous prétexte *d'ouvrir les talons*. Nous avons déjà dit et nous répétons d'une manière absolue, qu'on doit *laisser intactes* les parties intérieures du sabot. Les crampons, les mouches, les pinçons, les prolongements, les grappes, faussent les aplombs, fatiguent les pieds et rendent les ruades plus dangereuses. Les crampons ne présentent de sérieux avantages que quand il s'agit de marcher sur la glace et de gravir des montagnes escarpées.

Si l'on est obligé de mettre un pinçon (sur la pince des fers de derrière) il faut le rabattre à petits coups pour éviter les étonnements du sabot.

Les clous doivent être très-ductiles, de façon à plier sans se rompre; bien corroyés, sans paille et bien affilés. Les têtes ont presque toujours trop de saillie.

La ferrure périplantaire de M. P. Charlier est généralement préférable à l'ancienne ferrure, surtout pour les

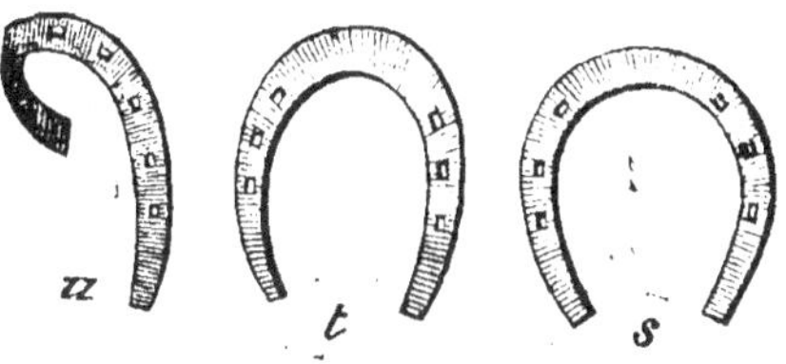

t. s. Fers périplantaires du Cheval. — *u.* Fer périplantaire du bœuf.

chevaux de luxe et pour les chevaux aux pieds malades. Imaginez-vous une bande courbée sur champ avec une surface supérieure un peu moins large que l'inférieure, avec une étendue correspondante à celle de la paroi et un bord externe oblique de haut en bas: cette bande est percée de quatre ou six étampures oblongues diminuant de la surface inférieure vers la surface supérieure. Les éponges sont en biseau arrondi. L'ajusture n'est pas nécessaire. On enchâsse ce fer dans une rognure ou feuillure faite à angle droit au bord inférieur de la paroi, sans toucher aux parties vives du sabot. Le clou, moins lourd et pourtant plus solide que le clou ordinaire, cache entièrement sa tête dans l'étampure.

Le poids du fer périplantaire, pour les chevaux de luxe, ne dépasse pas 260 grammes, ni 800 grammes pour les plus fortes bêtes de somme; adhérence plus ferme, plus sûre ; les talons conservent la hauteur qu'ils doivent avoir, et les parties qu'il faut respecter, restent intactes.

Dans l'ancienne ferrure, comme dans la nouvelle, on se rappellera les principes suivants : respecter la sole, la fourchette et les arcs-boutants; donner peu d'ajusture au fer ; couvrir les talons sans les dépasser; faire garnir le fer à partir du troisième trou des quartiers du dehors, de façon que cette garniture aille en augmentant jusqu'au talon; bien ajuster le fer au dedans pour que le cheval ne se coupe pas; éloigner le plus possible des éponges les étampures pour ménager l'élasticité vers les talons.

Précautions à prendre : on attache l'animal avec un licol de force et non avec un bridon; on prend le brochier et le rogne-pied pour dériver les vieux clous; avec les tricoises on tire le fer par le bout de l'éponge, en prenant le point d'appui sur le bord inférieur de la paroi; ne pas oublier les caboches (ou vieux clous); quelquefois on est obligé de chasser les clous à l'aide du rogne-pied et du repoussoir.

On n'enlève pas les quatre fers à la fois.

On rogne ensuite le pied en pince, puis les quartiers. On boute à plat, le manche de l'instrument appuyé sur le corps; on choisit le fer convenable; on le met au feu et on l'ajuste pendant quelques secondes, en tenant la pince du fer de devant un peu relevée à portée des deux trous des mamelles; on fait porter. On enlève le fer et avec le boutoir on aplanit le bord plantaire dans toutes les parties où le fer a touché.

Si les pieds sont restés longtemps déferrés, si la sole a été abattue, s'il y a encastelure cerclée ou non cerclée, il faut ferrer à froid après avoir pris la mesure de la surface plantaire avec des lames métalliques très-minces, ou par un autre moyen.

Le fer portant bien, on le débouche, on le mouille, on en râpe les bavures; on le broche d'abord doucement à petits coups, puis à fond, par deux ou trois coups forts et secs. La lame est relevée avec la carre du brochoir et la pointe rabattue sur les parois, puis enlevée au ras du point de sortie avec les tricoises : coup de râpe pour l'affleurement complet du bord inférieur de la paroi avec le fer qui la continue; sans tortiller.

La manière de tenir le clou, pendant qu'on le broche, importe beaucoup au bon résultat de l'opération ; il faut le serrer par la lame, entre le pouce et l'index de la main gauche, le biseau de la pointe tourné du côté de l'index.

Si la direction du clou est bonne, l'oreille perçoit un son clair ; quand cette direction est mauvaise, le son est mat. Les clous coudés doivent être enlevés.

Un clou est broché trop maigre, si sa pointe sort trop près de la couronne ; il est broché trop gras, quand il se rapproche trop des parties vives ; si les clous ne sont pas à la même hauteur, le pied est broché *en musique; brocher en vieux trous*, c'est remettre les clous dans les trous des vieux fers.

Pour râper les rivets, on appuie le pied du cheval sur un billot de bois, ou sur le genou.

FERRURE A GLACE. — La ferrure à glace diffère de la ferrure ordinaire par l'emploi de clous (deux en mamelle et deux en talons) à tête plus grosse que celle des clous ordinaires, et en forme de coins ; ces clous se fixent, par la partie tranchante, dans la glace et dans le verglas. Nous préférons, à ce système et à beaucoup d'autres, la ferrure périplantaire.

FERRURE DE L'ANE ET DU MULET. — Bien faire suivre au fer la tournure du pied de l'âne et du mulet, et se borner, pour le reste, aux détails donnés ci-dessus pour la ferrure du cheval.

FERRURE DU BOEUF. — Il faut ferrer tous les boeufs et

toutes les vaches employés aux charrois. On applique sous l'onglon du bœuf une plaque de fer mince qui, suivant exactement les contours de cette partie du pied, est plus large et arrondie en arrière et coupée en angle droit en avant. Une bande étroite se replie à l'extrémité de l'onglon ; ou bien, une sorte de triangle se prolonge sous le milieu du bord interne du fer ; ces appendices fixent le fer.

Les six étampures se trouvent le long du bord externe du fer.

On pose le fer à froid après avoir paré, avec le rogne-pied d'abord puis avec le boutoir, la partie de la sole qui dépasse ; ne pas amincir la sole.

On broche selon la méthode indiquée plus haut pour la ferrure du cheval, et l'on rabat le pinçon en bande ou en triangle, en frappant cette pince par la base, puis par l'extrémité ; on tient coup en appuyant les bords réunis des tricoises, au niveau de la pince.

Ce système de ferrure laisse, entre les deux onglons, un vide où s'amassent des corps étrangers, graviers, etc., cause fréquente de boiterie (bœuf engravé) ; le fer péri-plantaire de M. Charlier est de beaucoup préférable. Voir ce que nous avons dit, plus haut, sur la ferrure périplantaire du cheval.

CHAPITRE II

Pieds difformes ou malades (1). **— Fers appropriés** (2).

Pied plat. — Il faut parer le pied à plat, en ménageant la sole et la fourchette, en n'abattant que très-peu de muraille; fer demi-couvert avec assez d'ajusture pour qu'il ne porte pas sur la sole. — On fera porter le fer à froid. — Ferrure périplantaire.

Pied comble. — Mêmes recommandations que pour le pied plat ; si la sole est plus élevée que les bords inférieurs de la paroi, on emploie le fer à bords renversés.

Pied encastelé. — Il faut parer à plat, en ménageant la fourchette, la sole et les talons ; graisser souvent. Ferrure périplantaire.

Pieds a talons serrés. — V. *Pied encastelé.*

Pieds étroits. — Étamper les fers en pince le plus possible, donner beaucoup de garniture, incruster le pinçon dans la corne : de cette façon, on diminue l'accroissement de la pince, on rend les quartiers plus libres.

Pieds cerclés. — Fer léger, beaucoup de garniture ; graisser souvent. Ferrure périplantaire.

Pieds creux a talons hauts. — Fer à branches courtes, étampé loin du talon ; garniture en pince.

Pieds a talons bas. — On dit que le cheval *forge.* Cet accident a souvent pour cause une ferrure à trop grosses éponges. — Remède, dans ce cas, ferrure périplantaire.

Pieds mous et gras. — Ferrure périplantaire.

(1) Voir, pour le surplus, le chapitre des *Maladies du cheval.*
(2) Voir les vignettes page 449.

PIEDS FAIBLES. — Ferrure légère, ancien système; et mieux, ferrure périplantaire.

PIEDS DÉROBÉS. — Après avoir enlevé avec le rogne-pied les parois attaquées du sabot, après avoir paré avec le boutoir et râpé les bavures, on fait porter le fer *à caractère* à froid et on l'attache avec des clous minces à affilure droite, en brochant très-haut.

PIEDS PINÇARDS. — Il faut parer les talons et les quartiers à fond; fer pinçard, très-mince, dégagé en éponges, étampures rapprochées du talon, pince couverte et plus forte que les autres parties; on laisse garnir en pince de deux à trois centimètres.

PIEDS PANARDS. — Il faut parer à plat en ménageant le quartier de devant; éponge du dedans plus forte et plus courte que l'externe et incrustée dans la corne. Ferrure périplantaire.

PIEDS CAGNEUX. — Il faut ménager le quartier du dehors, avoir une branche forte, garnir en dehors; ferrer juste en dedans.

PIEDS DU CHEVAL ARQUÉS ET BOULETÉS. — Pince dégagée et mince; bien nourrir les branches jusqu'aux éponges.

PIEDS DES CHEVAUX QUI SE COUPENT. — V. *Pieds panards et cagneux*. Si le cheval se coupe du quartier ou de la mamelle, on pare en ménageant le quartier interne et en le tenant plus élevé que l'externe; fer à la turque à étampures sur la branche externe seulement, la mamelle qui y fait suite et la pince; branche interne plus forte, plus étroite, sans étampures; quelquefois on incruste un poinçon dans la corne.

PIEDS DES CHEVAUX QUI SE COUCHENT EN VACHE. — Se servir d'un fer à branche interne très-courte et en incruster l'éponge dans le bord inférieur de la paroi.

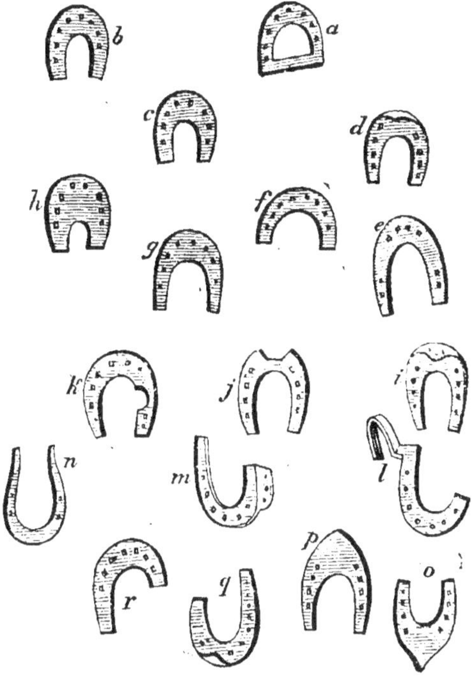

Fers de différentes formes.

a. Fer à planche et à branches raccourcies (pour l'encastelure et les pieds serrés).
b. Fer ordinaire un peu couvert (pour les grands pieds).
c. Fer demi-couvert (pour les pieds plats).
d. Fer à poinçon (pour les pieds serrés).
e. Fer à caractère (pour les pieds dérobés).
f. Fer à lunette (pour les talons douloureux).
g. Fer couvert (pour les pieds combles).
h. Fer très-couvert (pour les pieds combles et sole malade).
i. Fer à poinçon postiche propre à recevoir un morceau de cuir (pour l'opération de la seime).
j. Fer échancré en pince (pour la bleime).
k. Fer échancré (pour la cerise, la bleime, etc.).
l. Fer à branche tronquée avec crochet (pour pansement).
m. Fer tronqué à poinçon postiche, (pour recouvrir un pansement).
n. Fer à dessolure.
o. Fer à pince dite *bec de flûte* (pour les pieds rampins).
p. Fer en pince à la florentine (pour pieds rampins).
q. Fer à la turque (pour les chevaux sujets à se couper en talons et en quartier).
r. Fer à branches tronquées (pour l'ablation du quartier et l'opération du javart).

C'est au vétérinaire surtout qu'il appartient de soigner et de guérir la bleime, la scime, la fourbure, le crapaud et le javart, etc. (V. ces mots, au chapitre consacré aux *Maladies du Cheval*). Le maréchal ferrant aide l'homme de l'art. Dans le cas de fissure incomplète, on pratique dans la paroi des sutures métalliques avec des clous brochés transversalement. Légère cautérisation à la base du bourrelet. Dans le cas de seime quarte, on applique le fer à planche dont la traverse réunit les deux éponges pour fournir à la fourchette un point d'appui plus large; on enlève le quartier. Dans le cas de seime en pince, on se sert d'un fer mince et léger à pince prolongée, très-couvert, étampé très-près des talons et débordant la paroi en avant; éponges relevées, dépassant le niveau des talons; de cette manière, les pièces du pansement et les ligatures sont retenues. Contre la bleime : ferrure périplantaire. Si la bleime suppure (la matière *souffle aux poils*, dit-on vulgairement), il faut ouvrir une issue au pus de la sole et enlever toutes les parties malades, puis on met un fer à planche. Dans le cas de fourbure momentanée, on rogne et l'on râpe les parties surabondantes de la pince; on applique le fer et l'on ramène à des dimensions régulières la paroi trop épaisse. S'il y a *croissant* (os mis à nu), le chirurgien intervient; fer à dessolure. Pour faciliter le pansement du crapaud, fer périplantaire ou fer ordinaire très-dégagé et ne portant que sur le contour de la paroi.

Pour le pansement du javart, il y a un fer spécial dit *fer à javart :* c'est le fer à dessolure dont la moitié a été enlevée dans le sens de la longueur, du côté où le vétérinaire a opéré.

Dans le cas de clou de rue (blessure intéressant les tissus recouverts par la sole ou par la fourchette) on emploie le fer à dessolure, fer mince, peu couvert, à éponges assez longues et courbées en bas, de manière à laisser passage aux éclisses retenues par sa face supérieure; on rive grossièrement les clous, et on les broche avec beaucoup de douceur.

§ Ier. — Accidents de la ferrure. — Remèdes.

Blessures du tissu recouvert par la sole (vulgairement blessures de la sole, mot impropre, la sole étant par elle-même insensible). Si par la maladresse du maréchal, par son zèle fâcheux à *trop parer* (amincir la corne), le tissu velouté est attaqué et saigne, il faut introduire immédiatement, dans la blessure, de l'essence de térébenthine avec des étoupes retenues par un morceau de toile ou de cuir et par la branche du fer.

Brulure de la sole. — Si la brûlure est superficielle, les bains de pied prolongés et l'application d'un cataplasme de crottin de cheval suffisent pour amener une prompte guérison; si la blessure est profonde, il faut réclamer le secours d'un vétérinaire qui ordonnera les remèdes réfrigérants convenables et le repos de l'animal pendant un temps plus ou moins long.

Piqure. — Elle a pour cause un clou mal affilé, mal dirigé, planté trop gras; il faut poser à terre le pied atteint et laisser le sang couler jusqu'à ce qu'il s'arrête de lui-même; puis introduire, par la rainure, un peu d'étoupe imbibée d'essence de térébenthine; après quoi, on applique le fer de nouveau. Bain froid.

Pied serré — Le pied est serré quand les clous, brochés trop près des parties vives, les resserrent et y déterminent une douleur plus ou moins vive. Il faut retirer les clous mal enfoncés et en mettre d'autres, dans la direction convenable.

§ II. — Instruments de maréchalerie.

Instruments du maréchal. Fer. Houille. Soufflet. — Il faut préférer à l'ancien soufflet la soufflerie métallique en forme de cylindre, comme occupant moins de place, fatiguant peu et produisant beaucoup d'effet.

Tenailles. — Les branches trop longues surchargent la main; les mors doivent être courts et saisir solidement le fer. Les mors de la lopinière, s'usant vite par l'action du feu, doivent être assez allongés et forts.

Tisonniers. — Ayez un tisonnier droit pour détacher les scories; un tisonnier crochu pour les retirer de la forge.

Enclume. — Que la table soit bien unie au-delà du dos d'âne.

Marteaux ou ferretiers. — Ayez-en de plus ou moins lourds selon la force des fers à fabriquer. Le marteau à frapper devant aura la bouche bien carrée. Le refouloir sera léger et d'un mouvement facile.

Étampes. — Que la pointe, non effilée, soit trempée à arêtes vives.

Rogne-pied. — Qu'il soit tranchant seulement à ses extrémités.

Tricoises. — Qu'elles mordent bien et ne lâchent pas les clous une fois saisis.

Repoussoir. — La pointe doit être très-solide.

Rape. — On doit préférer la râpe aux deux faces planes à la râpe dont l'une des faces est arrondie d'un côté à l'autre.

Boutoirs. — Celui qui est destiné aux opérations à pratiquer sur le pied malade aura sa lame étroite et un peu recourbée.

Fer. — Il doit être doux et nerveux, c'est-à-dire qu'il se ploiera facilement à chaud et même à froid au lieu de se briser, comme cela arrive pour le fer laminé, pour la tôle, etc. Nous avons toujours tiré un meilleur parti du *fer au bois que du fer à la houille.*

Houille. — Préférez les houilles grasses de Mons, de Rive-de-Gier et de Saint-Étienne (fine-forge) aux houilles maigres. Faites-vous livrer vos provisions sèches et pures de pierres schisteuses et de soufre; cet agent chimique rend souvent la soudure du fer impossible.

VICES RÉDHIBITOIRES (1)

1641. Le vendeur est tenu de la garantie à raison des défauts cachés de la chose vendue qui la rendent impropre à l'usage auquel on la destine, ou qui diminuent tellement cet usage, que l'acheteur ne l'aurait pas acquise, ou n'en aurait donné qu'un moindre prix, s'il les avait connus.

Loi 20 mai 1838.

Art. 1er. Sont réputés vices rédhibitoires et donneront seuls ouverture à l'action résultant de l'article 1641 du Code civil, dans les ventes ou échanges d'animaux domestiques ci-dessous dénommés, sans distinction des localités où les ventes et échanges auront eu lieu, les maladies ou défauts ci-après, savoir :

Pour le cheval, l'âne ou le mulet.

La fluxion périodique des yeux, l'épilepsie ou le mal caduc, la morve, le farcin, les maladies anciennes de poitrine ou vieilles courbatures, l'immobilité, la pousse, le cornage chronique, le tic sans usure des dents, les hernies inguinales intermittentes, la boiterie intermittente pour cause de vieux mal.

Pour l'espèce bovine.

La phthisie pulmonaire, l'épilepsie ou mal caduc, les suites de la non-délivrance, le renversement du vagin ou de l'utérus, après le part chez le vendeur.

Pour l'espèce ovine.

La clavelée : cette maladie reconnue chez un seul animal entraînera la rédhibition de tout le troupeau. — La rédhibition n'aura lieu que si le troupeau porte la marque du vendeur. Le sang de rate : cette maladie n'entraînera la rédhibition du troupeau qu'autant que, dans le délai de la garantie, la perte constatée s'élèvera au quinzième au moins des animaux achetés. Dans ce dernier cas,

1) Extrait du Code civil.

la rédhibition n'aura lieu également que si le troupeau porte la marque du vendeur.

2. L'action en réduction du prix autorisée par l'article 1644 du Code civil, ne pourra être exercée dans les ventes et échanges d'animaux énoncés dans l'article 1er ci-dessus.

3. Le délai pour intenter l'action rédhibitoire sera, non compris le jour fixé pour la livraison, — De trente jours pour le cas de fluxion périodique des yeux et d'épilepsie ou mal caduc, — De neuf jours, pour tous les autres cas.

4. Si la livraison de l'animal a été effectuée, ou s'il a été conduit dans les délais ci-dessus, hors du lieu du domicile du vendeur, les délais seront augmentés d'un jour par cinq myriamètres de distance du domicile du vendeur au lieu où l'animal se trouve.

5. Dans tous les cas, l'acheteur, à peine d'être non recevable, sera tenu de provoquer, dans les délais de l'article 3, la nomination d'experts chargés de dresser procès-verbal; la requête sera présentée au juge de paix du lieu où se trouve l'animal. Ce juge nommera immédiatement, suivant l'exigence des cas, un ou trois experts, qui devront opérer dans le plus bref délai.

6. La demande sera dispensée du préliminaire de conciliation, et l'affaire instruite et jugée comme matière sommaire.

7. Si, pendant la durée des délais fixés par l'article 3, l'animal vient à périr, le vendeur ne sera pas tenu de la garantie, à moins que l'acheteur ne prouve que la perte de l'animal provient de l'une des maladies spécifiées dans l'article 1er.

8. Le vendeur sera dispensé de la garantie résultant de la morve et du farcin pour le cheval, l'âne et le mulet, et de la clavelée pour l'espèce ovine, s'il prouve que l'animal, depuis la livraison, a été mis en contact avec des animaux atteints de ces maladies.

1642. Le vendeur n'est pas tenu des vices apparents et dont l'acheteur a pu se convaincre lui-même.

1643. Il est tenu des vices cachés, quand même il ne les aurait pas connus, à moins que, dans ce cas, il n'ait stipulé qu'il ne sera obligé à aucune garantie.

1644. Dans le cas des articles 1641 et 1643, l'acheteur a le choix de rendre la chose et de se faire restituer le prix, ou de garder la chose et de se faire rendre une partie du prix, telle qu'elle sera arbitrée par experts.

1645. Si le vendeur connaissait les vices de la chose, il est tenu, outre la restitution du prix qu'il en a reçu, de tous les dommages et intérêts envers l'acheteur.

1646. Si le vendeur ignorait les vices de la chose, il ne sera tenu qu'à la restitution du prix, et à rembourser à l'acquéreur les frais occasionnés par la vente.

1647. Si la chose qui avait des vices, a péri par suite de sa mauvaise qualité, la perte est pour le vendeur, qui sera tenu envers l'acheteur à la restitution du prix, et aux autres dédommagements expliqués dans les deux articles précédents. — Mais la perte arrivée par cas fortuit sera pour le compte de l'acheteur.

1648. L'action résultant des vices rédhibitoires doit être intentée par l'acquéreur, dans un bref délai, suivant la nature des vices rédhibitoires, et l'usage du lieu où la vente a été faite.

1649. Elle n'a pas lieu dans les ventes faites par autorité de justice.

TABLE DES MATIÈRES

PREMIÈRE PARTIE

LE BŒUF, LE TAUREAU, LA VACHE ET LE VEAU

CHAPITRE PREMIER. 3

§ Ier. — Notions générales sur le bœuf. 3

§ II. — Principales races françaises ; détails sur chacune d'elles, moyens propres à les perfectionner. . . . 7

Haut crû. — Bœufs auvergnats ou bourrets 8

Nature 13

CHAPITRE II. — *Des principales races bovines étrangères ; utilité qu'on peut en retirer pour l'amélioration de nos races françaises.* 20

CHAPITRE III. — *Étables. — Nourriture des bêtes à cornes. — Soins généraux à leur donner quand elles sont bien portantes* 30

CHAPITRE IV. — *Des bœufs de travail en particulier. — Nourriture. — Harnais. — Amputation des cornes.* 37

CHAPITRE V. — *Vaches laitières. — Signes pour les reconnaître. — Nourriture, fourrages, graines, feuilles, boissons. — Traite. — Lait altéré.* . 41

CHAPITRE VI. — *De la reproduction. — Soins à donner aux animaux reproducteurs. — Nourriture. — Monte. — Le part. — Soins à donner aux mères et aux jeunes veaux* 46

CHAPITRE VII. — *Soins et nourriture à donner aux jeunes veaux, à partir de l'âge de six mois jusqu'à deux ans. —*

Castration des mâles et des femelles. 55

CHAPITRE VIII. — *Engraissement. — Nourriture et soins. — Rendement.* 58

CHAPITRE IX. — *Maladies. — Symptômes généraux. — Préservatifs et remèdes généraux. — Breuvages. — Lavements. — Injections. — Fumigations. — Frictions, etc. — Vésicatoires. — Séton. — Saignée.* 66

CHAPITRE X. — *Maladies externes. — Remèdes particuliers* 73

§ Ier. — Maladies des yeux. . id

§ II. — Maladies de la bouche, charbon, aphthes, etc. 74

§ III. — Maladies des naseaux. 76

§ IV. — Maladies des membres et des articulations. 77

Contusions 85

Plaies. 86

Ulcères . . . . id

§ V. — Maladies ayant pour cause des accidents 86

Brûlure. . . . . id

Morsure. 87

Vers du bouvier (piqûres d'insectes). 87

Corne cassée ou renfoncée. . 88

Os brisés. . . . . id

Carie raboteuse, carie vermoulue. 88

Articulations soudées (ankylose). 88

Tumeurs des os 88
Hernie du ventre. 89
§ VI. — Maladies de la peau. . *id*
Le poux ou pouillotement. . *id*
Erysipèle. . . . . *id*
Boutons de chaleur . . . . *id*
Dartres 90
Gale . . . . *id*
§ VII. — Maladies internes. . 91
Maladies du ventre. . . . *id*
Flux de ventre (diarrhée, dévoie-
ment) 92
Flux de sang (dyssenterie). . *id*
Ténesme (envie de fienter). . 93
Echauffement . . . . . . *id*
Coliques ou tranchées . . . 94
Mauvaise eau, ou tranchées d'eau
froide, transpiration arrêtée 94
Tranchée de vers 95
Tranchées inflammatoires. . *id*
Jaunisse. . . . . *id*
§ VIII. — Maladies des voies urinai-
res 96

Pissement de sang 96
Suppression d'urine. . . . *id*
Rétention d'urine. 97
§ IX. — Maladies de la poitrine. *id*
Toux. . . . . *id*
Péripneumonie (Inflammation des
poumons). 97
Pleurésie 98
Pus du poumon ou vomique. 99
§ X. — Maladies de la gorge. *id*
Esquinancie gangréneuse. . *id*
Fausse angine 100
Angine inflammatoire (bouchure ou
mal de gosier). 100
§ XI. — Maladies de la tête. . 101
Vertigo ou vertige. . . . . *id*
Apoplexie . . . . *id*
Paralysie. 102
Morfondure. . . . . . . *id*
§ XII. — État maladif général. *id*
Fièvre. . . . . *id*
Inflammation intérieure . . 103
Pléthore (trop de sang) . . *id*

DEUXIÈME PARTIE

LE CHEVAL, L'ANE, LE MULET ET LE BARDOT

CHAPITRE PREMIER. — *Le cheval.* —
Espèces principales. — *Races françaises.* 107
§ Ier. — Généralités. . . . . *id*
§ II. — Races françaises. . . 109
Chevaux de selle. . . . . *id*
— de l'Auvergne, du Rouergue et du Quercy. . . . 109
Chevaux de la Camargue. . 110
— des Pyrénées-Orientales
ou chevaux ariégeois. . . 110
Chevaux béarnais, basques, navar-
rins et landais. 110
Chevaux vendéens 111
— bretons. . . . . *id*
— limousins. . . . *id*
— d'attelage de luxe ou car-

rossiers 112
Chevaux normands. . . . *id*
— bretons et angevins. 113
— de Saint-Gervais. . 114
— du Médoc et de la Cha-
rente. 114
Grosses races de trait. . . *id*
Chevaux percherons. . . . 115
— bretons. . . . . *id*
— berrichons. . . . 116
— poitevins . . . . *id*
— normands. . . . 117
— des Ardennes. . . 118
— de la Picardie. . . *id*
— flamands. 119
— alsaciens . . . . *id*
— lorrains. . . . . *id*

Chevaux champenois . . . 120
— du Nivernais et de l'Orléanais. 120
Chevaux bourguignons. . . *id*
— du Dauphiné. . . *id*
— de la Bresse. . . 121
— de la Franche-Comté. *id*

CHAPITRE II. — *Chevaux étrangers propres à l'amélioration de nos races françaises.* 122
Le cheval arabe. . . . . *id*
— anglais. 125

CHAPITRE III. — *Des écuries* . 127

CHAPITRE IV. — *Nourriture du cheval* 130

CHAPITRE V. — *Pansage et toilette du cheval.* 138

CHAPITRE VI. — *Harnais* . . 142

CHAPITRE VII. — *Choix du cheval. — Étude des parties extérieures.* . 146

CHAPITRE VIII. — *Âge des reproducteurs. — Nourriture. — Monte. — Part. — Gestation. — Serrage.* . . . 169

CHAPITRE IX. — *Élevage. — Dressage. — Castration. — Amputation de la queue. — Marques.* 173

CHAPITRE X. — *De l'Âne.* . . 176

CHAPITRE XI. — *Le Mulet et le Bardot ou Bardeau.* 179

CHAPITRE XII. — *Maladies du Cheval, de l'Âne et du Mulet. — Symptômes généraux. — Régimes. — Administration des remèdes. — Saignée. — Séton, etc.* 182

CHAPITRE XIII. — *Maladies particulières du Cheval, de l'Âne et du Mulet. — Remèdes* 186
Arêtes ou queue de rat. . . *id*
Ars (cheval frayé aux ars). . *id*
Barbes ou fèves. . . . . *id*
Barres blessées . . . . . *id*
Bleime . . . . *id*
Blessures du pied 187

Brûlures. 187
Capelet. . . . . *id*
Cerises. . . . . *id*
Couronne . . . . *id*
Crapaud ou Fic . . . . . *id*
Crapaudine. . . . . . . *id*
Crevasses. . . . . . . *id*
Dartres. . . . . *id*
Eaux aux jambes. . . . . *id*
Ebullition 188
Écart ou effort d'épaule . . *id*
Échauffement des poulains . *id*
Effort. . . . . *id*
Encastelure . . . . . . *id*
Enchevêtrure. . . . . . *id*
Enclouure . . . . *id*
Engorgement des jambes. . *id*
Entorse. . . . . *id*
Éparvin. . . . . *id*
Épaule (écart de l') . . . *id*
Éponge. 189
Étonnement, ébranlement du sabot. 189
Fic . . . . *id*
Forme . . . . *id*
Fortaiture. . . . . . . *id*
Fourbure ou Forbature . . *id*
Fourchette pourrie. . . . *id*
Fourmillière . . . . . . *id*
Fusée . . . . *id*
Genou couronné, ou couronne *id*
Gourme. . . . . *id*
Gras-fondure 190
Jardon . . . . *id*
Javart . . . . *id*
Lampas. . . . . *id*
Langue coupée . . . . . *id*
Loupe . . . . *id*
Lunatique (cheval) . . . . *id*
Malandre 191
Mal de cerf ou tétanos . . *id*
Mal de taupe ou de nuque. *id*
Maux d'yeux. . . . . . *id*
Mémarchure ou entorse . . *id*
Molette. . . . . *id*
Morfondure . . . . . . *id*
Morsures . . . . *id*

Morve. 191
Musaraigne. 192
Ophthalmie. . . . . id
Peignes. . . . . id
Plaies. . . . . id
Poitrine (maladies de). . . id
Pousse (sorte d'asthme) . . id
Pustules. . . . . id
Rage. 193
Reins (maladies des) . . . id
Rétention d'urine. . . . . id
Rhumatisme . . . . . . id
Rhume. . . . . id
Rouvieux . . . . id
Seime . . . . id
Solandres . . . . id

Sole (maladies de la) . . . 193
Squirrhe . . . . id
Suros. . . . . id
Tares. . . . . id
Taupe 195
Teignes. . . . . id
Tétanos. . . . . id
Toux. . . . . id
Tranchées ou coliques. . . id
Traversine. . . . . . . id
Tumeur. . . . . id
Ulcères . . . . id
Varices . . . . id
Vers. . . . . id
Vertige ou vertigo. . . . id
Vesigon ou vessigon . . . id

TROISIÈME PARTIE

LE MOUTON, LA BREBIS ET LA CHÈVRE

CHAPITRE PREMIER. — *Le Mouton.* — *Races françaises.* — *Leur améliora-tion.* 199
§ Ier. — Moutons à laine grossiè-re. 201
Moutons du Berry et de la Mar-che. 201
Moutons de Faux ou de monta-gne 201
Moutons du département des Lan-des. 201
Moutons du Béarn. 202
— de Saintonge ou de Cham-pagne. 202
Moutons de la Vendée. . . id
— de la Bretagne . . 203
— de la Normandie et de l'Anjou. 203
Moutons de Flandre et de Picar-die. 203
§ II. — Moutons à laine commu-ne. 204
Moutons du Morvan. . . . id
— des Vosges et de Bres-se. 204

Moutons d'Auvergne. . . . 204
— du Lyonnais, du Vivarais et du Forez. 204
Moutons du Dauphiné . . . id
— de la Provence . . 205
— du Languedoc . . id
— des Cévennes et du Lar-zac. 205
Moutons du Rouergue. . . 206
— de l'Ariége . . . id
— de Castelnaudary ou Lau-raguais. 206
Moutons du Poitou et de la Tou-raine. 206
Moutons de la Sologne et du Gâ-tinais. 207
Moutons du Berry et du Niver-nais. 207
§ III. — Moutons à laine intermé-diaire et à laine fine. 208
Moutons mérinos et métis-méri-nos. 208
§ IV. — Moutons à laine très-fine et de qualité supérieure. 209
Race de Naz. . . . . . . id

CHAPITRE II. — *De quelques races ovines étrangères, considérées au point de vue de l'amélioration de nos races ovines indigènes.* 210

    Moutons anglais. . . . . *id*

    Mérinos allemands. . . . 212

    — espagnols. . . . . *id*

CHAPITRE III. — *De la formation du troupeau. — Du berger. — Des chiens.* 214

CHAPITRE IV. — *De la bergerie. — Des parcs. — Pâturage. — Nourriture.* 217

CHAPITRE V. — *De l'engraissement des agneaux, des moutons et des brebis. — Maniement des moutons gras. — Rendement.* 227

CHAPITRE VI. — *Choix des reproducteurs. — De la lutte.* 230

CHAPITRE VII. — *Avortement. — Agnelage. — Soins à donner aux mères, aux agneaux. — Traite. — Amputation de la queue. — Agneaux. — Béliers. — Agneaux de boucherie.* . 235

CHAPITRE VIII. — *Tonte. — Lavage. — Castration. — Marque. — Registres des troupeaux* 238

CHAPITRE IX. — *Maladies des bêtes ovines.* 242

    Pourriture. . . . . . . *id*

Vertige, torni ou tournis. . 242

Falère. 243

Indigestion d'herbe verte (météorisme). 243

Morve ou catarrhe 244

Mal rouge ou mal de Sologne. *id*

Lourdie ou apoplexie sanguine *id*

Ulcère du boutri. . . . . *id*

Pouillottement ou poux . . *id*

Piqûres d'insectes 245

Fourchet . . . . *id*

Piétin . . . . *id*

Mamelles engorgées. . . . *id*

Clavée, claveau ou petite-vérole, picotte, etc. 245

Gale. 246

Gratelle ou bouquet, noir-museau, biquet, charbon, paire, verveine, etc. 247

Cocotte. . . . . *id*

Sang de rate . . . . . . *id*

CHAPITRE X. — *La Chèvre. — Espèces et races principales. — Amélioration.* 249

CHAPITRE XI. — *Nourriture des Chèvres. — Engraissement* 252

CHAPITRE XII. — *Choix d'une race. — Reproducteurs. — Monte. — Gestation. — Part. — Soins à donner à la chèvre et aux chevreaux. — Castration. — Maladies. — Produits.* . . . 255

QUATRIÈME PARTIE

DU PORC

CHAPITRE PREMIER. — *Le Porc. — Races étrangères et françaises.* . 261

    Porcs de l'Asie et de l'est de l'Europe 262

    Porcs du midi de l'Europe. . *id*

    Porcs du nord-ouest de l'Europe ou porcs anglais 262

    Races porcines françaises. . 263

    Porcs des Pyrénées. . . . *id*

Porcs de l'Aveyron. . . . 264

    — du Quercy. . . . . *id*

    — d'Agen. . . . . . *id*

    — du Périgord . . . . *id*

    — du Limousin. . . . 265

    — du Dauphiné. . . . *id*

    — de Bourgogne, du Morvan. 265

Porcs de la Franche-Comté. *il*

Porcs de l'Auvergne . . . 266
— de la Marche. . . . id
— du Bourbonnais. . . id
— du Berry. . . . . . id
— de l'Alsace. . . . . id
— de la Champagne. . . 267
— lorrains. . . . . . id
— picards, artésiens et flamands. 267
Porcs bretons. . . . . . id
— du Poitou et de la Vendée.
. . . . 267
Porcs angoumois. 268
— de Craon . . . . . id
— manceaux, percherons et saumurois. 268
Porcs normands. 269

CHAPITRE II. — *Du toit à porc. —
Des loges. — De la nourriture.* . 270

CHAPITRE III. — *De la multiplication
du porc. — Du part.* 272

CHAPITRE IV. — *Elevage des reproducteurs. — Engraissement. — Castration. — Rendement.* 275

CHAPITRE V. — *Des maladies du
porc.* 278
Maladies générales. . . . . id
Hydropisie. . . . . . . id
Epilepsie . . . . id
Scrofules 279
Scorbut. . . . . id
Rage. . . . . id
Fièvre inflammatoire. . . . id
Maux d'yeux. 280
Déchirures des paupières. . id
Ophthalmies . . . . . . id
Maladies de la peau . . . . id
Cocotte. . . . . id
Teigne 281
Rougeole et picotte (variole). id
Maladies par excès de sang. . id

Apoplexie ou coup de sang. . 281
Epanchement de sang au cer-
veau. 281
Charbon. 282
Mal rouge ou fièvre du char-
bon. 282
Soie piquée, soyon, bosse, etc. id
Maladies produites par des parasi-
tes. 283
Ladrerie. . . . . id
Trichinose. . . . . . . id
Gale. 284
Poux. . . . . id
Maladies gênant les mouvements des
membres. 284
Rhumatismes. . . . . . id
Rachitisme. . . . . . - . 285
Goutte. . . . . id
Maladies par accidents . . . id
Fractures . . . . id
Foulure. . . . . id
Fourbure 286
Gerçure et crevasses . . . id
Maladies du ventre. . . . . id
Constipation . . . . . id
Diarrhée, dyssenterie. . . id
Indigestions 287
Empoisonnements. . . . . id
Hernies. . . . . id
Renversement du fondement. id
Maladies de la vessie. . . . id
Inflammation de la vessie. . id
Calculs de la vessie 288
Abcès de la vessie . . . . id
Maladies de la matrice. . . . id
Renversement. . . . . . id
Maladies du gosier. 289
Angine simple. . . . . . id
— couenneuse. . . . id
Etranglement. . . . . . id
Maladies de poitrine 290

CINQUIÈME PARTIE

LE LAPIN, LE LÉPORIDE, LE COCHON D'INDE, LE FURET.

LE CHIEN ET LE CHAT

CHAPITRE PREMIER. — *Le Lapin.*   293

CHAPITRE II. — *Garennes forcées.* — *Reproduction.*   297

CHAPITRE III. — *Nourriture.* .   300

CHAPITRE IV. — *De la castration.* — *Des maladies et des remèdes.* .   303

CHAPITRE V. — *Lapins élevés pour la beauté de leur poil.* — *Léporide.*   305

CHAPITRE VI. — *Le Cochon d'Inde.*   307

CHAPITRE VII. — *Le Furet.* .   310

CHAPITRE VIII. — *Le Chien.* .   312

CHAPITRE IX. — *Le Chat.* . . .   318

SIXIÈME PARTIE

OISEAUX DE BASSE-COUR, DE LUXE ET DE VOLIÈRE

CHAPITRE PREMIER. — *Du poulailler et de ses accessoires.* — *Parcs.* — *Nourriture.* — *Engraissement.*   325

CHAPITRE II. — *Races françaises et étrangères.*   333

Poule commune . . . . . .   id

Race de La Flèche. . . .   id

Variétés de la Charente et de l'Ain   334

Race du Houdan. . . . .   id

— de Crève-cœur. . . .   id

— de Bréda . . · . .   335

— de Dorking. . . . .   id

— de Shang-Haï ou cochinchinoise   335

CHAPITRE III. — *Des reproducteurs.* — *De la couvaison.* — *Soins à donner aux poussins.* — *Chapons* . . .   337

CHAPITRE IV. — *Les œufs.* — *Leur conservation.*   341

CHAPITRE V. — *Des maladies des poulets, de la poule et du coq.* .   344

CHAPITRE VI. — *Dindon, Dinde et Dindonneaux.*   346

CHAPITRE VII. — *L'Oie et les Oisons.* — *Ponte.* — *Incubation.* — *Nourriture.* — *Engraissement.* — *Plumaison.*   352

CHAPITRE VIII. — *Le Canard, la Cane et les Canetons.*   357

CHAPITRE IX. — *Le Cygne* . .   361

CHAPITRE X. — *Le Paon, la Paonne et les Paonneaux*   364

CHAPITRE XI. — *La Pintade ou Peintade.*   367

CHAPITRE XII. — *Le Faisan, la Faisane ou Faisande et les Faisandeaux.*   368

CHAPITRE XIII. — *Les Pigeons.*   372

La Caille.   375

— Perdrix.   380

— Perdrix grise.   381

— Gélinotte.   384

— Tourterelle.   385

Les Perroquets et les Perruches.   385

Les Perruches.   387

Le Geai.   388

La Pie commune. 388
Le Corbeau ou Freux. . . 389
— Choucas . . . . id
— Rollier commun. . . . id
— Loriot. 390
— Merle commun . . . . id
La Grive ordinaire ou chanteuse. 391
Le Sansonnet ou Etourneau commun 391
La Fauvette à tète noire . . 392
Le Rouge-gorge. 393
— Rossignol. . . . . . id
L'Alouette commune. . . . 395
Le Moineau franc. . . . . id
— Pinson commun. . . . 396
La Linotte commune . . . id
Le Chardonneret. . . . . id
Les Serins. 397
Le Verdier. 400
— Bouvreuil commun. . . id
Les Mésanges. 402
Le Roitelet. 403
La Bergeronnette ou Lavandière. 404
Le Coucou ordinaire . . . 405
Les Toucans 406
Le Pic-vert ou Pivert . . . id

L'Epeiche ou pic varié. . . 408
Le Torcol d'Europe. . . . id
— Martin-Pêcheur ou Alcyon d'Europe 408
L'Ortolan. 409
Le Bengali. 410
Le Sénégali 411
La Veuve à collier d'or. . . id
Maladies propres aux oiseaux de volière. 412
Ulcères de la tète . . . . id
Abcès de la tète. . . . . id
Chancres du bec et du palais. id
Bouton du croupion. . . . id
Pucerons et poux. 413
Mal d'yeux . . . . . . id
Consomption, langueur et atrophie. 413
Tympanite. . . . . . . id
Mue. . . . . id
Mal aux pattes. . . . . . id
Goutte . . . . id
Gale. . . . . id
Fractures 414
Dyssenterie . . . . . . id
Constipation . . . . . . id
Rhume. . . . . id

APPENDICE

VOCABULAIRE PHARMACEUTIQUE. — MARÉCHALERIE — VICES RÉDHIBITOIRES

VOCABULAIRE PHARMACEUTIQUE : où les médicaments sont rangés par ordre alphabétique. 415
MARÉCHALERIE.—CHAPITRE PREMIER. — Sabot du cheval. — Ferrure usuelle et normale du cheval, de l'âne, du mulet et du bœuf. 440

CHAPITRE II. — Pieds difformes ou malades. — Fers appropriés. . . 447
§ Ier. — Accidents de la ferrure. — Remèdes. 451
§ II. — Instruments de maréchalerie. 451
Vices rédhibitoires. 453

www.ingramcontent.com/pod-product-compliance
Lightning Source LLC
LaVergne TN
LVHW050827060726
842527LV00001BA/144